Journal d'un jeune toubib parmi les Berbères

Goulmima 1955-1958

Les impliqués Éditeur

Structure éditoriale récente fondée par L'Harmattan, Les Impliqués Éditeur a pour ambition de proposer au public des ouvrages de tous horizons, essentiellement dans les domaines des sciences humaines et de la création littéraire.

Déjà parus

Efira (Delphine), *Le tango de la sultane juive*, 2023.

Sabourdy (Philippe), *Ukraine ou le droit d'exister,* suivi de *Traces d'un conflit intérieur,* 2023.

Poliquin (Laurent), *L'acharnement des ruines,* 2023.

Dalgalian (Gilbert), *Utopies salvatrices. Pour une politique de la vie,* 2023.

Robin (Jean-Paul), *Au nom du père,* 2023.

Bontinckx (Christian), *Le temps du rêve*, 2023.

Pululu (Jean-Marie) (dir.), *Vade-mecum des administrateurs gestionnaires des organisations de santé*, 2023.

Matar (S.), *À la recherche d'Eva*, 2023.

Lobacthev (Boris), *Impasse sur le haut. Mal lui prit de dépasser la taille d'une fourmi*, 2023.

Pesme (Marie-Laure), *En médiation. Tisseur de dialogue*, 2023.

Les impliqués Éditeur

Ces dix derniers titres de ce secteur sont classés par ordre chronologique en commençant par le plus récent.
La liste complète des parutions, avec une courte présentation du contenu des ouvrages, peut être consultée sur le site :
www.lesimpliques.fr

Rudolf Pellegrini

JOURNAL D'UN JEUNE TOUBIB PARMI LES BERBERES

Goulmima 1955-1958

Traduit de l'allemand par
Caroline Pellegrini-Miclo et Abdelkrim J-F Thomas

Les impliqués
Éditeur

Pour illustrer ce texte, quelques documents
(films muets 8 mm couleur d'époque et photos de l'auteur)
sont en ligne sur internet,
toubib.toubkal.org

Contact
AJFT@TOUBKAL.ORG

Titre original
TOUBIB IN GOULMIMA
Als Arzt unter Berbern

5-7, rue de l'École-Polytechnique ; 75005 Paris

www.lesimpliques.fr

ISBN : 978-2-38417-855-1

EAN : 9782384178551

À propos de cette traduction (2020)

Dès la parution en 1996, en allemand, de « Toubib in Goulmima », livre-journal dans lequel il relate ses trois années passées en tant que médecin dans cette oasis du Sud marocain entre 1955 et 1958, mon père avait souhaité qu'il soit traduit en français, afin que les Marocains francophones, principaux intéressés, puissent y avoir plus facilement accès. Il m'avait chargée de cette traduction et m'avait encore répété, à la fin de sa vie, à quel point elle lui tenait à cœur. Pour diverses raisons, je n'avais pu mener à bien ce projet, et le temps a passé...

Jusqu'à cette fatidique année 2020 où la vie s'est soudainement arrêtée ! Je décidai de me confiner dans les forêts d'Alsace en attendant des jours meilleurs. C'est là que, ô surprise, je reçus le message d'un certain AJFT, ex-professeur français vivant au Maroc depuis 50 ans, installé à Goulmima pour sa retraite, qui avait découvert l'ouvrage de mon père et avait commencé à le traduire, avec ses souvenirs d'allemand du lycée. Il ne pouvait pas mieux tomber ! Un cadeau du ciel... Nous étions parfaitement complémentaires et cette traduction a été faite en étroite collaboration. En trois mois de travail quotidien, elle était bouclée. Je voudrais ici encore le remercier pour son aide précieuse. Grâce à lui, le vœu de mon père est enfin exaucé.

Caroline Pellegrini-Miclo

Biographie du Dr Rudolf Pellegrini

Médecin autrichien
1921 naissance à Linz (Autriche)
Formation :
Universités de Vienne et Graz (Autriche)
Institut Tropical de Bâle (Suisse)
Faculté de médecine de Paris
1955 - 58 : Médecin à Goulmima (Tafilalet, Maroc)
1958 - 61 : Médecin-chef de la Province de Ouarzazate
1961 - 75 : Médecin à Casablanca (Sidi Bernoussi) des représentations diplomatiques allemande et autrichienne.
1975 : Retour en Europe
1976 - 87 : Activité en tant que médecin et psychothérapeute en Allemagne et en Autriche
1987 : départ à la retraite
2008 : décès à Linz

Les protagonistes de ce récit

Ali ou Assou : infirmier à Goulmima
Belaïd Mohamed : infirmier à Goulmima, dit « Mohamed ben Laïd »
Hasnaoui Ha Ali : infirmier à Tinjdad
Hasnaoui Lhoussaine : infirmier à Goulmima, dit « Houssein »
Ha Addi Aminou : cuisinier au domicile du médecin, dit « Haddi »
Larouz Thami : cuisinier à l'hôpital
Bastos Bassou : infirmier à Tinjdad
Lmach Assou : chauffeur ambulancier, dit « Assou Ferdioui »
Bouguendou Mouloud : homme de service

Jerraoui Miloud : infirmier à Goulmima
Ouidani Sekou : infirmier à Mellab
Houari, Rami et Djilali ben Hamou, infirmiers à Aït Hani, Assoul et Tadighoust

QU'EST-CE QUE TU VAS FOUTRE EN AFRIQUE ?
T'ENTERRER DANS LE SABLE
ET PERDRE TON TEMPS ?

(Un collègue et ami, peu de temps avant mon départ.)

Circonscription médicale du Dr Pellegrini
Provinces d'Errachidia et de Tineghir

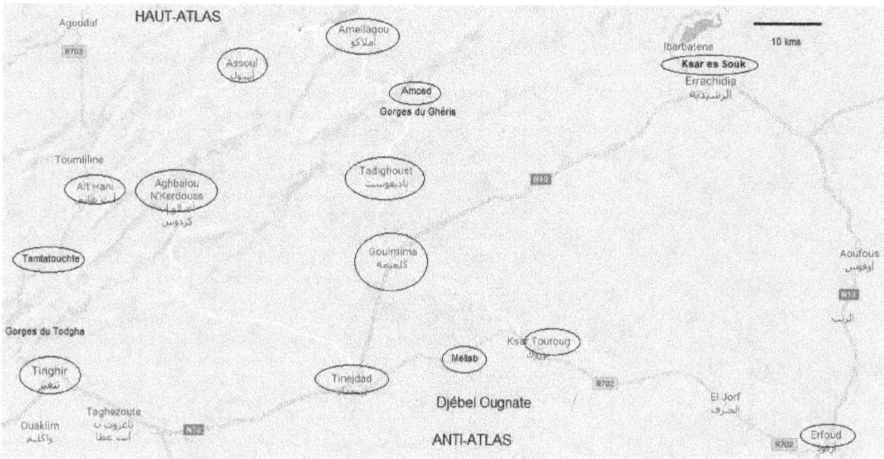

Actuellement sur les Provinces d'Errachidia et de Tineghir.
Un territoire grand comme la moitié de la Belgique.

Avant-propos

Au-delà du Haut Atlas, là où les chaînes de montagnes se perdent dans l'immensité inondée de soleil du Sahara, se trouve l'oasis de Goulmima.

Trois années durant, de 1955 à 1958, j'ai vécu comme « Toubib » - c'est ainsi que les Berbères appellent le médecin - dans cette oasis.

J'ai écrit ce journal à l'ombre de ses vieux arbres. Expériences, pensées, succès et échecs qu'une vie quotidienne colorée de médecin chez les Berbères m'a apportés, au cours de mes trois premières années sur un total de vingt années professionnelles en Afrique.

Trois choses m'ont fasciné à l'époque : le paysage, les gens et mon travail médical.

Le pays. Le Sud marocain est un paysage d'une sublime beauté, d'une dimension presque originelle. Lignes claires, couleurs simples : le bleu du ciel, le jaune ocre de la terre, les oasis vertes. Rien ne vient défigurer le paysage, il est vierge, chaque chose est à sa place. Il s'en dégage une harmonie profonde, naturelle. Il nourrit l'âme. On ne se lasse jamais de l'admirer.

Le désert. Un proverbe africain dit : qui va dans le désert en revient différent. C'est vrai. Un séjour dans le désert forme l'homme. On y acquiert de nouvelles valeurs. Dans le désert, tout ramène à soi-même. Comme dans une cathédrale. Les Berbères racontent : quand Dieu a créé le monde, il voulait un jardin dans lequel il pourrait être tout seul avec lui-même. C'est ainsi que le Sahara est né. Et qui, je vous le demande, devrait-on rencontrer là-bas, sinon Lui ?

Personnellement, ce qui m'attire dans le désert, c'est le défi.

La panne automobile, la perte d'orientation, la mort par épuisement, chaleur et déshydratation sont au désert ce que l'irruption soudaine du mauvais temps est à la montagne, ou ce que la tempête est à la mer. Régulièrement, des hommes meurent de soif dans le Sahara.

Mais pourquoi un alpiniste escalade-t-il un sommet par la directissime plutôt que de prendre tout simplement le téléphérique ?

Pourquoi le navigateur en solitaire fait-il le tour du monde avec son bateau de dix mètres, ce qui est cent fois plus épuisant, plus dangereux et encore plus cher que sur le meilleur paquebot ?

Désert signifie défi. Et comme chacun sait, les goûts et les couleurs ne se discutent pas...

Deuxièmement, les gens.

On n'a aucune raison d'idéaliser un peuple. Les Berbères ont aussi leurs défauts. Ils aiment se disputer et se battre comme des coqs de combat, inventer les histoires les plus invraisemblables et trouver des excuses lorsqu'ils sont pris en défaut. Mais c'est un peuple fier, attaché à sa terre. Ils ne sont pas rancuniers et ne souffrent pas des complexes qui rendent souvent les relations avec les personnes du tiers monde si difficiles. Les Berbères sont des gens simples, joyeux, attachants et malicieux. On ne peut que les aimer. Ils ne deviennent dangereux que lorsqu'ils sont manipulés politiquement.

Et enfin, mon travail.

Si on veut devenir médecin dans le bled, il faut être né pour ça ! Parfois je me demande : mais était-ce seulement de la médecine, ce que je faisais à l'époque ?

Ou étais-je juste un distributeur de pilules diplômé d'université, mais sans véritable travail médical ? La fameuse goutte dans l'océan qui finalement n'aide personne ? Deux choses parlent contre cela.

Premièrement : j'étais un homme de la première heure. Une infrastructure médicale efficace n'existait pas encore. Tout était à construire. Cela demande des sacrifices. La médecine locale est une médecine pour la génération à venir.

Deuxièmement, la relation spéciale médecin-patient que j'ai pu expérimenter. En Europe, quand tout ne se passe pas comme prévu, alors le patient se rend chez l'autre docteur au coin de la rue. Ou bien on l'envoie chez un spécialiste. Ou au laboratoire.

Mon malade sous la tente nomade ne pouvait pas aller voir l'autre médecin du coin parce qu'il n'existait pas. Le spécialiste le plus proche était à quatre cents kilomètres, le laboratoire à sept cents. Je savais que si je ne m'occupais pas d'un malade qui comptait sur moi, personne dans les alentours ne pourrait lui venir en aide avant plusieurs années. C'est ce que j'entends par la relation spéciale patient médecin. Elle n'existe quasiment plus en Europe. C'est elle qui m'a fait oublier toutes les épreuves, privations, dangers et échecs.

À l'exception de quelques noms propres et améliorations stylistiques, rien n'a été changé dans le texte. Il y a des remarques en italiques pour une meilleure compréhension. (Et parfois aussi des précisions ajoutées par le traducteur et signalées par NdT, Note du traducteur).

Goulmima, juillet 1955
Linz, printemps 1996
Dr Rudolf Pellegrini

12 JUILLET 1955

Les derniers kilomètres sont pour moi un calvaire.

Même pas une heure que nous sommes partis de Ksar-es-Souk, et ça me semble une éternité. Première heure dans le désert...

Absolument rectiligne, la route s'étire vers le sud à travers la plaine aride. Pas d'arbre, pas de maison, rien qui puisse donner au regard l'occasion de s'arrêter.

Seuls nous accompagnent sur la droite, dans le lointain, les sommets du Haut Atlas, sur fond de ciel où le soleil s'attarde. Sur notre gauche, les silhouettes illuminées de chaînes montagneuses s'enfoncent dans les profondeurs du Sahara. Mais tout cela est si éloigné que notre progression semble imperceptible. Seul le compteur de vitesse de notre voiture est témoin que nous nous déplaçons.

Tout autour de nous des pierres, des cailloux, ici ou là une triste touffe d'herbe broussailleuse et sèche, d'à peine un pied de haut. Puis encore du sable, le vrai sable jaune du désert qui couvre plus de la moitié de la route, soufflé, et laisse à peine le passage pour notre voiture. Pierres, cailloux, sable. Sable, cailloux, pierres... désert de steppe. Le paysage cesse d'être paysage. L'espace se perd dans le néant. Entre l'Être et le Néant, match nul : zéro partout. Plus attaché à rien, le regard se tourne vers l'intérieur...

Une borne de granit au bord de la route me ramène à la réalité :

GOULMIMA 8

Je jette un rapide coup d'œil à Nicole assise derrière moi dans la voiture : plus que huit kilomètres et nous aurons atteint le but de notre voyage.

Et le but de nos rêves.

Il y a huit ans, jour pour jour, on m'a remis mon diplôme de médecine dans la salle des fêtes de l'Université de Graz. Quelle coïncidence ! Mais d'abord, y a-t-il des coïncidences ? Peut-être n'y a-t-il que des fatalités ?

J'ai toujours voulu aller en Afrique. Mais le chemin était long, difficile et riche en revers. Et voilà que ce chemin est soudain terminé. Réduit à ces huit ridicules kilomètres qui nous séparent encore de Goulmima. C'est presque triste de se savoir si près du but... Ce Goulmima, dont je ne savais rien il y a une semaine, est entré dans nos vies depuis peu de jours.

Mon premier emploi au Maroc était au Centre de Léprologie de Casablanca. Il y a 16 000 lépreux enregistrés dans le pays. Ensuite on m'a proposé un poste dans une banlieue de Casablanca. J'ai refusé. Les banlieues se ressemblent partout dans le monde. Je voulais aller dans le Sud marocain, dans le pays des Berbères. De préférence dans le Sahara, derrière le Haut Atlas, dans la région du Tafilalet, où les tribus berbères des Aït Atta et des Aït Morghad mènent leur rude vie.

Entre deux opérations au service de chirurgie de l'hôpital de Casablanca, je reçus un appel du ministère de la Santé : « Nous vous informons que vous êtes nommé médecin-chef de l'hôpital de Goulmima. Félicitations ! Goulmima est une charmante oasis dans le Sahara marocain. La région est actuellement sans médecin et nous vous prions de vous rendre là-bas dès que possible. Présentez-vous au médecin-chef de la province à Ksar-es-Souk. On vous donnera tous les détails. »

Vingt-quatre heures après, nous voilà partis. Deux jours de trajet en autocar à l'intérieur des terres. Rabat, Meknès, nous traversons le Moyen Atlas et ses forêts de cèdres peuplées de singes et de panthères, nous nous faufilons dans les gorges du Haut Atlas ; les premiers palmiers sauvages nous accueillent, mais soudain les montagnes reculent de part et d'autre et laissent apercevoir cette immensité de sable, de pierre, de ciel et de soleil : le Sahara est devant nous !

Combien de rêves secrets de jeunesse se réalisent à ce moment ! Peu après, notre car s'arrête à Ksar-es-Souk. La « porte du Désert » – comme l'appelle mon guide – mérite bien son nom ! En descendant du car, la poussière et la chaleur me coupent la respiration. Tu ne tiendras pas 15 jours ici ! fut ma première pensée. Pas un arbre, pas un coin de verdure, pas d'ombre. Écrasée par la chaleur, une immense place déserte, entourée d'habitations rouges et basses. De ma vie, je n'ai jamais vu de lieu plus désolé. Caserne ou prison, ce bled est les deux à la fois. Un vent brûlant balaie d'épais nuages de poussière sur la place vide, sèche la gorge, rend la respiration douloureuse et brûle les yeux. Un mouchoir devant le nez, les yeux mi-clos, nous arrivons enfin à l'hôpital.

Le médecin-chef, un Alsacien, nous accueille. Il me souhaite bonne chance et succès dans mon travail. Les nouvelles de Goulmima ne sont pas très bonnes. Mon prédécesseur, un médecin français, a quitté définitivement l'oasis il y a des mois. Il a eu des problèmes avec les autochtones. Lors d'une consultation, il a été physiquement attaqué chez les Aït Atta et a dû s'enfuir. Il en a eu assez et est retourné en Europe. Depuis lors, la région - grande comme la moitié de la Belgique, avec environ 50 000 habitants - est sans médecin. Une fois par semaine, M. Ehret, un jeune infirmier militaire, passe voir. C'est aussi lui qui va nous conduire à Goulmima dans la Jeep du médecin-chef pour la dernière partie de notre voyage. Le soleil commence à baisser et il fait un peu plus frais lorsque nous rangeons nos affaires dans la Jeep et prenons la direction de Goulmima.

« Une charmante oasis », m'a-t-on dit au téléphone. Si c'est vrai, il faudrait vraiment que ça change dans les minutes qui viennent... !

Encore six kilomètres pour Goulmima, ai-je lu sur une borne blanchie. Autour de nous, toujours et encore du sable, des pierres, des cailloux. À part ça, rien.

D'impatience, je ne tiens plus en place sur mon siège. Mes yeux ne quittent pas la route. Les bornes sur le bas-côté droit sont impitoyables : encore cinq kilomètres, encore quatre...

« Une charmante oasis », ça me trotte sans arrêt dans la tête. Serait-ce possible ? À seulement quelques centaines de mètres devant nous, toujours invisible, derrière ce néant de pierres et de cailloux, devrait se trouver quelque chose qui mérite le terme de « charmant » ? Et ce quelque chose devrait, pour les prochains mois, peut-être pour les prochaines années, devenir notre chez-nous ?

« Ce n'est plus loin maintenant », dit le jeune Français, pointant son doigt vers l'avant au-dessus du volant. C'est à ce moment-là que quelque chose commence vraiment à changer. La route descend légèrement, passe entre deux collines, puis soudain un virage révèle la vue sur la vallée : et c'est vrai, il y a là en bas, dans l'or du soleil couchant, une adorable oasis, une bande verte, des palmiers, des palmiers vraiment verts, le lit d'un oued, des maisons de style marocain autour d'une place de village et, au milieu de la verdure, les forteresses de pisé brun-rouge typiques des Berbères.

L'ensemble est irréel, minuscule, perçu d'un seul coup d'œil comme une maquette posée délicatement dans le sable. Une île verdoyante au milieu d'un océan de pierres grises, un petit monde, notre petit monde : Goulmima. Le coup de foudre ! L'homme au téléphone, par Dieu, il avait dit vrai : une charmante oasis !

La route descend mollement en lacets. Nous traversons un lit d'oued asséché et, quelques minutes plus tard, nous nous arrêtons devant un hôpital marqué d'une croix rouge.

Bon, « hôpital », c'est beaucoup dire... Un bâtiment bas à moitié en ruines, avec un toit plat. Autrefois, les murs épais avaient dû être crépis en rouge. Le mortier est à moitié tombé. En dessous, il y a de la terre brune. On n'a pas utilisé de briques pour construire cet hôpital. Comme les habitations des Berbères, il est fait de terre compactée, mélangée avec de la paille et du sable.

Ce que je préfère, c'est encore le portail d'entrée. Une haute arcade dans le style marocain ouvre sur une cour intérieure. Elle est remplie de poussière et les signes du délabrement sont partout.

J'ai l'impression que notre jeune Français lit la déception sur mon visage. Il prend rapidement congé et disparaît avec sa Jeep en direction de Ksar-es-Souk.

Devant le portail, mon futur personnel s'est aligné pour m'accueillir.

Voilà Ali ou Assou, un petit Berbère maigrelet. Il ressemble au nain Long-Nez (NdT : personnage du conte allemand Der Zwerg Nase de Wilhelm Hauff, 1827). Sa tête disparaît presque sous un énorme turban blanc. Seuls ses orteils dépassent de sa djellaba beaucoup trop longue. En sabir franco-marocain il m'explique qu'il est le doyen du personnel infirmier. Il est à Goulmima depuis six ans, il a trois enfants et il est heureux de saluer le nouveau Toubib - c'est comme ça qu'ils appellent ici le médecin.

À côté de lui, un grand jeune homme à la peau sombre et aux traits négroïdes. Il est vêtu à l'européenne et coiffé d'un grand chapeau de paille jaune : Mohamed ben Laïd, 20 ans, célibataire. Il a fréquenté une école d'infirmiers. De toute évidence, l'intellectuel de mon équipe.

Dans un troisième visage, encore plus noir, brillent deux rangées de dents d'une blancheur éclatante : c'est Mouloud, un imposant métis de Berbère et de Noir. Son sourire enfantin, timide, ne s'accorde pas bien avec les muscles saillants de ses forts bras bruns. Il s'occupe de la lessive et du ménage. Eh bien, me dis-je in petto, il va avoir à faire !

À côté de lui se trouve un jeune homme élancé, deux yeux rêveurs dans un visage grêlé, une calotte tricotée sur la tête et une longue djellaba. Sympathique, aimable : Thami, le cuisinier.

Et enfin le dernier : Assou Ferdioui, le seul à avoir un nom de famille. Lui aussi très négroïde, forte dentition, yeux intelligents. Il salue de la main gauche - tête nue ! -, la main droite reposant sur le volant du Land Rover juste à côté. Facile de deviner : il sera mon chauffeur.

Je passe de l'un à l'autre, serre la main de tout le monde. Quelques mots de salutation dans un français accessible.

Dans la cour, mes pieds s'enfoncent jusqu'aux chevilles dans la poussière et le sable. Quand j'ouvre l'une des portes qui mènent de la cour à l'intérieur de la maison, elle cède complètement sous ma main. C'est uniquement grâce à l'intervention rapide de Mouloud que je ne tombe pas dans la maison avec la porte et le cadre, tellement tout est délabré.

La pièce est presque vide. Contre un mur, un misérable cadre de lit en fer recouvert d'une vieille paillasse usée. Des toiles d'araignées partout. Leur densité indique un âge vénérable. Derrière la porte d'à côté, la même chose, sauf qu'ici, en plus, le plafond s'est en partie effondré. Un trou ouvre sur le ciel bleu.

« Voici les chambres des malades », dit Ali en ouvrant une porte après l'autre. Elles donnent toutes directement à l'extérieur dans la cour poussiéreuse. Le sable passe sous les portes branlantes jusqu'au milieu des pièces.

En pénétrant dans l'une d'elles, une odeur pestilentielle me parvient. Dans un lit, je devine une forme humaine sous un drap d'une saleté innommable. Ali retire le tissu ; une vieille femme est allongée sur le ventre sur une paillasse, le visage enfoui dans ses mains. Son corps est une énorme plaie, couverte de pus jaune du cou aux jambes. Des centaines de mouches se vautrent dans cette mer de pus et s'en régalent. J'ai du mal à cacher mon horreur.

« Une brûlure », dit Ali laconiquement, « ses vêtements ont pris feu. »

« Depuis combien de temps elle est comme ça ? »

« Depuis trois jours. Elle mourra probablement cette nuit. Elle ne mange et ne boit presque plus ».

J'essaie de retourner la femme sur le dos. Je ne réussis qu'à moitié. Elle gémit doucement et retombe immédiatement dans sa position initiale. Le tronc et les jambes sont complètement brûlés. Ce n'est que sur ses mains, sa poitrine et son visage que je découvre des parties de peau intacte. Dans son état, dans ces conditions sanitaires, il n'y a aucun espoir.

« N'avez-vous pas au moins des draps propres pour elle ? » Visages gênés... Puis Mouloud paraît avec du linge frais. Ali va chercher du mercurochrome, un vaporisateur de Flytox et un quart plein d'eau fraîche. La patiente essaie de boire, mais n'y arrive pas. Le pouls est à peine perceptible ; dans ces conditions, une perfusion n'est pas envisageable.

« N'économisez pas sur les antalgiques. C'est tout ce que nous pouvons faire pour elle », dis-je, en essayant en vain d'échapper aux mouches effrayées qui tournent autour de moi. Ces sales bêtes ne semblent pas se soucier du Flytox non plus. L'odeur de pus, dans cette petite pièce chaude, m'incommode sérieusement. J'aimerais ouvrir la fenêtre, mais des lattes de bois sont clouées sur les vantaux pourris.

Je continue ma tournée, déprimé. Dans la salle de soins aussi il y a partout d'inquiétants signes de délabrement. Une fissure effroyablement large traverse le plafond. Des flacons et des boîtes de médicaments sont posés sur deux longues tables blanches. À côté, il y a une pince dentaire dans laquelle une dent ensanglantée est toujours coincée. « Je venais de l'arracher », s'excuse Ali, « quand votre voiture est arrivée, docteur. Je n'ai pas eu le temps de ranger les instruments. » Embarrassé, il jette la dent dans une poubelle. À part ça, la pièce est en ordre. Le sol carrelé est propre et visiblement balayé pour mon arrivée.

Le cabinet de consultation est petit, mais contient l'essentiel. Un bureau, une chaise, une table d'examen, une armoire à instruments, une autre pour les médicaments. Tout est propre et étonnamment bien approvisionné. Mais des milliers de mouches se prélassent sur les moustiquaires. C'est donc là que je vais travailler...

Une porte plus loin, dans une grande pièce mal éclairée, je découvre un vrai bric-à-brac : de vieux lits en fer, des poêles à bois cassés, des pneus de voitures, des paillasses, des cuvettes médicales en métal, le cadre d'une très vieille bicyclette, des bouteilles de gaz, mais aussi des supports à perfusion, et même les restes d'une table d'opération et une chaise gynécologique. « Dans le temps, on faisait même des opérations ici. À l'époque du Dr Fischbacher. Mais ça remonte déjà à quelques années. Depuis la pièce sert de débarras », me dit Ali d'un air résigné.

La partie arrière du..., de... oui, de... l'hôpital, puisque c'est comme ça qu'on l'appelle... est manifestement plus récente. Elle aussi est faite de terre. Même ici, le crépi commence à s'effriter. Mais je découvre avec plaisir quatre chambres de malades en bon état, peintes en blanc et propres. Elles sont vides. Juste derrière, une autre cour, couverte d'une bonne épaisseur de poussière. Je reviens à pas lents vers la voiture. Assou m'attend.

Voilà donc l'hôpital dont je suis le « médecin-chef » depuis aujourd'hui ! Quoi ! J'aurais fait 6 années de médecine, eu mon diplôme de médecine tropicale comme major de ma promotion, suivi une formation complémentaire, travaillé comme assistant à l'Hôpital Universitaire à Paris, étudié et bossé comme un fou à l'Institut tropical de Marseille - tout ça en huit ans - et parcouru 4000 km... pour en arriver là !!! Et c'est pour ce truc-là que j'aurais quitté l'Autriche et ses hôpitaux nickel chrome !

Je ne peux pas cacher ma déception. Sur la place devant l'entrée de l'hôpital, c'est le crépuscule. « Il faut juste tout reprendre à zéro. La bâtisse est dans un état épouvantable. Il faut tout rénover si je veux avoir des conditions de travail à peu près correctes », dis-je à Nicole tandis qu'Assou nous conduit à travers la place du village jusqu'au logement du médecin. À bonne distance, quelques autochtones regardent timidement le nouveau toubib et sa femme blonde. Derrière de petites fenêtres grillagées, des visages curieux apparaissent et disparaissent aussi vite dès que nos regards se croisent.

Devant un grand portail de jardin surmonté d'une arcade de style marocain, Assou arrête la voiture et dit : « C'est là que tu vas habiter, Toubib. » Derrière un long mur, on aperçoit des palmiers de bon augure et les frondaisons de tamaris. Un jeune Berbère en djellaba blanche prend nos bagages et nous aide à descendre. C'est Haddi, notre futur boy.

Ici aussi, une surprise, cette fois agréable. Dans un jardin tropical luxuriant, une charmante villa de style colonial. Quelques marches mènent à une terrasse devant l'entrée. De larges fenêtres ouvrent sur une fraîche galerie couverte avec des colonnes et des fleurs multicolores dans de grandes jarres. Le toit plat est ombragé par les larges cimes des palmiers. Tout est accueillant, propre et impeccablement entretenu. Haddi porte nos valises dans la maison et nous conduit à travers les pièces : un immense salon avec une cheminée. Une large porte donnant sur la terrasse laisse voir un jardin avec de nombreux palmiers. Une végétation luxuriante et des fleurs partout. Une chambre à coucher spacieuse, un bureau, une chambre d'amis (ou chambre d'enfants ?), salle de bain et cuisine, tout est lumineux, convivial et presque cosy.

Nicole m'appelle à la fenêtre. Dans le jardin, sous un figuier, une gazelle apprivoisée broute et nous regarde timidement.

Nous n'en croyons pas nos yeux. On dirait un conte de fées. Soudain nous voilà en plein Orient et nous n'en revenons pas, tellement ce monde étrange et merveilleux nous tombe dessus inopinément.

Quelle drôle de contrée, cette Afrique. On me nomme médecin-chef d'une ruine et on me donne une villa de rêve comme logement de fonction !

Je suis curieux de connaître la suite des événements !

Une heure plus tard, je sais à quoi m'en tenir !

Haddi était justement en train de nous servir un couscous de bienvenue particulièrement alléchant, quand Ali vient me chercher pour aller voir un enfant à l'hôpital.

Ma première patiente africaine s'appelle Rabha, a cinq ans et me regarde craintivement de ses yeux immenses et sombres. Son père lui a plus ou moins bandé la jambe avec un morceau de tissu sale et a porté la fillette sur ses épaules pendant une heure jusqu'à l'hôpital. Impossible de savoir exactement ce qui lui est arrivé. Elle a une profonde entaille d'environ douze centimètres de long sur la cuisse droite. Heureusement, les gros vaisseaux et les articulations ne sont pas touchés.

Je suis agréablement surpris de voir tout le matériel qu'Ali fait apparaître comme par magie dans cette bâtisse déglinguée. Il y a de l'eau oxygénée et du mercurochrome pour la désinfection. Il sort même des aiguilles stériles et un porte-aiguille de l'armoire à instruments, ainsi qu'une ampoule de chlorure d'éthyle pour anesthésie locale, de la poudre de sulfamide et des bandages propres. Nettoyage, suture, pansement.

La petite Rabha est extrêmement courageuse. Elle tient son père de ses petits bras, tremble de partout, mais émet à peine un son. Après l'injection de sérum antitétanique et quelques larmes discrètes, nous nous séparons en bons amis.

13 JUILLET 1955

Pour le déjeuner Nicole et moi sommes invités par Ali ou Assou, le doyen du personnel hospitalier. Il habite à quelques pas de l'hôpital, dans l'une des maisons basses qui bordent la rue. Le sol de terre battue de la pièce dans laquelle il nous reçoit est, selon la coutume berbère, recouvert d'épais tapis bariolés et de coussins. Aucun meuble. Seul, un poste radio trône, incongru, bien en vue dans un coin. Nous ôtons nos chaussures et nous asseyons par terre en tailleur. Notre appétit, à cause de la chaleur, est voisin de zéro. Avec une patience mêlée de curiosité, on se farcit la copieuse suite de plats : brochettes de cœur de mouton, volaille à la sauce rouge, mouton rôti. Puis l'incontournable couscous, un plat de semoule avec du sucre et de la cannelle, et enfin du melon. Tout est vraiment excellent, si seulement il ne faisait pas aussi chaud !

On mange dans un plat commun posé au milieu devant nous sur le tapis. Tout le monde pioche avec ses doigts nus. Le Berbère dédaigne le couteau et la fourchette. Je ne peux m'empêcher de jeter un coup d'œil sur les ongles noirs de mon voisin, un frère d'Ali ou Assou. Apparemment, je ne suis pas en Afrique depuis assez longtemps pour rester indifférent à ce genre de chose.

Comme boisson, il y a de l'eau, l'alcool est tabou chez les Berbères. L'eau est légèrement brunâtre et déjà suspecte à l'œil nu. Je bois quand même, car la chaleur est insupportable et je sens la sueur me couler dans le dos. Enfin vient le thé à la menthe, qui a été fortement bouilli, extrêmement sucré et servi presque brûlant. Je suis content de pouvoir boire quelque chose sans avoir à penser aux conséquences, car il est certainement exempt de bactéries.

Juste à ce moment, le poste dans le coin diffuse, sur Radio-Tanger, la chanson viennoise : « Ich muß wieder einmal in Grinzing sein, beim Wein, beim Wein, beim Wein » « Faut qu'je retourne encore une fois à Grinzing, pour le vin, pour le vin, pour le vin. »

Alors que le soleil descend et qu'il commence à faire plus frais, Nicole et moi partons à la découverte de l'oasis.

Nous marchons sans nous presser le long du chemin sinueux, entre les jardins et les champs minuscules, les canaux et les habitations des Berbères. Des centaines de palmiers bordent le chemin. Ils sont parfois si rapprochés que leurs longues palmes forment un véritable toit au-dessus de nous et que l'on marche dessous comme dans un tunnel vert. Entre les palmiers, il y a des tamaris et de très nombreux oliviers.

Toute la magie de l'oasis s'anime autour de nous. Des ânes trottent tranquillement à nos côtés, portant de lourdes cruches en terre dans des bâts de vannerie. Ici et là, des moutons ou des chèvres paissent sous les arbres. Un chameau, attaché à un pieu, tourne lentement la tête vers nous et nous regarde longuement, comme s'il s'inquiétait pour nous. Dans la verdure luxuriante des prairies, de grands oiseaux blancs cherchent des vers dans le sol humide.

Mais qu'est-ce que tout cela, comparé aux gens que nous croisons ! Il y a quelque chose de solennel chez les hommes, qui marchent à pas mesurés dans la longue et souple *djellaba* qui tombe autour de leur corps comme une large chemise et descend presque jusqu'aux orteils. Beaucoup d'entre eux sont très âgés et portent un collier de barbe blanche. C'est ainsi que l'on s'imagine le St Pierre ou le St Jacques le Majeur de l'Évangile. Certains vont pieds nus ou portent des sandales rustiques. Et pourtant, il y a comme une dignité en eux et ils ressemblent à des Patriarches.

Les femmes portent d'amples *haïks*. Le tissu bleu foncé, maintenu sur la poitrine par des fibules métalliques, laisse apparaître les bras et souvent aussi une épaule. Elles marchent... non, elles ne marchent pas, elles cheminent... pieds nus, certaines portant un panier sur la tête ou une cruche sur l'épaule. Toutes nous regardent timidement, certaines même avec crainte, se détournent ou dissimulent leur visage derrière le tissu bleu lorsque nous nous approchons.

D'innombrables enfants jouent dans le sable chauffé par le soleil. Ils sont à moitié nus, bruns et infiniment sales. Leur visage est couvert de dizaines de mouches, mais ça ne semble pas les déranger. Beaucoup ont les yeux malades. À notre vue, ils arrêtent de jouer, disent bonjour ou se cachent derrière l'arbre le plus proche.

Perdus dans nos rêves, Nicole et moi traversons un monde étrange. De tous les côtés, des impressions s'abattent sur nous, si fortes et si puissantes que nous ne savons qu'en faire. Nous découvrons l'Afrique et savons déjà que nous allons l'adorer. Nous sommes plongés dans les Évangiles et nous ne serions pas surpris si tout à coup le Bon Samaritain, un Apôtre, ou Jésus lui-même paraissait au détour du chemin !

Ici, on est en l'an 1. Deux mille ans se sont écoulés sans laisser de traces sur cette terre. Du jour au lendemain elle est devenue notre pays, auquel je donnerai ma force et mon travail. Je ne peux pas dire à quel point je suis heureux...!

15 JUILLET 1955

Hier, c'était la Fête Nationale française. Le matin, il y a eu devant le bureau des officiers français un modeste défilé avec des soldats marocains, suivi d'une garden-party. Des tapis étaient étendus sous les palmiers. Les chefs tribaux de la région y étaient assis dans leurs plus beaux vêtements et fumaient de longues pipes minces. Des serviteurs servaient du thé et des gâteaux.

L'ambiance parmi les Français était morose. Le Maroc fait pression pour l'indépendance. L'avenir est incertain. Beaucoup de Français songent à quitter le pays.

Une vingtaine de Français vivent encore dans l'oasis, principalement des officiers et des fonctionnaires avec leurs familles, un couple d'enseignants et un receveur des Postes avec sa femme. Et depuis deux jours, un médecin autrichien et son épouse française.

Bizarre, personne ne m'a demandé où j'avais étudié la médecine, mais tout le monde voulait savoir si j'étais aussi un chasseur passionné. Ne pas avoir d'arme en Afrique est pire que ne pas avoir en Europe de permis de conduire. L'acquisition immédiate d'un fusil de chasse semble ma tâche la plus urgente.

L'après-midi, nous étions invités par le sergent Dupont et sa femme. Ils habitent de l'autre côté de la grande place où se trouvent l'hôpital et les villas des officiers.

Le soleil cognait terriblement. Il y a eu de la bière, du whisky et enfin, à l'ombre de quelques arbres devant la maison, l'incontournable partie de pétanque, le sport national des Français. Nicole a joué avec M. Dupont contre Mme Dupont et moi. Je jouais très mal et Mme Dupont rattrapait mes coups ratés.

Soudain, un bus vide a traversé la place et a disparu vers le sud sans s'arrêter.

« Il y a un bus à Goulmima ? », ai-je demandé, étonné.

« Il va chercher les cochons d'Aghbalou. », dit sèchement M. Dupont sans se laisser distraire dans son jeu. Je n'ai pas compris de quoi il parlait, mais j'ai été étonné que les cochons prennent le bus au Sahara.

« Quels cochons ? » ai-je demandé innocemment.

« Ceux de l'Istiqlal. Le Driss aussi est avec eux. »

« Qui est le Driss ? »

« Le plus grand porc que je connaisse. »

J'ai laissé tomber. M. Dupont avait visiblement son quart d'heure « humeur de cochon » et j'avais peu de chances de découvrir de quoi il s'agissait. Nicole a insisté. Elle avait déjà entendu le nom d'Istiqlal à Casablanca et a demandé :

« N'est-ce pas un parti politique ? »

« Une bande de porcs, voilà ce que c'est », dit M. Dupont avec colère ; il lança sa boule, qui manqua la cible. « C'est une honte », pestait-il, « au lieu de pendre ces escrocs, on les remet en liberté. Parce que c'est le 14 juillet ! », a-t-il ajouté d'un ton théâtral. « Mais, que voulez-vous ? Avec la bande d'incapables qui nous gouvernent à Paris, faudra pas nous étonner qu'on nous fiche dehors. »

« Et qu'est-ce qu'Aghbalou vient faire là-dedans ? » ai-je demandé.

« À Aghbalou, il y a un camp de prisonniers pour les politiques. Au lieu de descendre ces types, on les remet en liberté aujourd'hui et même on les emmène à Rabat en bus spécial. Pour que ces messieurs puissent d'autant mieux nous botter le cul. »

Je n'avais pas l'impression que M. Dupont était l'interlocuteur idéal pour les questions politiques et je changeai de sujet.

Attentat à la bombe à Casablanca au rond-point Mers-Sultan. La bombe était cachée dans le coffre d'un tricycle garé à côté de la terrasse bondée d'un café. Il y a eu des morts et des blessés.

16 JUILLET 1955

Ma première consultation chez les Berbères. Ça s'est mieux passé que ce que j'aurais cru. Évidemment je ne comprenais pas un mot de berbère, mais Ali ou Assou traduisait en français.

Une centaine de malades étaient assis à l'ombre sous les arbres devant l'hôpital et attendaient leur tour. Certains avaient attaché l'âne à l'arbre à côté d'eux, d'autres étaient venus à pied. J'ai vite vu que je devais accélérer le rythme de consultation auquel j'étais habitué en Europe, si je voulais en avoir fini avant minuit.

Le nombre de malades des yeux est effrayant. Tous souffrent de trachome, la maladie oculaire égyptienne qui conduit en général, lentement mais sûrement, à la cécité. Quelques aveugles avaient aussi entendu parler du nouveau Toubib et étaient venus pleins d'espoir. Le cœur lourd, j'ai dû les renvoyer chez eux.

Beaucoup de maladies intestinales en particulier chez les enfants et les nourrissons. Tous avaient de fortes diarrhées. Certains étaient squelettiques, avec des ventres énormes et gonflés et des visages de vieillards. De petits êtres gémissants qui faisaient peine à voir. Le climat, la nourriture et l'eau semblent en être la cause. Les diarrhées sanglantes chez certains adultes pourraient être d'origine amibienne. J'aurais besoin d'un microscope pour une analyse des selles. C'est sur la liste d'achat.

Maladies fongiques, en particulier sur le crâne des enfants (NdT : Teigne trichophytique). Pas mal de cas de suspicion de tuberculose. Malheureusement, je n'ai pas d'équipement radiologique. Faire la demande dès que possible auprès du Ministère !

En ce qui concerne les médicaments, je ne peux pas me plaindre. La plupart du temps, j'ai trouvé ce que je cherchais dans la pharmacie de l'hôpital.

Une vieille femme a raconté qu'elle était possédée depuis des années par les mauvais esprits. Récemment l'un d'eux l'avait même kidnappée et gardée prisonnière des semaines entières sous la terre à l'extérieur de l'oasis. Depuis quelques jours elle était remontée à la surface, mais chaque nuit les démons viennent lui rendre visite, une fois dans le ventre, une autre fois dans les articulations ou même dans la tête. Des créatures noires qu'elle sent ramper sur sa peau la nuit et qui se moquent d'elle par-dessus le marché.

Diagnostic pas évident. Réinterprétation primitive, religieuse, des symptômes d'une maladie bien réelle, ou bien vraie psychose ? Probablement cette dernière. Pour parer à toute éventualité, j'ai commencé par un traitement contre un rhumatisme chronique certainement existant ; pour le reste il faut attendre.

Je prends conscience de la difficulté d'établir un vrai contact avec les autochtones. Bien sûr que c'est encore prématuré, mais c'est un aspect intéressant auquel je n'étais pas préparé. En présence d'un patient européen, on sent au bout de quelques minutes de consultation à qui on a affaire, ce qui ne va pas et l'on sait « où on en est » même si l'on ne sait pas encore de quoi il souffre.

C'est différent avec l'autochtone. Pour commencer, des mondes nous séparent : langue, couleur de peau, coutumes, manières, idées, traditions, religion, croyances et superstitions et, enfin et surtout, deux mille ans de culture européenne, Moyen-Âge et Lumières et tant d'autres choses. C'est important. Pourquoi le sujet n'a-t-il jamais été abordé dans les instituts de médecine tropicale ? Il n'y était toujours question que de bactéries, de moustiques et de vers.

À propos de vers : presque tous mes patients en ont.

17 JUILLET 1955

Dans le jardin, sous les palmiers. Quarante-trois degrés à l'ombre. Nicole est occupée à transformer des kilos de citrons en citronnade. Je suis assis avec Ali et Mohamed sur la terrasse nord de notre maison, et je planifie mon futur travail. Une chose est sûre : l'hôpital de Goulmima ne constituera qu'une partie de mon travail.

Ma principale mission, c'est la surveillance sanitaire d'une région s'étendant sur 15 000 km2 - l'équivalent de la moitié de la Belgique - et de ses 50 000 habitants. Le secteur géographique de mon hôpital regroupe des territoires situés d'une part dans les montagnes du Haut Atlas, d'autre part dans la plaine et enfin dans le Djébel Ougnate, le contrefort oriental de l'Anti-Atlas. Là où vivent les Aït Atta qu'on dit si redoutables et qui ont fait fuir mon prédécesseur en pleine consultation.

L'oasis de Goulmima en elle-même, dans laquelle se trouvent les bureaux et villas des agents administratifs français, l'hôpital et ma villa, la poste et l'école primaire à classe unique, forme une bande de verdure le long de l'Oued Ghéris, longue de 15 kilomètres, mais large de quelques centaines de mètres seulement. Les « ksour », châteaux d'argile typiques des Berbères, sont disséminés entre les champs et les palmiers. Environ 15 000 Berbères de la tribu des Aït Morghad y vivent.

L'immense zone autour de l'oasis de Goulmima n'est que très peu peuplée. J'apprends qu'il n'y a pas un mètre de route goudronnée dans ce secteur, seulement des pistes en terre. La seule route au nord, que j'ai empruntée il y a quelques jours, se termine à l'entrée de l'oasis. À partir de là ça passe en tout-terrain.

Seules les oasis offrent des possibilités de vie dans cette immense zone de pierre, de cailloux et de sable. J'ai lu leurs noms mystérieux sur une carte que Mohamed m'a apportée : Tilouine, Tamtatouchte, Tadighoust, Aghbalou-n-Kerdous, Tinejdad, Mellab et d'autres. Certaines d'entre elles ne sont accessibles que par de longs détours et sont jusqu'à 150 kilomètres - presque une journée de trajet - d'ici. Dans ces oasis, il y a des dispensaires, dans lesquels exerce un infirmier berbère. Ma tâche consistera à visiter régulièrement ces centres selon un certain planning et tenir des séances de consultation pour les autochtones. Généralement, ce sont les jours du « souk », quand les Berbères de la région viennent au marché. Je suis devenu chef d'un étrange service. Presque tout mon personnel se trouve à des dizaines de kilomètres de moi. Il n'y a pas d'infirmière parmi eux, seulement des infirmiers et presque personne sachant lire et écrire correctement.

Penché au-dessus de la carte, et suivant les conseils de Mohamed, j'établis mon programme hebdomadaire provisoire.

Lundi, je resterai à Goulmima travailler à l'hôpital, tenir des consultations et remettre un peu la boutique en état. Pas de quoi s'ennuyer.

Mardi, je serai à Mellab, à une trentaine de kilomètres au sud, chez les Aït Atta. La zone s'étend loin dans les montagnes de l'Ougnate. Certaines petites oasis de cette région, comme Touroug ou Igli, je les visiterai occasionnellement.

Mercredi, je serai à Tinejdad, une grande oasis sur l'Oued Ferkla, à une trentaine de kilomètres au sud-ouest de Goulmima. Apparemment, les consultations y sont toujours pleines. Il y a un infirmier très efficace, quatorze mille habitants et une forte infestation de vers de la vessie.

Les jeudis, j'alternerai une semaine à Goulmima à l'hôpital, et l'autre j'irai dans le Haut Atlas faire mes visites à Tamtatouchte, Aït Hani, Assoul et Amellago. Un trajet d'environ 350 kilomètres de pistes difficiles. Population : les Aït Hadiddou, dont les femmes sont joliment maquillées et portent des coiffes pointues brodées.

Le vendredi, si je suis rentré de ma tournée dans l'Atlas, je serai à Tilouine, à vingt-cinq kilomètres à l'est de Goulmima. La piste est censée être bonne. Les Aït Morghad vivent dans la région, mais aussi des Arabes et de nombreux métis noirs.

Le samedi, c'est Aghbalou-n-Kerdous, soixante-dix kilomètres à l'ouest de Goulmima dans les montagnes de l'Atlas.

Il reste Tadighoust. Je l'alternerai avec Aghbalou.

J'ai la tête étourdie par tous ces noms. Sans aucun doute la Jeep sera mon outil de travail le plus important. Je vais passer ma vie sur les pistes, sillonnant l'Atlas et le désert. Découvrir l'Afrique de près. L'idée me plaît, et Nicole se dépêche de mettre une pellicule neuve dans l'appareil photo, au cas où.

18 JUILLET 1955

Nicole est malade. Nous sommes allés au souk ce matin. J'ai fait une inspection des viandes. Ça fait partie de mes tâches. Nicole a fait quelques achats : un gigot de mouton et quelques malheureux légumes. Elle a négocié avec un boucher pendant une demi-heure pour acheter une cervelle de mouton pour la soupe. Ne comprenait-il pas ou ne voulait-il pas comprendre, ça a duré une éternité avant que la cervelle soit enfin là. Une chaleur insupportable régnait sur la place sous un soleil de plomb, et Nicole ne portait pas de chapeau.

Plus tard, dans mon bureau, elle a soudain été prise d'un malaise. Je l'ai ramenée à la maison dans une chambre assombrie et fraîche. Sa température est montée à 39,3 au cours de l'après-midi. Maux de tête, maux de ventre et courbatures. Elle avait tour à tour des suées et des frissons. La pauvre souffrait de fortes nausées. À moitié inconsciente, parfois grelottant, parfois gémissant de chaleur, elle était allongée, pâle et immobile. Insolation aiguë. Vers le soir, son état a commencé à s'améliorer. Un sac de glace sur la tête, de l'aspirine et de la quinine, et des compresses humides et froides sur les articulations, ont fait baisser la fièvre. Elle dort profondément et paisiblement depuis une heure.

Il est dix heures et demie du soir, je suis assis à côté du lit de Nicole et j'écris. Il y a de l'électricité dans l'oasis jusqu'à onze heures. Soudain le téléphone sonne. On m'appelle d'Aghbalou-n-Kerdous, à soixante-dix kilomètres d'ici, dans les montagnes du Haut Atlas. Une voix excitée que je peux à peine comprendre halète à l'autre bout du fil ; un homme est subitement tombé malade. Dans l'après-midi, cela a commencé par de la fièvre, des vomissements sévères et une diarrhée sanglante. À présent, il a 40,7°. Il est dans le coma et son cœur risque de lâcher à tout moment. On me supplie de venir d'urgence avant qu'il ne soit trop tard !

Il fallait que ça tombe juste le jour où Assou n'est pas là. Il m'a demandé un jour de congé. Un parent de sa femme se marie à Erfoud. Je suis sans chauffeur et je dois conduire moi-même. Je vais emmener Ali avec moi. Il connaît le chemin.

« Je pars dans cinq minutes. La piste est épouvantable. Je serai à Aghbalou dans trois heures. En attendant, mettez-lui des compresses froides sur la tête, les articulations et le cœur. »

Je retourne dans la pièce où est couchée Nicole. Elle s'est réveillée. Pauvre petite Nicole !

« Je dois te laisser un moment. On a besoin de moi à Aghbalou. Je vais tâcher d'être de retour dès que possible. »

Nicole voit clairement la situation : « C'est impossible que tu sois revenu avant demain matin. »

« Tu as peur ? »

« Non ! Au revoir, et reviens vite ! »

Chère, brave petite Nicole ! Je sais que tu souffres encore, je sais que toi aussi tu te sens malade et que tu peux passer une mauvaise nuit. Je sais que tu as peur, seule dans la grande maison où, dans une demi-heure, il n'y aura plus que la lueur des bougies, au milieu de milliers de Berbères. Mais je sais aussi que tu es la seule femme qui partagerait cette vie en Afrique avec moi !

Cinq minutes plus tard, je suis à la voiture. Passer à l'hôpital pour prendre les médicaments nécessaires. Fourrer tout ça dans ma sacoche et foncer vers la Jeep. Je suis sur le point de démarrer lorsque le téléphone sonne à nouveau. À peine dix minutes se sont écoulées depuis le premier appel. La voix est encore plus excitée qu'avant :

– Allô Docteur ?

– Oui ?!

– Allô Docteur, vous êtes encore là ?

– Oui ! Qu'est-ce qui se passe ?

Des bribes de mots se perdent dans la friture...

– Allô ! Qu'est-ce qu'il y a ?

– Docteur, vous n'avez plus besoin de venir.

– Il est mort ?

– Non, il est guéri.

J'entends si mal que je n'en crois pas mes oreilles.

– Il est quoi ? Je crie.

– Il est guéri.

– Bon Dieu, vous êtes devenus fous là-haut ? Il y a dix minutes, il était mourant et maintenant...?

L'autre parle en même temps, la ligne est très perturbée, je ne comprends plus un mot, et finalement :

– Je vous jure, Docteur, il s'est soudainement rétabli. Un Noir l'avait envoûté.

– Je-ne-com-prends-pas ! Qu'est-ce qu'il a ? «

– En-voû-té ! Il va bien. Vous n'avez pas besoin de venir.

Je raccroche. Étrange histoire. Il y a quelques minutes, l'homme était mourant. Maintenant il est guéri. En-voû-té par un Noir ! Secrets de la médecine africaine... J'ai encore beaucoup à apprendre...

Nicole est contente que je reste.

27 JUILLET 1955

À Tinejdad, on me montre un homme dont la main droite est enveloppée de chiffons. Je desserre le bandage raide de crasse. Je découvre une énorme suppuration, qui manifestement, à partir de la paume, s'est déjà étendue au dos de la main. La main a presque doublé de volume, les doigts sont boudinés, bleu-rouge et immobiles. Ici, c'est une chirurgie en bonne et due forme qu'il faudrait, avec un drainage complet des deux côtés pour évacuer le pus. Je n'ai pas les moyens de faire une anesthésie générale à Tinejdad, donc l'hospitalisation serait la meilleure solution.

Tout ça est bien beau ! Malheureusement, après-demain, c'est « l'Aïd el Kebir », la Grande Fête. Aucun Berbère ne quittera sa maison pour aller à l'hôpital à ce moment-là. Je rencontre donc une résistance farouche. L'homme refuse et déclare qu'il préfère passer la fête avec sa famille, même en souffrant le martyre, plutôt que de se faire soigner. On pourra toujours en reparler après la fête. Je fais de mon mieux sous une mauvaise anesthésie locale en utilisant les dernières gouttes de chloroéthyle qui ne se sont pas encore évaporées dans l'armoire du dispensaire à cause de la chaleur ambiante. Au moins, drainer le pus côté intérieur de la main dans le vague espoir que cela apporte une amélioration. Bandage d'alcool, pénicilline.

Et je souhaite une bonne fête...

À Assoul, une belle Berbère de la tribu des Aït Hadiddou vient à la consultation avec son enfant dans le dos. Elle est grande, dans les 30 ans, la silhouette élancée. Un foulard rouge sur ses cheveux noirs, une lourde chaîne d'argent sur la poitrine, un beau haïk bleu et, par-dessus, une couverture rayée de couleurs vives en guise de manteau, elle est fière comme un sénateur romain.

Du châle dans son dos dépasse le pied droit de la fillette d'environ six ans, et qui n'est plus qu'un énorme abcès tuberculeux.

Je propose naturellement un traitement hospitalier.

Le refus de la mère est aussi spontané que ma proposition. Il est hors de question qu'elle se sépare de son enfant, me dit-elle. Je peux comprendre son inquiétude et essaie de trouver une solution de compromis : elle peut accompagner son enfant et sera prise en charge à l'hôpital.

Impossible ! Elle a encore six enfants à la maison. Elle ne peut pas les laisser seuls. Du mari, il n'est pas question. Incapable de s'occuper des enfants ! Si toute la famille allait à l'hôpital, il pourrait peut-être venir aussi. Je ne peux évidemment pas admettre neuf personnes à l'hôpital à cause d'un seul enfant, d'autant plus qu'il s'agit d'un traitement long.

Donc, je réduis mes prétentions et propose des injections de streptomycine.

Ouh là là ! Qu'est-ce que j'ai dit là ! La femme se précipite sur moi, comme piquée par une vipère, ses grands yeux noirs fulminent et un torrent d'insultes me tombe dessus. Avec des gestes menaçants des deux bras armés de lourds bracelets d'argent ornés de pointes, elle tient ses poings serrés sous mon nez.

Mon infirmier me traduit en vitesse : mais qu'est-ce qui me passe par la tête ? Je veux tuer son enfant, ou quoi ? Elle est venue me voir en toute confiance, mais maintenant elle en a assez de moi et si je n'ai rien de mieux à proposer, je peux bien aller au diable !

Le refus inattendu de la femme me surprend, car en général les Berbères sont très favorables aux injections et ne se sentent bien traités qu'une fois qu'ils ont reçu une piqûre.

Boucetta ben Mohamed, l'infirmier, me raconte qu'un enfant de cette région est mort de diphtérie il y a deux ans. Il avait bien sûr reçu plusieurs injections au cours de sa maladie. Depuis, tout le monde attribue la mort de l'enfant aux injections, et on peut faire une croix sur les seringues dans ce bled.

Je comprends la peur de la femme pour son enfant. Les explications seraient vaines. Je dois regagner sa confiance si je ne veux pas que l'enfant disparaisse à jamais de mes yeux. Alors j'essaie de rattraper le coup :

Je n'ai pas encore entendu dire que les enfants d'Assoul étaient si sensibles aux injections, car je ne suis pas dans la région depuis longtemps et que je viens d'un pays très éloigné. Mais je lui suis très reconnaissant pour ce message - son visage s'éclaire et elle se sent visiblement très importante - et j'agirai en conséquence.

Bien sûr, il ne saurait être question d'injections pour son enfant. Mais les comprimés ne pouvaient pas faire de mal. Et le pied sera bien traité avec des compresses et de la teinture rouge (mercurochrome).

J'inscris la mère pour le lendemain afin que mon infirmier puisse continuer le traitement. Elle est heureuse, embrasse mes deux mains en remerciement d'avoir si bien traité son enfant et nous nous séparons bons amis. L'influence ne peut s'exercer ici que via le « Caïd », le chef de tribu, à condition qu'il se montre accessible. Je vais lui en parler.

En tout cas, je note dans mon carnet thérapeutique pour l'Afrique : chez les Aït Hadiddou, pas d'injections pour le moment !

Remarque :

La femme était un incident isolé. Par la suite, les Aït Hadiddou se sont révélés tout aussi « piqouse-friendly » que les autres tribus berbères.

Son problème - et donc le mien - restait le long trajet et l'épouvantable piste qui la séparaient de Goulmima.

1er AOÛT 1955

À dix heures du soir, Mohamed ben Laïd vient me voir. Il est visiblement excité et apporte le message suivant :

Le *Chaouch* de Tinejdad et sa famille sont en route pour me voir. (Le *Chaouch* est le chef des *mokhaznis*, les soldats marocains, et en tant que tel un notable local.) Sa femme a accouché il y a deux jours et maintenant la mère et l'enfant sont malades. Le *Chaouch* arrivera à l'hôpital dans une demi-heure. Je promets d'y être et un peu plus tard une troupe multicolore me salue. Toute la famille s'est mise sur son trente-et-un pour la visite au Toubib.

Le *Chaouch*, bel homme costaud d'environ 50 ans, souligne sa dignité par une énorme barbe noire. Il ressemble à une espèce de Barbe-Bleue qu'on aurait affublé d'un turban. Toutes les médailles de l'histoire des guerres françaises des vingt dernières années brillent sur son torse bombé. Sa femme a même enfilé des babouches brodées d'or et une somptueuse robe jaune qui laisse à une poitrine encore plus somptueuse une liberté totale. Il y a aussi deux enfants, dans les 4 ou 5 ans, leurs petits crânes bruns rasés à l'exception d'une fine natte qui se balance joyeusement autour de leur tête et dans laquelle des coquillages blancs ont été tressés pour l'occasion. Et enfin, dans un état lamentable, le dernier-né.

Je contemple le bébé et ma première pensée n'a rien de médical : comment est-il possible d'être déjà si sale en deux jours !

L'état de l'enfant est critique. Quarante de fièvre, diarrhée, lèvres bleues, souffle court. Quand je bouge un peu le moignon du cordon ombilical, du pus épais s'en écoule. Ici il faut non seulement des tonicardiaques et de la pénicilline, mais aussi une tente à oxygène et une pièce climatisée. Quant à la maman, un petit traitement de suivi ne lui fera pas de mal non plus.

Assou emmènera immédiatement la famille à l'hôpital de Ksar-es-Souk. Quelques minutes plus tard, ils sont tous entassés dans la Land Rover : le père avec ses médailles de guerre, la mère avec ses babouches dorées, les enfants avec leurs tresses et le rejeton avec son nombril purulent.

3 AOÛT 1955

Affluence monstre à Tinejdad...

Quand notre voiture s'arrête devant le dispensaire, environ deux cents personnes sont déjà agglutinées autour de la petite maison blanche. Des enfants, des hommes, des femmes avec des bébés sur le dos, tous criant et gesticulant dans tous les sens.

Assou fraie difficilement un passage pour la Jeep jusqu'à la porte et Mohamed ben Hasnaoui ben Moha, mon infirmier à Tinejdad, doit d'abord chasser à coups de pied les personnes les plus proches de lui afin de libérer l'espace nécessaire pour mon entrée solennelle !

Après avoir fait maintes courbettes et nous être mutuellement assurés que nous allons bien, que nous sommes en excellente santé, que nos femmes vont bien aussi et que tout va bien dans toute la famille, je me rends au dispensaire. Mohamed, qui a le privilège de porter mon stéthoscope, s'en sert pour distribuer des coups à droite et à gauche afin de se procurer de cette façon du respect pour lui-même et un passage pour moi.

Des dizaines de personnes sont installées par terre dans l'entrée. La scène me rappelle une image de ma Bible de l'école primaire, lorsque le riche propriétaire a invité les boiteux et les infirmes chez lui.

Enfin, la consultation peut commencer.

Les premiers à être admis sont un groupe de 60 garçons qui doivent partir en colonie de vacances. Les services rendus par la France à ce pays sont immenses. Voilà 60 garçons du dernier village berbère qu'on achemine gratuitement à mille kilomètres de là pour qu'ils passent quatre semaines en bord de mer ! De telles actions sont menées chaque année et à travers tout le Maroc. Il faut avoir vécu ce que cela représente pour ces enfants d'origine modeste pour l'estimer à sa juste valeur. Je suis plus que « coulant » pour l'examen, mais je dois écarter deux des garçons, car ils souffrent de teigne contagieuse sur la tête. Je le fais le cœur lourd, car c'était peut-être la seule occasion dans leur vie de voir un morceau du monde qui n'est pas un désert.

Pour la foule dans l'entrée, cette histoire dure visiblement trop longtemps. Les hurlements et les chamailleries des femmes deviennent de plus en plus forts, les enfants crient, les nourrissons braillent de toutes leurs forces, les vieux rouspètent et Mohamed doit sans cesse aller à la porte pour mettre de l'ordre.

Les prochaines admises sont les femmes avec les enfants en bas âge. Lorsqu'on leur ouvre la porte et qu'elles sont censées rentrer à deux, elles commencent à se disputer et à se frapper, chacune avec le bébé dans le dos ! J'ai très peur d'avoir d'autres blessures à soigner. Je mets Assou en sentinelle devant la porte et à chaque fois qu'il l'ouvre pour deux des mères hystériques il donne des coups de pied à celles qui poussent pour pouvoir refermer l'entrée. (Le rêve de tout jeune médecin autrichien non conventionné : une bousculade de patients dans la salle d'attente. Ici ce rêve devient réalité !)

Je ne tarde pas à comprendre la cause de cette ruée. Samedi dernier, lors de la grande fête de l'Aïd el Kebir, c'était le jour de la circoncision. Un charlatan du coin a réalisé la cérémonie en ignorant les règles d'hygiène les plus élémentaires. Pas étonnant, avec la crasse ambiante, qu'il y ait eu les pires infections chez presque tous les enfants. Et quand hier l'un des enfants circoncis est mort, non pas de l'infection, mais d'un saignement secondaire, les mères ont pris peur et aujourd'hui elles cherchent toutes leur salut auprès du Toubib.

L'une après l'autre me tend son garçonnet brun et tous ces malheureux gamins pleurnichards ont des organes génitaux horriblement mutilés, infectés, enflés et rougis, souvent recouverts d'une seule énorme croûte sanguinolente et purulente. Nous traitons une bonne trentaine, sinon plus, de ces enfants au cours des deux heures qui suivent avec du mercurochrome, de la poudre de sulfamide et, si nécessaire, des compresses d'alcool et de la pénicilline. Je vais convoquer le gars qui a fait ces ravages. Il n'évitera pas quelques semaines de travaux forcés sur les pistes, histoire de refroidir sa passion médicale.

Après avoir vérifié leur aptitude, j'ai délivré à trois infirmiers autochtones qui m'avaient contacté avant la fête l'autorisation de pratiquer des circoncisions pour leur propre compte et on leur a fourni gratuitement des ciseaux, de l'alcool et de la poudre.

La tempête commence lentement à se calmer dans le vestibule. On revient à la normale, avec les maladies habituelles. Comme toujours, la diarrhée infantile et la déshydratation des enfants qui en résulte viennent en premier. Toutes les nuances, de la diarrhée légère à la toxicose sévère, le choléra infantile, la cause la plus fréquente de décès chez les jeunes enfants marocains, qui succombent souvent en quelques heures. Les conditions climatiques jouent un rôle déterminant dans cette maladie. Chaque fois que le chergui, le vent chaud du Sahara, souffle, une vague de mort déferle sur les enfants du Maroc.

Pour finir, les infections de l'oreille moyenne, les mycoses, la gale, le trachome et les plaies négligées et purulentes.

Une femme émaciée dans la quarantaine entre en tenant par la main son garçon de deux ans. Elle m'avoue avec inquiétude que l'enfant ne montre plus aucune envie de téter depuis quelques jours. Je peux comprendre le petit !

La fille de joie de Tinejdad est également là pour son contrôle hebdomadaire. Une très jolie fille au visage de pharaon. Sous la djellaba impeccable, faite de la meilleure soie blanche, elle porte des sous-vêtements européens d'origine typiquement française.

Une juive timide tente de me convaincre de rhumatismes qui la dérangent surtout la nuit. Ses articulations lui font mal quand elle se gratte. Finalement il s'avère qu'elle n'arrive pas à dormir, car elle souffre d'oxyures, les petits vers blancs qui vivent dans l'anus !

À ce moment-là, le chahut dans l'entrée recommence. Une femme, qui a aperçu son ennemie parmi la foule, a profité de l'occasion inespérée pour la frapper à la tête avec ses lourds bracelets d'argent avec une telle violence que son visage dégouline de sang. On soigne l'une, l'autre est mise à la porte.

Ô joyeuses commères de Tinejdad, je ne vous oublierai pas de sitôt !

Chez les hommes, c'est plus calme. Revoilà le phlegmon à la main de la semaine dernière. Mon intervention chirurgicale improvisée a quand même un peu aidé. La main est beaucoup plus belle et en voie de cicatrisation. Le brave gars est extrêmement reconnaissant et appelle sur moi toutes les bénédictions d'Allah. Il a passé sa fête à la maison et pourtant sa main guérit.

Nous autres, Européens, persuadés de tout mieux savoir parce que nous avons fait des études, nous devrions vraiment arrêter d'imposer systématiquement aux Berbères notre vision des choses.

Moha, le jeune berger sympathique qui souffrait d'un épanchement d'eau dans l'abdomen, que j'ai eu pendant quelques jours pour sa ponction à Goulmima et que j'ai renvoyé à la maison pour la fête, est également là. Il n'a pas hésité à marcher sept kilomètres sous un soleil de plomb pour venir me dire qu'il allait bien. Il me regarde de ses doux yeux de chien fidèle et me raconte en souriant comment il a bien passé la fête et qu'il est plein d'espoir reconnaissant. Les signes de la maladie sont indéniables sur son visage. Il me fait de la peine. Je ne l'ai jamais entendu se plaindre. Un léger sourire indulgent flottait toujours sur sa bouche mince marquée par la souffrance. Je mets mon bras autour de ses épaules et lui dis que tout ira bien et que je viendrai prendre le thé avec lui quand il sera complètement guéri. Il est heureux et ses yeux brillent quand il me quitte. Je le regarde tristement par la fenêtre. Appuyé contre le mur, il reprend des forces pendant un moment à l'ombre de la maison, puis il entame le long et ardu chemin, entre les palmiers clairsemés, dans le désert brûlant. C'était peut-être la dernière fois que je le voyais.

La file d'attente des gens me rappelle à la réalité. Pansements, injections, aspirine et vermifuges, la routine médicale. À midi et demi, le dernier est pris en charge. Deux cent cinquante patients en une matinée par 45 degrés à l'ombre.

Je suis épuisé.

Remarque :

Encore un mot sur Moha, le sympathique berger aux ascites. Par la suite, nous sommes devenus bons amis. Chaque année, il passait quelques semaines avec moi à l'hôpital de Goulmima. Il devait avoir dans les

25 ans, pas davantage. Un jour que nous roulions en direction de Goulmima, il m'a offert un morceau de viande froide et grasse sorti d'une feuille de papier journal. Il s'en était privé pour moi. De la viande de mouton bien grasse par 45 degrés à l'ombre. J'ai failli vomir, mais je l'ai mangée. Je n'ai pas réussi à lui refuser.

J'ai pu aider Moha avec des injections et des ponctions pendant deux ans. Quand je suis parti en vacances en Europe en 1957 et que j'ai dit au revoir au personnel et aux malades, Moha était également à l'hôpital. Il n'allait pas bien. Il s'approcha de moi, souriant modestement, comme toujours, je lui tendis la main et le serrai dans mes bras. Il m'a remercié pour tous mes efforts et a dit : « On ne se reverra plus, Toubib, quand tu reviendras d'Europe je ne vivrai plus ».

En guise d'adieu, il m'a donné la chose la plus précieuse qu'il possédait, une petite cruche à eau en terre qu'il emportait toujours avec lui lors de ses épuisants trajets à travers le désert. « Pour ne jamais manquer de ce qui est nécessaire, Toubib. Je n'en ai plus besoin. »

Quand je suis rentré de vacances, Moha était mort depuis deux semaines. Sa cruche est toujours ma pièce préférée dans ma collection de poteries berbères.

4 AOÛT 1955

Aujourd'hui, j'ai Touroug à mon programme. L'oasis se trouve à l'extrême sud-est de mon secteur, et je n'ai pas encore eu l'occasion d'y aller. Jusqu'à présent, les quelques malades que j'ai vus originaires de cette région n'avaient pas hésité à parcourir les quinze kilomètres jusqu'à Mellab ou Tilouine pour se rendre chez le Toubib. Ni dispensaire ni infirmier dans ce poste abandonné. Avant-hier j'ai envoyé l'infirmier de Mellab à cheval pour annoncer ma visite au Cheikh de Touroug pour aujourd'hui. Ainsi, les malades des environs de Touroug ont également la possibilité de se rendre au ksar pour la consultation.

En compagnie d'Assou, j'emballe toute une pharmacie dans la voiture : Ganidan, Stovarsol, quinine, aspirine, parégorique, charbon animal, vermifuges, coramine, pommade cicatrisante, pommade à l'auréomycine pour les yeux, Mercurochrome, bleu de méthylène, eau oxygénée et bandages. J'emmènerai les cas graves avec moi à l'hôpital de Goulmima. Je connais la région jusqu'à Mellab. Sekou, l'infirmier de là-bas, m'accompagne. Lui aussi s'est muni de médicaments.

Ensuite, on entre dans la zone du Djébel Ougnate, l'ultime contrefort de l'Anti-Atlas à l'ouest du Sahara. Bientôt la chaleur nous rappelle à quel point nous sommes malgré tout protégés par la verdure des arbres de Goulmima. Ici, c'est l'impitoyable désert nu.

La piste serpente doucement à travers les montagnes massives. On dirait de gigantesques animaux à l'affût qui nous guettent de part et d'autre du chemin. Il y a quelque chose de lourd et d'inachevé dans ces énormes nodules de pierre ancienne et sombre, comme s'ils avaient été les premières esquisses sur lesquelles la main créatrice encore inexpérimentée s'est exercée avant de créer les structures raffinées et pleines de fantaisie, à l'exemple de nos Alpes. Colosses en pierre brute et simple, sans aucune finesse. Toute la puissance primitive du premier jour de la création.

Certaines d'entre elles présentent des taches ternes et gris argent sous le soleil incandescent, comme si un géant y avait versé du plomb et vous pouvez ressentir en les voyant la chaleur insupportable qu'elles dégagent. Je les appelle « Bleiberge » (Montagnes de plomb). Une pyramide plate de pierre sombre presque noire s'élève à notre gauche. Sekou me dit qu'elle est redoutée à cause des vipères à cornes à la morsure mortelle qui habitent dans ses crevasses. Montagne, tu t'appelleras « Schlangenberg » (Montagne du serpent) ! Un bassin peu profond s'ouvre devant nous, large d'une bonne heure de marche. Ici poussent des buissons desséchés à hauteur de genoux, entre lesquels disparaît le gibier en fuite. Je le baptise « Terrain des gazelles ».

Comme c'est puéril que de nommer les choses par un nouveau nom, connu de moi seul ! Et pourtant, quel sentiment royal !

Peu d'Européens ont pénétré dans cette région avant moi.

Un peu plus tard, notre voiture s'arrête devant l'imposante porte d'entrée des murailles de Touroug. Le ksar est idéalement situé sur une petite colline, entouré d'arrogantes tours de guet, témoins d'un passé belliqueux qui date d'il y a à peine deux décennies. Eh oui, ce sont les fameux Aït Atta qui vivent ici... Pendant longtemps, ils ont été les pires adversaires des Aït Morghad qui habitent la région de Goulmima et Tadighoust à l'autre bout de mon secteur. Beaucoup de sang a coulé dans le sable entre ces endroits et quiconque quittait son village la nuit était considéré comme perdu. Depuis vingt ans, la France tente de dompter ces fils du désert, mais, aujourd'hui encore, les Aït Atta ont tendance à dégainer le poignard un peu vite.

Les dignitaires du village sont venus me saluer. Je sors de la voiture. Le Cheikh, un jeune Berbère aux yeux intelligents dans un visage aux traits parfaits, se place devant les autres et m'adresse quelques mots de salutation.

Assou traduit : il est heureux que j'honore son village de ma visite. Lui, le Conseil des Anciens, ainsi que tout le ksar, sont contents d'accueillir le nouveau Toubib et de faire sa connaissance.

Je réponds : « C'est un plaisir tout particulier pour moi de rencontrer les vaillants hommes de Touroug, dont la renommée s'étend dans tout le Tafilalet. Je suis venu pour aider leurs malades. J'ai apporté beaucoup de bons médicaments avec moi. L'accueil officiel du Cheikh est pour moi la preuve d'une bonne coopération future. »

Une poignée de main, puis les autres dignitaires me sont présentés. Je suis surpris de l'ampleur du protocole de la cérémonie. Avec l'aisance d'un homme du monde, le Cheikh remonte avec moi la rangée de douze hommes, tous en djellaba d'un blanc éclatant. Il y a avant tout Moha, le second notable du village, un homme encore vert d'environ soixante-dix ans. D'ailleurs, il est de la famille du Cheikh et il prend la tête du cortège vers l'intérieur du ksar.

Je suis heureux de pouvoir m'abriter dans l'ombre du portail. Il se prolonge à l'intérieur par une sorte de portique. Les salamalecs ont eu lieu sous un soleil de plomb. Il est difficile d'imaginer ce que cela signifie, par 45 degrés à l'ombre.

Ma visite est une fête pour tout le village. Partout, des groupes d'hommes assis par terre se lèvent pour saluer et se joignent au cortège. En bout de cortège, les gamins bruns et sales qui s'aventurent trop près reçoivent les habituels coups dans les côtes et des coups de pied.

Le cortège avance vers l'intérieur du village. Le chemin étroit passe comme un canyon entre les impressionnants murs de terre brun-rouge. C'est derrière ces murs que la vie de ces gens se déroule. Ici et là on aperçoit, juste une seconde, la tête d'une fille qui disparaît derrière les moucharabiehs des petites fenêtres. L'Aït Atta sait protéger sa maison des regards des étrangers autant que des rayons du soleil.

On me conduit vers une petite place surélevée qui, Dieu merci, se trouve à l'ombre d'un immense mur. Au milieu de la place, ou plutôt de la tribune, on a installé une table et une chaise. On me fait signe de monter les quelques marches et de prendre place. Le Cheikh et Moha se sont assis par terre à ma gauche et à ma droite. Les hommes du conseil suivent leur exemple de chaque côté, de telle sorte que nous formons un rectangle ouvert au milieu duquel je trône sur ma chaise. La cérémonie du thé commence. Un serviteur apporte le nécessaire à thé et un bol d'amandes sur un grand plateau en laiton. Ensuite, il y a des melons.

Je me penche vers le Cheikh et lui exprime ma satisfaction. Les gens se pressent devant nous dans la rue et nous regardent. Il n'y a que des hommes et des garçons. Les femmes et les jeunes filles ne sont pas visibles, ou vaquent à leurs occupations à l'arrière-plan, portant des fagots de bois sur le dos ou conduisant des mules. Elles n'osent même pas lever rapidement les yeux vers nous sur la tribune en passant.

À ma stupéfaction, la consultation doit se tenir ici, en public. Le plateau à thé est enlevé. Sekou étale les médicaments sur la table. Puis on m'amène le premier patient. J'hésite un instant. La scène ressemble plus à un théâtre en plein air ou à un tribunal qu'à une consultation médicale. Mais je change rapidement d'avis. Si je veux gagner la confiance de ces personnes, je dois jouer le jeu. Même si je me sens comme le docteur Eisenbarth. (NdT : Johann Andreas

Eisenbarth, l'archétype du médecin charlatan du XVIIIe siècle, comme le Diafoirus de Molière. WP)

Je compte soigneusement les pilules dans la main de mes malades. Goutte à goutte, je verse la Coramine dans le verre levé devant la foule admirative ; le bandage est soigneusement placé sur une plaie.

« Si mes collègues européens pouvaient me voir maintenant ! », pensé-je. Charlatan, diraient certains. D'autres me comprendraient. Touroug est un terrain délicat... J'espère que je pourrai bientôt ouvrir un dispensaire dans ce secteur. Pour l'instant, il s'agit de gagner la confiance de ces gens. Jusqu'à présent, ils ne connaissaient que leurs guérisseurs. Je suis leur concurrent.

Médicalement, il n'y a pas grand-chose d'extraordinaire. Le trachome est en vedette. Certaines maladies diarrhéiques, des maladies de la peau et des cas pulmonaires suspects. Je les emmène avec moi pour les envoyer à Ksar-es-Souk pour une radioscopie.

Régulièrement, j'inclus le Cheikh dans la conversation, lui montre tel ou tel détail chez les malades - d'ailleurs, ce ne sont que des hommes - et l'implique quand il s'agit d'eau, d'alimentation ou de travail. Si je veux que mes conseils d'hygiène soient suivis à l'avenir, j'ai besoin que le Cheikh soit de mon côté.

Deux heures après, le dernier patient a été traité. La consultation la plus étrange de ma vie est terminée. Je ne l'oublierai jamais.

Les hommes du conseil se lèvent dignement. Ils m'accompagnent jusqu'à la voiture. Des mots de sympathie mutuelle sont à nouveau échangés. Je promets de revenir bientôt et régulièrement. Nouvelles poignées de main, puis je monte en voiture.

Touroug est derrière nous. Je n'aurais jamais pensé que des scènes comme celle que je venais de vivre fussent encore possibles aujourd'hui...

Remarque :

La scène de consultation publique sur la place du village décrite ici nécessite une explication. J'avais été mis en garde par les autorités médicales de Meknès et de Ksar-es-Souk contre la tribu des Aït Atta et surtout contre les habitants de Touroug. Ils étaient considérés comme particulièrement dangereux et imprévisibles.

Mon prédécesseur, un médecin français, avait été agressé physiquement lors d'une consultation à Touroug et mis en fuite. À la suite de quoi Touroug a été privé de soins médicaux pendant deux ans. La visite décrite en août 1955 a été le premier contact établi après cet incident. Personnellement, je n'ai eu que de bonnes expériences avec les Aït Atta lors de mon séjour à Goulmima. Ils sont vite devenus mes amis.

5 AOÛT 1955

Un déplacement à Ksar-es-Souk est prévu pour la matinée. Je veux faire passer une radio à trois malades à l'hôpital. Nicole veut faire des achats, surtout des légumes frais et des boissons. La quantité de jus de fruits que nous consommons est incroyable. Quatre litres de liquide par jour en moyenne, parfois six.

Je veux me faire couper les cheveux à Ksar-es-Souk. Ils m'arrivent déjà jusqu'au cou. Après tout, mon séjour chez les Aït Atta ne m'oblige pas à me promener avec une crinière de lion de l'Atlas.

Alors que je suis sur le point de monter dans la voiture, Mohamed vient me dire qu'on m'appelle pour un accouchement. Depuis hier soir, la femme d'un *mokhazni* souffre de contractions sévères, qui n'ont pas abouti. La coupe de cheveux, ce ne sera pas pour cette fois !

Je trouve la femme dans une pièce sombre, dans la position d'accouchement typique pour les femmes berbères : assise les jambes croisées sur un tapis, elle tient à deux mains une corde épaisse qui est attachée devant elle à un coin du plafond. Chaque fois qu'elle entre en travail, elle tire dessus comme on tire la corde pour sonner les cloches. Deux autres femmes l'assistent dans ce rituel ; l'une est assise derrière elle et presse son ventre d'en haut. L'autre est assise devant elle sur le sol pour recevoir l'enfant qui, je ne sais par quel miracle, devrait trouver son issue normale en s'y prenant de cette manière. Le trio était resté dans cette position depuis hier soir ! Je mets la femme dans la voiture, l'emmène à l'hôpital et envoie Assou à Ksar-es-Souk avec la Jeep et Nicole.

Tout se passe comme sur des roulettes sur la table gynécologique. Je ne trouve aucun obstacle à l'accouchement et laisse la femme tirer sur les étriers. Une demi-heure plus tard, un garçon en bonne santé est là et la joie avec.

Il y a une chose qui m'étonne dans cette histoire, la corde de cloches... Elle est plus gênante qu'utile, car au lieu de servir à aider le travail, elle détourne la force de la femme exactement dans la direction opposée. Pour arriver à quelque chose, la femme devrait soit tirer du bas vers le haut, soit pousser ses bras vers le haut, donc faire exactement le contraire de la méthode traditionnelle.

On dit que les peuples primitifs ont un sens de l'observation très développé et j'ai pu constater chez les Berbères qu'ils l'ont vraiment à un degré étonnant. Comment ont-ils pu adopter cette position inadaptée ?

6 AOÛT 1955

Le matin, je suis réveillé par un énorme bruit venant de l'extérieur. Puisque dormir n'est plus possible, je me lève pour voir ce qui se passe.

Et que vois-je ? Haddi qui traverse le jardin au pas de course en tapant bruyamment sur le couvercle en fer de la lessiveuse et en poussant des cris inarticulés. Au début, je crois être témoin d'une invocation de démons et je regrette déjà de ne pas avoir de magnétophone sous la main pour immortaliser la scène.

C'est alors que je comprends. Des dizaines de milliers de sauterelles survolent le jardin. Elles sont partout, au sol, sur les palmiers, sur les tamaris, grouillant et virevoltant dans tous les sens dès que Haddi s'approche en faisant son tintamarre.

C'est le criquet migrateur africain qui rend à Goulmima une visite indésirable. Il est légèrement plus grand que celui d'Europe, est de couleur rose pâle à brun rouille et est redouté en raison de sa voracité. Des experts m'ont expliqué qu'en cas de véritable invasion, ils peuvent raser un arbre en quelques secondes.

Bon... On n'en est pas encore là dans mon jardin pour le moment. Je ne peux pas non plus dire que « le soleil s'assombrissait » comme on le raconte parfois dans les descriptions autorisées. Ce qui se rapprocherait le plus du spectacle de ces insectes scintillants serait encore une tempête de neige, une tempête de neige au soleil et par 30° à l'ombre.

À Tilouine, il n'y a presque pas de malades à l'heure de consultation. Ici aussi, tout le monde est en émoi à cause des sauterelles. « Bzef jerrad lyum », beaucoup de sauterelles aujourd'hui, me dit le Cheikh avec un regard inquiet pour s'excuser que personne n'ait le temps pour le Toubib. Je peux bien comprendre ces gens. Ce qui pousse péniblement dans leurs petits champs à l'ombre de quelques palmiers et grâce à l'effort constant d'irrigation artificielle risque d'être détruit par les insectes en quelques heures. Partout, des femmes et des hommes s'activent pour mettre les sauterelles en fuite avec des branches de palmier, des linges, des objets en métal et des cris. Elles se collent par centaines sur le radiateur de notre voiture. Quand on roule, elles s'écrasent contre le pare-brise et sur mon visage, car la Jeep est ouverte sur les côtés. Bientôt, la voiture en est pleine. Dans nos chemises, dans nos pantalons, nous avons des criquets partout, et on se demande comment ils peuvent arriver là à une telle vitesse. Nicole, qui est avec moi, sort une sauterelle après l'autre de sous sa jupe, la malheureuse, avant de se dépêcher de chasser la suivante dans le cou ou dans le dos.

Dans la soirée, nous donnons une petite réception pour les officiers français dans notre villa à l'occasion du traité d'État autrichien (NdT : concernant le rétablissement d'une Autriche indépendante, entré en vigueur le 27 juillet 1955 - WP). Une fois de plus, la conversation tourne autour des sauterelles. Une demande de livraison par camions, en urgence, de quelques pulvérisateurs a été faite à Meknès pour une intervention dans les plus brefs délais et ils sont actuellement en route vers Goulmima, afin de lutter contre les insectes dans les zones les plus infestées.

À chaque instant, le téléphone sonne et des rapports arrivent des avant-postes pour informer le capitaine Dufour, qui est en notre compagnie, de la situation.

« Les nuées tombées sur Tilouine à midi sont en route pour Tinejdad ! »

« Aghbalou menacé par plusieurs grands essaims »

« Les criquets ont quitté Tadighoust et se dirigent vers Tinejdad ! »

« Plusieurs essaims venant de différentes directions s'abattent actuellement sur Tinejdad. Demandons aide urgente ! »

C'est la même ambiance que dans l'état-major d'une armée et la scène me rappelle quelque part les annonces faites à la radio à la fin de la guerre : des unités ennemies ont pénétré dans la région alpine et sont en route pour Vienne...

7 AOÛT 1955

Nicole et moi avons terminé toutes les visites de courtoisie aux officiers français de l'oasis. Il y a un commandant, il est actuellement en vacances, deux capitaines et un lieutenant. Les villas sont toutes belles et spacieuses, les serviteurs nombreux.

Partout la même ambiance de fin du monde. Tous se plaignent du gouvernement parisien. Ils s'attendent à ce que le Maroc devienne bientôt indépendant et se préparent à devoir quitter le pays pour toujours.

Les femmes et les enfants des officiers sont maintenant en France, pendant la grande chaleur.

C'est un beau dimanche matin radieux.

Je me balade joyeusement avec mon nouveau fusil de chasse sur les collines au nord de l'oasis, tirant trois perdrix, et je suis d'excellente humeur, comme si tout allait parfaitement bien. Alors qu'il n'y a vraiment pas de quoi, car une bataille féroce fait rage dans le nord et que des innocents meurent chaque jour. Mais ce pays est si grand... À quelques centaines de kilomètres au sud, dans le Tafilalet, brille l'éternel soleil.

8 AOÛT 1955

Haddi, notre boy, s'est acheté un réveil à Ksar-es-Souk il y a quelques jours. Après le déjeuner, il vient me voir et me demande avec un regard triste :

« Toubib, quelle heure il est ? »

« Il est 2 heures ! Eh bien, Haddi ! Tu t'es pas acheté un réveil avant-hier, que tu m'demandes quelle heure il est ? »

Le regard d'Haddi s'assombrit encore plus : « J'ai acheté Réveil. Mais Réveil il est fatigué, lui couché et dodo. » Il pose sa tête de côté, la soutient dans la paume de sa main et ferme les yeux pour me montrer comment le réveil fait.

Pauvre Haddi ! J'ai peu de chances de te voir ponctuel à l'avenir si ton réveil est si fatigué au bout de deux jours. Et si tu le remontais ? !

Le soir, il y a une grande fête. Le père de l'enfant que j'ai mis au monde il y a trois jours, un *mokhazni*, a invité tout le gratin de l'oasis. Évidemment, Nicole et moi aussi. De grands tapis sont posés sur la terrasse à côté de la puissante tour de guet. Une vingtaine d'invités ont pris place.

Tous les militaires sont là, les fonctionnaires administratifs et les soldats marocains dans leur uniforme blanc avec le haut turban. Les plats sont servis les uns après les autres, chacun préparé avec un soin exquis. Il y a de la salade de tomates, du tagine, un méchoui et enfin du couscous. L'air du soir est agréable, et nous mangeons et buvons avec appétit.

Une lune pâle jette une lumière laiteuse sur l'assemblée, joue avec les riches couleurs des tapis et se reflète sur les ustensiles en argent et en cuivre brillant. Les couronnes des palmiers se balancent légèrement dans le vent. Rien ne trouble la paix de l'oasis. Nous restons ensemble jusqu'à minuit, bavardant et buvant du thé en l'honneur du plus jeune fils des Aït Morghad.

Il manque juste une personne, la mère de l'enfant.

Aujourd'hui, le troisième jour après l'accouchement, elle s'active déjà dans la chaleur de la cuisine afin d'offrir aux invités ce qu'il y a de meilleur.

9 AOÛT 1955

C'est à Aït Hani que j'ai entendu pour la première fois cette histoire d'enfants endormis. Selon les Berbères, il est possible qu'un enfant « s'endorme » dans le ventre de sa mère, ce qui arrête la grossesse. Cet état peut durer un temps indéterminé, qui peut aller jusqu'à dix ans. Un beau jour, l'enfant se réveille à nouveau et la grossesse est alors menée à terme et il naît.

Cette croyance joue un rôle majeur dans la vie juridique.

Par exemple, si la femme le souhaite, les juges d'une tribu condamneront facilement un homme à la paternité, même s'il peut prouver qu'il n'a pas vu la femme depuis des années.

Mais le contraire est également possible ; un homme peut réclamer l'enfant d'une femme qu'il a vue pour la dernière fois il y a des années.

Les officiers français sont souvent confrontés à de délicats dilemmes. Ils rendent leur verdict conjointement avec les juges de la tribu et doivent se conformer au droit coutumier même s'il leur semble totalement absurde, comme dans ce cas précis.

Il y a des pères absents depuis plusieurs années, par exemple après la guerre d'Indochine, qui sont rentrés chez eux et ont eu l'heureuse surprise de tenir fièrement dans leurs bras un nourrisson tout juste né. Personne n'oserait douter de la fidélité de la mère dans ce cas. L'enfant a tout simplement dormi pendant quelques années avant de se décider à se réveiller, ravi à l'idée du retour du père, et de venir au monde.

J'ai longuement réfléchi à la question de savoir si cette vision des choses complique ou simplifie en fait la jurisprudence. Elle permettrait peut-être de réduire ainsi le taux de divorce !

Bien sûr, le Toubib a aussi quelque chose à voir avec les enfants endormis. Aujourd'hui, une femme est venue me voir et m'a raconté l'histoire suivante :

Il y a trois ans, elle était au cinquième mois de grossesse. C'est à ce moment-là qu'un meurtre a eu lieu dans son village. Un jeune homme avait tranché la gorge de sa mère. Elle a vu la malheureuse à l'époque et a été tellement choquée que l'enfant s'est endormi et dort depuis. Quand je le lui demande, elle me dit qu'elle a des règles régulières depuis trois ans. Je l'examine et il est clair qu'il ne s'agit pas de grossesse. L'en convaincre ne servirait à rien. Je perdrais simplement sa confiance. Je lui explique donc que je ne peux pas faire grand-chose personnellement pour réveiller son enfant. Le meilleur moyen, à mon avis, est de bien s'entendre avec son mari. En général, les enfants se réveillent alors rapidement. Mohamed lui traduit mes paroles et elle me quitte satisfaite. Puis il m'explique avec un sourire que dans ce cas il ne croit pas trop à mes conseils, car le brave homme de mari a bien plus de soixante-dix ans !

La patiente suivante, une jeune femme de 30 ans, a également un enfant endormi. Son cas est plus compliqué dans la mesure où l'enfant qui dort depuis deux ans souffre également de diarrhée. De temps en temps, elle sent dans le ventre de l'enfant - pas dans le sien ! - une douce agitation et pense que le petit doit avoir le ventre dérangé. Les menstruations et ses propres selles sont normales. Encore une fois, aucun signe de grossesse.

Eu égard à la pathologie berbère, je donne un vermifuge.

Ma blouse de médecin, visiblement aussi peu habituée à la poussière du Sahara que moi, a un besoin urgent d'être nettoyée. J'appelle donc Mouloud, le bon Noir qui travaille dur avec son air toujours disposé à rendre service, et je lui explique qu'il doit laver ma blouse blanche et la suspendre au soleil pour qu'elle sèche parce que j'en aurai encore besoin demain. Mouloud prend la blouse et disparaît avec elle. Une demi-heure plus tard, alors que je traverse la cour de l'hôpital, j'entends un bruit étrange, provenant d'une pièce, et dont le rythme me rappelle le grondement sourd des tambours africains. Je m'approche, ouvre la porte et m'arrête net sur place. Je trouve Mouloud en train d'exécuter une vraie danse nègre. Il saute, fait des pirouettes, tape dans ses mains et me regarde, rayonnant, ses énormes dents étincelant de blancheur.

Alors je comprends tout : ma blouse est par terre dans une grande flaque d'eau savonneuse, comme un paquet mouillé, et le Noir, fort comme un bœuf, la frappe de ses pieds nus. Il la tourne, la retourne, la jette en l'air d'un pied, puis l'essore immédiatement avec l'autre. Puis à nouveau ses pieds frottent la blouse, la frappent une fois d'un côté une fois de l'autre, et le tout avec tant d'habileté que la blouse bouge à peine de sa place, bien que travaillée dans tous les sens. J'appelle Nicole pour lui montrer à quoi ressemble la journée de lessive en Afrique.

Mouloud, ainsi stimulé dans son zèle, redouble d'efforts et entre alors dans une transe proche de l'extase. Chère vieille blouse, toi qui as atteint un âge digne et honorable dans les vénérables salles des universités de Vienne, de Graz et de Bâle, dans de nombreux hôpitaux autrichiens et dans ceux de Paris, aurais-tu rêvé qu'un jour un gigantesque Noir aux pieds nus danserait une vraie danse africaine sur toi ?

Une mère amène son enfant à la consultation. Le bébé, à qui je donnerais au maximum 5 mois, n'est qu'un énorme ventre avec des petits bras et des jambes grêles qui pendouillent. Le visage, émacié jusqu'à l'os, est défiguré par d'énormes abcès. Du pus épais s'écoule des ganglions tuberculeux du cou et tout son corps en est couvert. On me dit que le garçon a presque deux ans.

J'explique à la mère que je dois hospitaliser l'enfant pour le soigner. Elle ne veut rien savoir. Elle pense que l'enfant ne va pas si mal. Il est un peu maigre, ne crie pas, ne grandit pas, ne veut pas manger et en plus a la diarrhée. Cela faisait des mois que les ganglions étaient infectés, ce n'était pas si dramatique. Ne pourrais-je pas faire une pointe de feu à l'enfant ?

Les pointes de feu sont de petites brûlures au fer rouge sur la peau qui sont censées aider contre tout ce qu'on veut. Elles jouent un grand rôle dans la médecine africaine. Le Berbère ne jure que par elles.

« Je ne fais pas de pointes de feu ; pour ça, tu dois aller voir le guérisseur. Laisse-moi ton enfant à l'hôpital. Toi aussi tu peux rester avec lui. » Elle n'est pas du tout convaincue de la nécessité de cette mesure.

« Tu ne vois pas à quel point ton enfant a l'air malade ? », demandé-je avec colère.

« Il n'a jamais été mieux. Il est né comme ça ! »

Face à tant de logique berbère, je perds patience, ce qui ne m'arrive pas souvent.

« Il est né comme ça ? » je crie, « et donc il est censé mourir comme ça ?! »

« Inch-Allah », si Dieu le veut... dit-elle calmement, attrape le petit et s'en va.

Inch-Allah...

Le suivant gémit déjà si fort dans l'entrée qu'Ali le laisse passer. « J'ai mangé des sauterelles toute ma vie ! Je n'en suis jamais tombé malade ! Mais cette fois-ci... » Sekou ou Assou est désespéré. Il se tord tellement il a mal au ventre. Le vieux berger des montagnes de Tadighoust ne sait pas qu'il a été victime du progrès, que pour exterminer les essaims on pulvérise de l'insecticide par avion.

Remarque :

Un mot sur les pointes de feu. Comme déjà mentionné, elles jouent un rôle important dans la médecine africaine. En médecine conventionnelle, elles ont été rejetées comme des superstitions inefficaces. Au cours des dernières années, les attitudes ont changé. Via la médecine chinoise, la méthode des effets thermiques ponctuels et locaux sur la peau a trouvé son chemin dans la naturopathie européenne. Nous connaissons les connexions interactives entre les organes internes et les zones superficielles de la peau et il est concevable que l'augmentation de la pression artérielle provoquée par un échauffement local ait un effet bénéfique.

10 AOÛT 1955

La consultation à Tinejdad se déroule sous protection militaire. Après les expériences de mercredi dernier et l'assaut des femmes devenues cinglées, on m'a donné un *mokhazni* chargé de mettre de l'ordre et de garder la foule sous contrôle. Le petit Berbère rondouillard avec un haut turban et un long fusil est fort occupé à distribuer coups de pied et coups dans les côtes. En tout cas, tout va mieux que la dernière fois.

Là encore une trentaine de mères sont venues avec leurs enfants mal circoncis. Ce sont les dernières victimes du circonciseur de Tinejdad qui m'a déjà posé problème la semaine dernière. Depuis, il est derrière les barreaux. Un deuxième enfant est mort, d'ailleurs.

Une vieille entre, enveloppée de haillons et appuyée sur un bâton. Sans dire un mot, elle s'assied par terre au milieu de la pièce, dégageant une forte odeur de malpropreté chronique.

« Qu'est-ce qui ne va pas chez toi ? » demandé-je. Elle me regarde malicieusement de ses petits yeux à moitié rongés par le trachome, et me dit :

« C'est à toi que je le demande ! Tu dois le savoir, c'est toi le Toubib ! » Elle quittera la pièce en boitillant, mais satisfaite, un antirhumatismal dans la main.

On me montre une femme avec une grosse plaie mal cicatrisée à l'arrière de la tête, datant manifestement de quelques jours et absolument pas soignée. Elle est l'épouse d'un homme que j'ai hospitalisé il y a une semaine avec de graves blessures par arme blanche. Le coupable était leur neveu à tous deux. Avant d'attaquer son oncle avec le couteau, il avait frappé sa tante à la tête avec une hachette. Elle s'est cachée, l'oncle a été recousu par moi, et le sympathique neveu est allé à pied à la prison se livrer à la justice. Il s'en tirera facilement, d'ailleurs, car il peut prouver qu'il a agi en légitime défense ; les deux vieux voulaient lui jeter le mauvais œil.

Encore quelques gamins avec des mycoses du cuir chevelu, des bébés avec de la diarrhée, des adultes avec des troubles intestinaux aigus, quelques toux suspectes puis - dirigé par un jeune garçon, le « guide d'aveugles » - la chaîne des aveugles, une vingtaine à la queue leu leu, le bâton dans la main gauche, la droite sur l'épaule de la personne devant. Parmi eux, un que je ne suis pas près d'oublier.

Un jeune homme mince. Il porte une djellaba d'un beau bleu comme on n'en voit que rarement, la capuche tirée légèrement sur la tête. Et quelle tête ! Je ne peux m'empêcher de regarder ce visage, fasciné.

Un visage étroit, parfaitement régulier, d'une magnifique teinte café au lait, le menton bien dessiné orné d'une légère barbe. Une parfaite tête de Christ. Ses traits, empreints de spiritualité, reflètent une noble sérénité et une douce lueur semble faire rayonner son visage de l'intérieur. Une branche de palmier tenue dans la main gauche ajoute à l'impression biblique. Dans ce visage il y a deux yeux morts, irréels avec leur blanc sans pupille, comme des yeux qui regarderaient, au-delà des apparences, l'essence des choses. Un Christ aveugle dans le désert !

Je choisis un petit groupe parmi les aveugles et semi-aveugles. Je vais les envoyer chez l'ophtalmologue d'Erfoud demain.

Mon Christ n'est pas parmi eux. Il est aveugle depuis dix ans et il n'y a plus aucun espoir de l'aider.

Un garçon qui est tombé d'un arbre et s'est fracturé l'avant-bras gauche et un homme qui s'est coupé l'orteil en travaillant dans les champs sont mes occupations de l'après-midi.

Nicole a acheté au souk un bijou comme ceux portés par les femmes des Aït Morghad. Un collier fait de perles colorées et de morceaux d'ambre avec de lourds pendentifs en argent massif. Elle en est très fière et essaie le collier sur chaque robe.

21 AOÛT 1955

Le sang coule dans les sables du Maroc.

Un soulèvement armé a éclaté à Oued-Zem. Environ un millier de Berbères[1] ont envahi la ville où des meurtres et des incendies se propagent. Ils ont forcé les portes de l'hôpital et tué le médecin-chef avec des pelles et des pics. Des malades sans défense ont été brûlés vifs dans leurs lits incendiés. Arme à la main, la foule a pris d'assaut les maisons des Français. Des familles entières ont été décimées. Une mère s'est effondrée sous les coups fatals d'une hache devant la

[1] NdT. Le terme « berbère » utilisé dans toute cette affaire par le Toubib n'est pas adéquat, les tribus des environs de Oued Zem, Smaala, Beni Smir, Beni Khirane, etc, étant des tribus « arabes ».

cuisinière sur laquelle elle était en train de préparer le repas. Elle a été retrouvée serrant son bébé sur sa poitrine. Une autre est morte, la gorge tranchée comme ses cinq enfants.

Le carnage dure depuis des heures. Toute la ville est en feu. Les quelques Européens sont poursuivis de maison en maison par la meute et abattus comme des chiens. À ce jour, 22 enfants seraient parmi les morts.

Je connais Oued-Zem. Il y a trois mois, nous avons traversé la petite ville à deux reprises lors d'un voyage dans le Moyen Atlas. À cette époque, elle s'étendait paisiblement au soleil, sans aucune beauté apparente, le type même de la petite ville de campagne qui n'a rien de spécial.

Aujourd'hui, Oued-Zem est devenu le flambeau de la haine. Va-t-elle mettre le feu à l'arrière-pays marocain ? Jusqu'à présent, il couvait dans les grandes villes, mais la campagne est restée calme. Le Maroc commence lentement à se transformer en champ de bataille.

Aujourd'hui, Oued-Zem, demain peut-être Goulmima. L'ambiance dans l'oasis n'est pas des meilleures. Les Français ne sont pas aimés. D'ailleurs, le médecin assassiné à Oued-Zem, le Dr Fischbacher, est un de mes prédécesseurs. Il y a quelques années, il était Toubib à Goulmima et la maison dans laquelle je vis a été construite sous sa direction.

Le soir, le Père Joseph, un franciscain, vient à Goulmima. Il est le seul prêtre du Tafilalet, c'est-à-dire de la partie du Maroc située au Sahara. Sa paroisse est plus grande que toute l'Autriche. Toutes les quatre semaines, il vient à Goulmima dire une messe dans la petite chapelle pour les blancs de l'oasis. Sa visite est toujours un événement parce que le Père Joseph connaît tout le monde au Tafilalet et a beaucoup à raconter.

C'est un homme dans la force de l'âge, grand, costaud, fort en gueule, aux yeux vifs et clairs. La cigarette à la bouche, toujours riant, il arrive au volant de sa Jeep, freine à faire grincer les roues, saute hors de la voiture, serre vigoureusement la main de chacun de nous.

« Comment va, chers amis ? » crie-t-il d'une voix de stentor. Il entre dans la chapelle, sort d'une petite valise les vêtements et ustensiles de messe, met l'étole, va à l'autel, verse le vin d'une bouteille qu'il a apportée avec lui dans deux petites burettes en métal et allume les bougies. La messe peut commencer.

Il n'y a pas de servants de messe à Goulmima. Nous sommes une petite communauté qui se rassemble dans la chapelle. Trois officiers, un employé, Nicole et moi. La dernière fois, il y a quatre semaines, M. Bailly était encore avec nous... Entre-temps, il a tué sa femme et est en prison à Casablanca.

L'Évangile parle du Bon Samaritain et des œuvres de charité.

La porte de la chapelle est restée ouverte. Dehors, le chergui brûlant rugit à travers les cimes des palmiers. Les sommets du Haut Atlas sont flous dans le crépuscule. Pas de cloches, pas d'orgue. Jamais de ma vie je n'ai assisté à une messe plus modeste. Pourtant, j'ai rarement vu quelque chose d'aussi émouvant que cette messe dans cette petite chapelle du Sahara.

Après la messe, nous nous retrouvons tous chez le capitaine Frimot pour écouter les nouvelles à la radio autour d'un verre de vin. Nous sommes tristes et abattus. Des témoignages parviennent de Oued-Zem.

Toutes les personnes présentes connaissaient le médecin assassiné lorsqu'il était Toubib à Goulmima. Aujourd'hui, son corps mutilé repose à Oued-Zem, massacré par des gens pour qui il n'a fait que du bien.

Le Père Joseph s'emporte : « Mais qu'est-ce qu'on attend pour les descendre, ces salopards ? » s'exclame-t-il avec indignation.

Frimot lui répond, cynique : « Mon père, où est la miséricorde que vous venez de nous prêcher ? » Tout le monde rit, mais c'est d'un rire forcé.

Nous sommes conscients de notre situation et nous ne nous faisons pas d'illusions. Nous sommes une poignée d'Européens face à 50 000 Berbères. Tout est encore calme, mais si les Aït Morghad prennent les armes demain, aucun de nous ne quittera l'oasis vivant.

Dans le même temps, la nouvelle arrive qu'à la suite de pluies d'orages dans l'Atlas, le Ghéris est en crue. La rivière, généralement asséchée, roule déjà quatre mètres d'eau à Tadighoust. Dans quelques heures, la route de Ksar-es-Souk, pratiquement la seule qui nous relie au monde extérieur, sera coupée. En cas de soulèvement dans l'oasis, nous ne pourrons compter sur aucun secours avant plusieurs jours.

Le capitaine Dufour lève son verre : « À votre santé ! C'est peut-être le dernier ; savourons-le ! »

Il se fait tard. Nicole et moi sommes assis dans le salon avec une tasse de thé. Pas un mot n'est prononcé. Chacun est perdu dans ses pensées.

Ai-je le droit de laisser Nicole dans l'oasis ? Puis je prendre cette responsabilité ? Puis-je la protéger si les Berbères se soulèvent ? Certainement pas. Il n'y a pas de protection contre 50 000 Marocains. Vous pouvez en tuer trois, quatre, cinq, vous pouvez en tuer dix en cas de légitime défense, mais ensuite c'est à votre tour.

Un concert de musique contemporaine joué par un orchestre strasbourgeois est diffusé à la radio. D'après l'annonce, il est retransmis à la radio autrichienne en même temps. Allez-vous l'entendre, mes chers parents au pays ? Aujourd'hui, c'est un dimanche d'été comme les autres pour vous. Vous êtes ensemble à la campagne, en train de bavarder ou de jouer aux cartes. Peut-être avez-vous eu de la visite de la famille. Ma pauvre maman chérie, que sais-tu des farouches Berbères, des oueds en crue et des inquiétudes que ton petit dernier éprouve quand il se couche enfin tard dans la nuit. Heureusement que tu ne sais pas...

22 AOÛT 1955

Le matin est calme. Aucun coup de feu n'est tiré.

Mais l'ambiance chez les Berbères devient de plus en plus tendue d'heure en heure. Ils se tiennent ensemble en groupes et parlent à voix basse. Des regards haineux nous menacent. Nous devons nous attendre à un soulèvement ouvert à tout moment. Il suffit qu'une seule personne commence.

J'invite le capitaine Frimot à discuter avec moi des détails d'une éventuelle défense. Au bout de deux minutes, je vois qu'il n'en a strictement aucune idée.

Les officiers des Affaires Indigènes, qui ont exercé des fonctions tranquilles en Afrique pendant des années, sont devenus des fonctionnaires administratifs. Ils ont complètement oublié ce qu'ils avaient appris à l'école de guerre.

Je pense que l'essentiel est de garder le contrôle de nos véhicules et de couper le chemin des Berbères vers le dépôt d'armes, qui se trouve dans la *kechla*, la caserne des *mokhazni*. Si nous parvenons à nous barricader dans la *kechla*, nous aurons gagné. Une poignée de personnes pourrait s'y défendre pendant plusieurs jours. Mais il y a bien trois cents mètres de ma porte d'entrée à la *kechla*, et trois cents mètres, quand des milliers d'hommes armés vous barrent la route, c'est un long chemin ! Ils peuvent signifier la mort.

Nos villas sont pratiquement indéfendables. Elles sont construites dans le style colonial et se composent uniquement de portes, de fenêtres et de terrasses. C'est un jeu d'enfant à prendre à main armée.

D'ailleurs, les officiers ne croient pas à une attaque de masse. Les attaques individuelles d'une embuscade sont beaucoup plus probables. On ne peut rien faire contre cela. Le capitaine Dufour me tend un pistolet pour me défendre.

Quand un orage approche dans l'après-midi, je suis heureux du refroidissement imminent que ça promet. Mais la tempête prend des formes effrayantes. Éclair sur éclair et le tonnerre qui roule continuellement. Puis une averse commence, comme j'ai rarement vu. Les couronnes des palmiers disparaissent derrière les masses d'eau, fouettées par la tempête tombant du ciel.

En quelques minutes notre jardin est sous l'eau et nous courons de pièce en pièce pour éviter que la maison ne soit inondée. Par les conduits de cheminées, l'eau se précipite au milieu de l'appartement.

L'orage dure une demi-heure, puis les nuages noirs se déchirent soudain et un soleil jaune projette ses rayons obliques sur Goulmima.

J'attends les appels des avant-postes. En général, après de telles tempêtes, il y a de nombreux blessés, car les ksour berbères, construits en terre, ne peuvent pas résister à la pluie et s'effondrent.

Le premier appel arrive. Mais c'est mon propre hôpital à Goulmima qui me demande. Je dois venir vite, la bâtisse est sous l'eau.

Quel spectacle ! Dans la cour et dans les chambres, il y a 30 centimètres d'eau. Il pleut encore depuis les plafonds avec la force d'une pluie moyenne. La stérilisation, les médicaments, tout est trempé. Seules les chambres de la nouvelle aile ont plus ou moins résisté.

Je fais tout déplacer là-bas. Tout le monde travaille pour sauver ce qui peut encore être sauvé. Des médicaments précieux vont dans l'armoire en fer. Je n'ai jamais vu mes infirmiers travailler aussi vite. La peur de l'effondrement des plafonds leur donne des ailes. À six heures du soir, tout est rangé dans la nouvelle aile, l'entrée dans l'ancienne est interdite. Les murs et les plafonds peuvent céder à tout moment.

L'ancien hôpital de Goulmima, déjà mûr pour la démolition, est détruit.

Goulmima a été transformée en lac. L'eau se répand sur la grande place qui se trouve au milieu de l'oasis, elle ronge les murs de terre des maisons. Les troncs des palmiers dépassent de l'eau et leurs couronnes se reflètent dans la surface brillante.

Un spectacle rare.

Nicole et moi descendons jusqu'à la rivière. Je ne connaissais le Ghéris que comme un lit d'oued sec et caillouteux avec des routes et des pistes qui le parcourent. Aujourd'hui, c'est devenu une rivière en rage. Le flot jaune limoneux roule à une vitesse étonnante, arrachant les troncs de palmiers et rongeant les rives terreuses. À chaque instant, de gros morceaux d'argile tombent dans l'eau et sont emportés. Le bouillon épais coule comme du métal en fusion, jette des bulles et se bat dans des vagues sauvages et tumultueuses contre des obstacles invisibles.

La route de Ksar-es-Souk, qui traverse la rivière ici, est couverte par la crue. Goulmima est coupée du monde.

Chaque jour cette terre des Berbères nous surprend par sa démesure : la chaleur torride de son soleil, la violence suffocante de ses tempêtes de sable, l'étendue infinie de ses déserts, la puissance destructrice de l'eau qui jaillit de ses cieux, la cruauté de ses habitants qui tranchent la gorge d'enfants sans défense avec des couteaux.

Tard dans la soirée, nous apprenons à la radio que le général Duval, commandant en chef des troupes françaises au Maroc, a été tué dans un accident d'avion. Il était en vol dans la zone d'Oued-Zem, où l'armée française effectue une contre-attaque.

Duval était l'homme fort à la main de fer. Est-ce vraiment une panne de moteur qui lui a coûté la vie ?

23 AOÛT 1955

Dans l'oasis, la guerre des nerfs continue. La nuit a été calme. Pourtant, Nicole et moi avons à peine fermé l'œil. On pouvait s'attendre à une attaque de nuit. Nous nous sommes préparés à nous défendre du mieux que nous pouvions. La porte arrière de la maison, qui mène de la terrasse dans le jardin, ne peut pas être verrouillée. Nous l'avons barricadée de l'intérieur encore cette nuit-là avec des cageots, des chaises, des balais et tout ce que nous avions sous la main. C'est bien sûr ridicule, mais au moins personne ne peut entrer dans la maison par cette porte sans faire du bruit.

Étendus sur le lit, tout habillés et chaussés, nous avons passé la nuit, prêts à tout moment à nous lever d'un bond et à défendre nos vies.

Toutes les portes de communication sont maintenues verrouillées. On ne sait jamais, cela peut retarder un agresseur nocturne et nous sauver la vie.

Contre le mur, à côté de mon oreiller, j'ai posé mon nouveau fusil de chasse chargé et déverrouillé. À côté de la tête de Nicole se trouve un pistolet dans le même état.

Un vrai sommeil est hors de question. Nous somnolons, étourdis par la chaleur de la journée. Au moindre bruit, on saisit son arme. Viendront-ils nous assassiner ou pas ?

Ma Jeep est juste devant ma fenêtre pendant la nuit. Je peux sauter dedans en cas d'urgence. Le Dr Fischbacher, à Oued-Zem, a été tué en tentant de rejoindre sa voiture. Il a voulu fuir au dernier moment. Mais vingt pas le séparaient de son garage. Ils ont été sa perte.

J'assure les consultations à Tinejdad et Mellab, mais sans aucune envie. Je sais Nicole seule dans la grande maison à Goulmima et je m'inquiète pour elle. Pourtant, je ne dois pas interrompre mon travail quotidien habituel. Rien ne serait plus dangereux. Cela pousserait les Berbères à m'attaquer. Alors, faire comme si de rien n'était, c'est encore le mieux. Même si les meurtres se poursuivent dans tout le Maroc. On ne compte plus les morts.

Depuis hier nous avons un petit chien, notre seule joie en ces jours difficiles. Il est noir, a les pattes blanches et s'appelle Ohnohr, qui signifie Sans Oreilles en allemand. Ce nom étrange est une invention de Nicole. Parce qu'il n'a pas d'oreilles. Les Berbères coupent les oreilles des petits chiens, les font bouillir et les donnent à manger à l'animal, croyant que le chien deviendra alors particulièrement fort, beau et sauvage.

Avec ou sans oreilles, Ohnohr a conquis nos cœurs. Lorsqu'une guêpe l'a piqué à la patte ce midi et qu'il a gémi, il a été immédiatement soigné, dans les règles de l'art, avec une pommade calmante.

Il est allongé dans son coin depuis une heure, grignotant le premier os de sa vie de jeune chien avec une apparente satisfaction. Il y a sûrement des préceptes d'élevage de chiens qui disent que les jeunes chiens – Ohnohr a, selon ma vague estimation, trois semaines – ne devraient pas recevoir d'os. Mais je n'y connais rien en chiens et le petit escroc profite de mon ignorance.

Quand j'attire son attention sur ses devoirs futurs, que quand il sera grand et fort il devra garder notre maison, il met sa tête de côté et me regarde avec ses yeux de chien fidèle. Mon cher Ohnohr, serons-nous encore en vie quand tu seras grand et fort ?

25 AOÛT 1955

L'action de représailles de l'armée française bat son plein. Les Français se vengent des morts d'Oued-Zem. Des centaines de Berbères tombent sous le feu des avions de chasse français. Des armes de toutes sortes, même des chars, sont déployées pour débusquer et abattre les Berbères dans leurs cachettes. Hommes, personnes âgées, femmes et enfants sont tués sans arrêt. Des villages entiers sont exterminés.

De graves incidents se sont produits lors des obsèques du général Duval à Rabat. Lorsque le Résident général Grandval a voulu prononcer l'oraison funèbre, il a été bombardé d'œufs et de pommes pourries par la population française.

La Résidence générale est sous surveillance depuis aujourd'hui. On craint que les Français assassinent leur propre Résident général. Il est accusé d'être trop indulgent envers les Marocains.

Nous avons tout ce que nous pouvons souhaiter ici : une activité intéressante, une belle maison, un jardin luxuriant, du personnel de service, mais un sommeil léger... Dormir nuit après nuit avec un pistolet chargé vous met peu à peu à bout de nerfs.

Dans notre petite oasis, nous vivons de près notre part des grands événements mondiaux. Les peuples d'Afrique et d'Asie font pression pour l'indépendance. Les puissants empires coloniaux, Angleterre et France, s'effondrent sous nos yeux. Nous sommes ici en plein milieu de tout cela.

Pour moi, en tant qu'Autrichien, il m'est facile d'être impartial. Nicole, en tant que Française, a plus de mal. Elle rencontre l'incompréhension de ses compatriotes et la méfiance des Marocains.

26 AOÛT 1955

Le soulèvement berbère[2] s'est terminé par un bain de sang. La tribu Smaala (NdT : Smaala est la plus grande tribu et elle représente une proportion très importante des habitants de Oued-Zem), qui a joué un rôle déterminant dans le soulèvement d'Oued-Zem, s'est rendue. Lors d'une cérémonie grandiose dans la plaine ensoleillée d'Oued-Zem, le général français Franchi a aujourd'hui accordé aux Berbères survivants l'« Aman ». C'est le vieux signe berbère de la soumission. Quatorze taureaux ont été tués sur place, comme c'est la coutume de guerre berbère.

Face aux armes d'une armée moderne, le Berbère était impuissant. Mais sa volonté de liberté est indéfectible.

Une lettre de Vienne. Mon ami Fredy me demande combien je gagne par mois.

Assez pour mener une vie intéressante ; pas assez pour me faire trancher la gorge. Notre vie ici est un roman vécu. Ce n'est qu'à la dernière page que nous saurons s'il y aura une fin heureuse.

Chaque jour, lorsque l'obscurité enveloppe Goulmima, la peur nous envahit. La nuit est longue. Nicole et moi sommes seuls dans la grande maison. Elle a trois portes et huit fenêtres, toutes de plain-pied. Il est impossible de la défendre à deux personnes. L'autochtone nous est supérieur en tout. Il connaît chaque pouce de terrain ici, chaque arbre, chaque buisson. Dans sa main, une pierre devient une arme mortelle. Ma suggestion que nous nous retirions tous à la *kechla* cette nuit-là n'a pas trouvé d'écho chez les Français. J'en ignore la raison.

29 AOÛT 1955

Mauvaises nouvelles de tout le pays : meurtres et effusions de sang partout. Un épais nuage d'orage jette ses ombres menaçantes sur le Maroc ensoleillé.

---

[2] NdT Voir note 1, p. 43.

Même pour nous qui vivons ici, ce nuage reste mystérieux. Des slogans nationalistes, ethniques et religieux ont été écrits sur les palmiers. Mais on a l'impression que, derrière ces slogans, de puissants groupes financiers se livrent à une lutte sanglante en instrumentalisant des personnes influençables. Ce pays béni des dieux risque l'asphyxie à cause de toutes ces magouilles. Même les décennies de travail assidu des cultivateurs sont menacées d'être noyées dans le sang d'innocents.

La France a-t-elle encore le droit de jouer un rôle de protecteur sur un autre peuple ? N'est-ce pas une vision obsolète et dangereuse de l'histoire ? Mais que deviendra le Maroc une fois que le dernier Français aura quitté ce pays ? Ne va-t-il pas, proie facile de la séduction démagogique, retomber dans les états primitifs de son passé et devenir, en quelques semaines, le champ de bataille d'une inexorable guerre fratricide ?

Le Dr Lafourcade, ancienne médecin de la Légion étrangère française, est chirurgienne à l'hôpital de Ksar-es-Souk et responsable de l'ensemble du Tafilalet. Son territoire est plus vaste que l'Autriche. C'est un phénomène, une sacrée bonne femme.

Dans la cinquantaine, petite, maigre, vive, nerveuse, travailleuse acharnée, l'air d'un soldat, elle a la voix d'un général et le volume d'un adjudant. Ses collègues l'appellent la « Demoiselle de fer », ses accès de colère sont redoutés, son dévouement est connu, son cœur d'or est incontestable. Ce n'est pas pour rien qu'elle était médecin à la Légion étrangère.

Aujourd'hui c'est le jour de la consultation chirurgicale du Dr Lafourcade à Goulmima. J'ai sélectionné quelques cas pour elle. Quand je lui montre les restes de mon hôpital, elle dit seulement : « C'est bien que la vieille niche à chien soit partie au diable. C'est pas une perte ! »

Elle n'a pas pu dormir à cause d'un accouchement la nuit dernière et est encore de plus mauvaise humeur que d'habitude. Toutes les personnes présentes en pâtissent plus ou moins, mais celle qui s'en prend plein la figure, c'est la mère d'une fillette souffrant d'un grave phlegmon de la main droite. Lorsque la femme commence à se plaindre et refuse de faire soigner l'enfant à Ksar-es-Souk, le Dr Lafourcade lui tombe dessus, l'abreuve bruyamment d'injures – mélange de malédictions berbères, arabes et françaises – et lui donne quelques bons coups de poing sur la tête.

« Maudite idiote ! » crie-t-elle à la Berbère complètement effarée, « Veux-tu laisser crever ta gosse ?! » Puis elle attrape la fillette, la met dans la voiture et se rend à Ksar-es-Souk, où, malgré la chaleur de midi, ivre morte de fatigue et de sommeil, elle opère l'enfant immédiatement pour sauver sa main.

Elle est comme ça, Mme Lafourcade, chirurgienne au Tafilalet ! L'une des collègues les plus étranges que j'aie jamais rencontrées. Si l'expression « un cœur d'or sous une peau de vache » n'était pas si éculée...

De tout le Maroc viennent des nouvelles de récents bains de sang. Il y a eu des morts et des blessés à Casablanca et à Mazagan. Une insécurité latente couve dans le pays. La crise s'aggrave toutes les heures.

Monsieur July, ministre des Affaires marocaines à Paris, promet aux médecins européens au Maroc une protection adéquate dans un télégramme. Je me demande comment ! « Puis-je vous appeler et demander de l'aide, Monsieur le Ministre, si quelqu'un tire à travers ma fenêtre ce soir ? »

Nicole a acheté une jolie djellaba blanche pour garçon au souk et se réjouit déjà de ce que notre enfant la porte un jour. Pour le moment, nous n'en avons pas et il faudra encore au moins quatre ans avant que la djellaba lui aille. Au début, je suis déconcerté, mais quand je lis la joie de Nicole dans ses yeux, je me réjouis avec elle.

Vu la situation, est-ce bien le moment de penser à avoir un bébé ? Peu importe, nous sommes quand même heureux, Nicole et moi !

2 SEPTEMBRE 1955

Nos vies sont complètement sous l'emprise de la grave crise politique qui secoue ce pays. Les vagues d'une haine mortelle s'abattent sur les murs de terre de la moindre cahute.

Je ne me suis jamais soucié de politique. Au contraire, j'ai toujours détesté toutes ces histoires de parti auxquelles le médecin européen est confronté aujourd'hui dans sa vie professionnelle de tous les jours.

N'est-il pas étrange que le destin me plonge encore plus dans le tourbillon de la haine politique ici, en plein désert, là où j'espérais trouver et exercer une médecine pure et authentique, loin des querelles de parti ?

Un gouffre profond sépare, où que je regarde, le Berbère le plus simple des Blancs et ce gouffre est rempli de sang à ras bord. Il nous bloque l'accès à l'âme de ce peuple.

Depuis la grande pluie, je donne mes consultations dans une petite pièce à l'arrière de l'hôpital. La partie principale de l'hôpital est inutilisable. Mon travail en pâtit gravement.

Je suis souvent très déprimé. À quoi tout cela sert-il ? Est-ce que cela a du sens de risquer sa vie tous les jours ? Et si quelque chose arrivait à Nicole ? Suis-je en mesure d'y répondre ?

6 SEPTEMBRE 1955

Pas plus tard qu'hier, j'écrivais dans une lettre à mes parents « Les pannes de voiture sont une chose extrêmement désagréable dans cette région, surtout sous le soleil de midi. »

Aujourd'hui déjà, le destin m'a joué un tour. Différentiel cassé, seul avec Mohamed ben Laid, sur la piste à midi dans le secteur de Mellab. De plus, j'avais un enfant gravement brûlé à l'arrière de la voiture que je voulais emmener avec moi à Goulmima.

À quelque chose malheur est bon : avec la voiture du capitaine Frimot, qui se trouvait à Mellab, j'ai pu rejoindre Goulmima et faire remorquer mon Land Rover. Un sacré coup de bol !

Dans l'après-midi, je fais une inspection à la prison. Ça fait aussi partie de mes tâches. Environ vingt-cinq détenus, pour la plupart jeunes, gisent, apathiques et en haillons, sur le sol en pierre nue de leurs cellules. Ils sont tous emprisonnés pour activités nationalistes. Aucun n'est vraiment malade, mais ils ont bien sûr tous des doléances. Je promets de demander des couvertures pour eux au bureau des officiers et de la nourriture chaude une fois par jour ou au moins du thé.

Le capitaine Dufour ne comprend guère cela. « Les gars vous ont embobiné, Toubib ? » demande-t-il, moqueur. Mais finalement il accepte. Les prisonniers reçoivent du thé et des couvertures.

Remarque :

Ce jour-là, je ne me doutais pas des conséquences à long terme que la campagne « Thé et couvertures pour les prisonniers politiques de Goulmima » aurait pour moi. L'action était bien sûr purement humanitaire, l'inspection des conditions sanitaires dans la prison étant l'une de mes fonctions officielles. La demande d'une couverture et d'un thé chaud par jour, surtout le soir quand il faisait frais, me paraissait justifiée.

L'action a été interprétée politiquement et, conformément aux esprits surchauffés dans la lutte pour l'indépendance, tout à fait différemment dans les deux camps. En effet, lorsque les prisonniers politiques de Goulmima ont été libérés après l'indépendance du Maroc, ils sont venus chez moi en groupe pour me remercier de mon intercession. Les Marocains ont commencé à me fêter comme l'un des leurs. Cela a facilité mon travail de médecin et m'a même valu quelques mois plus tard un éloge public de la part du sultan Mohammed V, qui était entre-temps rentré d'exil.

Bien différent du côté français. Ils ne pouvaient pas me pardonner l'action « Thé et couvertures », me traitant avec suspicion et voyant en moi un agent étranger, voire un espion communiste. Au dernier moment, j'ai pu éviter une plainte au ministère de la Santé à Rabat, qui a failli me coûter mon poste.

Aussi incroyable que cela puisse paraître, la campagne « Thé et couvertures » m'a presque coûté la vie deux ans plus tard, en janvier 1957, lors de la rébellion d'Addi ou Bihi. Mais ceci est une autre histoire ! Nous y reviendrons.

7 SEPTEMBRE 1955

Il règne une terrible incertitude sur la situation politique. Le gouvernement parisien est dans une position difficile.

En 1911, le sultan du Maroc demanda à la France de l'aide et de la protection après des troubles à Fès. La France est venue et est restée. Elle a instauré le protectorat au Maroc. Le pays est pratiquement devenu une colonie de la France.

Mais déjà à l'époque cette protection du Maroc n'était pas une chose facile pour la France. Paris a envoyé un Résident général à Rabat, et des fonctionnaires civils français furent chargés de l'administration du nord et des grandes villes. Situation tout à fait différente dans le sud. Les tribus berbères qui y vivent se sont battues pour leur autonomie pendant des décennies. Ce n'est qu'après une longue guerre coloniale, au cours de laquelle la France a déployé de toute urgence sa Légion étrangère, qu'il a été possible de « pacifier » le sud du Maroc. Les Français ne sont venus dans la région de Tafilalet et à Goulmima qu'au début des années 1930. Pour cette raison, le sud du Maroc a été confié à des officiers coloniaux (NdT : les officiers des Affaires Indigènes, les A.I.) spécialement formés.

Peu après la Seconde Guerre mondiale, à laquelle les soldats marocains ont pris part sous commandement français dans le cadre des *Goums*, des mouvements politiques ont commencé à œuvrer au Maroc pour l'indépendance de leur pays.

L'agitation politique s'est transformée en lutte ouverte. La France a réagi et a exilé le sultan du Maroc, Mohamed ben Youssef, en tant que pièce maîtresse du mouvement marocain de libération, d'abord en Corse puis à Madagascar. Ben Arafa est devenu le nouveau sultan par la grâce de la France. Paris croyait pour l'heure que le problème du mouvement de libération du Maroc serait réglé.

Mais on avait tort. Mohamed ben Youssef était devenu un martyr, symbole de la liberté de son pays. Ben Arafa n'était pas à la hauteur de la situation et impopulaire également auprès du peuple. De plus en plus, le Maroc a fait pression pour mettre fin au protectorat et pour l'indépendance totale d'avec la France. L'heure des effusions de sang commença. Les meurtres aveugles en ville et à la campagne auxquels nous assistons actuellement.

Aujourd'hui, les Français eux-mêmes sont divisés en deux camps. Les résidents qui y ont souvent atteint une prospérité considérable, et surtout les militaires qui ont autrefois conquis ce pays, sont bien entendu favorables au maintien du protectorat. Par contre, il y a des cercles à Paris, notamment autour d'Edgar Faure, qui peuvent très bien imaginer un Maroc indépendant. Ils préféreraient une coopération pacifique avec un Maroc indépendant au difficile maintien d'un protectorat forcé. Ces cercles jouent aujourd'hui un rôle important dans le gouvernement parisien. L'armée et de nombreux Français au Maroc se sentent trahis par eux.

Évidemment, des deux côtés, les motivations ne sont pas dénuées d'arrière-pensées. C'est aussi une question de pouvoir et d'argent, beaucoup d'argent en fait. Des deux côtés on incite à la haine et des deux côtés coule le sang innocent.

Une délégation du gouvernement français est partie aujourd'hui à Madagascar pour négocier un retour au Maroc avec le sultan exilé Mohamed ben Youssef. Mais le sultan Ben Arafa, installé par les Français à Rabat, ne semble pas penser à abdiquer.

L'effusion de sang dans le pays se poursuit.

Notre villa est sous surveillance depuis ce soir. Un *mokhazni* avec un énorme fusil berbère et deux gardes armés de matraques en bois patrouillent dans le jardin. Comme ça, rien ne peut plus nous arriver bien sûr ! Néanmoins, au moment où j'écris ici, le pistolet déverrouillé se trouve à côté de moi. Mieux vaut prévenir que guérir.

Quatre morts à Casablanca, un mort à Rabat, voilà le triste bilan de la journée.

8 SEPTEMBRE 1955

De tout le pays, des nouvelles de crimes de sang et de meurtres nous parviennent. On me raconte qu'à Casablanca une Européenne a été lapidée à mort, une autre femme a été aspergée d'essence dans la rue et brûlée vive. Les dieux blancs agonisent...

Les habitants de l'oasis sont calmes, mais cela peut changer d'une minute à l'autre. Ils nous traitent avec suspicion simplement parce que nous sommes blancs. Ça me fend le cœur. Parfois, je lis du mépris ou de la haine pure dans les yeux d'un patient.

Les sangsues qui restent coincées dans la gorge font partie de la pratique médicale quotidienne à Goulmima. Je ne me souviens pas avoir jamais vu un patient en Europe avec une sangsue dans la gorge. C'est courant ici, car les Berbères boivent l'eau des *séguias* polluées, les canaux qui servent à irriguer les champs. De cette façon, ils avalent les petites sangsues, qui se nichent ensuite dans la gorge de la personne assoiffée, se gorgent de sang et atteignent une taille imposante.

Ces sangsues peuvent être extraites en appuyant la langue du patient sur le plancher buccal avec un abaisse-langue et en arrachant la sangsue visible dans la gorge avec une pince médicale. Vous pouvez également la vaporiser avec de l'éther. Sous l'effet du froid soudain, la sangsue se contracte brutalement, lâche prise et peut être recrachée.

Mais Ali, mon infirmier-major, a une méthode beaucoup plus originale. Il attrape le patient à la gorge avec une vitesse et une force fulgurantes de sa main gauche, comme s'il essayait de l'étrangler. En même temps, il le gifle de la main droite. Sous la force du double coup, la sangsue est arrachée et recrachée violemment au loin par le patient pris de court. Cent pour cent de guérison.

12 SEPTEMBRE 1955

La construction de l'hôpital débute. Pour l'instant, quelques tâcherons sont en train de démolir les vestiges de l'ancien mur. Mais parallèlement les plans du futur nouveau bâtiment sont déjà prévus. Les autorités sanitaires de Meknès m'ont promis que les travaux seraient réalisés dans les meilleurs délais.

Goulmima aura un nouvel hôpital. Cette seule pensée me comble de joie. Ça fait du bien de voir un hôpital sortir de terre à un moment où tout semble s'écrouler. Notre tâche n'est pas terminée. Elle ne fait que commencer.

Dans l'après-midi, Ali ou Assou m'apporte une boîte de cartouches de guerre. On les a retrouvées cachées dans la maçonnerie lorsque l'hôpital a été démoli. Personne ne sait d'où elles viennent et pourquoi elles ont été cachées dans l'hôpital. Je les remets au capitaine Dufour pour qu'il les garde.

18 SEPTEMBRE 1955

Une dizaine de personnes se pressent dans la cour de l'hôpital lorsque j'arrive ce matin pour la consultation. Des hommes en djellaba blanche et des femmes en parures de fête, tous visiblement excités et en pleine discussion.

Je peux à peine entrer dans mon cabinet sans que tout le monde ne se précipite dans la salle avec moi, tellement l'affaire semble urgente. Pendant que je parcours rapidement le courrier, un tumulte monte derrière ma porte, si bien que j'appelle finalement Ali pour qu'il me dise ce qui se passe.

« Rien de spécial », dit-il avec dédain. « Une histoire de mariage. »

« Et qu'est-ce qui s'est passé ? »

« Au Bureau, la demande d'autorisation de mariage d'une fille a été refusée, alors qu'elle a un certificat de ta part comme quoi elle est nubile. Maintenant, toute la famille vient se plaindre. »

« Fais entrer ces personnes. »

Trois secondes plus tard, mon cabinet est rempli d'hommes et de femmes, qui me supplient tous en berbère, comme s'ils étaient dans la plus grande détresse. Bien sûr, je ne comprends pas un mot de ce qu'ils disent. Mais surtout je ne vois pas de fille qui serait censée être la fiancée et qui, après tout, a l'air d'être à l'origine de toute l'histoire.

« Où est la jeune fille refusée ? » demandé-je.

Alors l'une des Berbères massives et gesticulantes, qui s'avère être la mère de la fiancée, tire par la main une petite fille qui se cachait timidement derrière sa robe.

« Voilà la future mariée », explique Ali laconiquement.

« Ça, la future mariée ! ! ! »

La petite a tout au plus huit ans et est tellement peu développée qu'en Europe elle ne serait même pas admise à l'école primaire. Et moi j'aurais déclaré cette enfant mariable ?

Un Berbère barbu, apparemment le père de la promise, me met triomphalement sous le nez un certificat comme quoi Lalla Fatima bent Mohamed est mariable. Délivré et signé par moi, personnellement, il y a deux semaines et tamponné avec mon tampon. Je ne peux pas imaginer un instant avoir jamais émis ce certificat. Il y a quelque chose qui cloche, là.

« Que tout le monde quitte la pièce ! Seules la fille et sa mère restent ici. » La famille quitte la pièce en maugréant.

Alors je commence à examiner la petite. Selon la vieille coutume berbère, une fille est éligible au mariage si elle a des poils pubiens ou au moins un début de poitrine ou si elle a ses règles. Lalla Fatima ne remplit aucune des trois conditions. Pour les deux premières, il suffit d'un coup d'œil. Un corps d'enfant avec des jambes maigres et grêles, pas de poils pubiens et encore moins de seins. On peut compter les côtes sous la peau bleutée de la poitrine.

En ce qui concerne les règles, c'est déjà un peu plus compliqué. Lorsqu'on lui demande si elle a déjà saigné, la petite me regarde naïvement avec sa tête d'ange, et n'a bien sûr aucune idée de ce que ça veut dire. La mère, cependant, affirme fermement et me jure par tous les saints que sa fille a déjà eu deux fois des règles normales.

Elle ment, c'est évident ; mais comment la famille est-elle entrée en possession de mon certificat ?

Ali a la clé de l'énigme : « Toubib, on t'a montré une autre fille il y a 15 jours. » Voilà l'explication ! Comme il n'y a pratiquement pas de papiers d'identité ici, du moins pas avec une photo, il était bien sûr facile de m'envoyer une fille pour être examinée et de me donner un faux nom. Donc maintenant, en plus de la fille rejetée, il y a aussi une fausse fiancée ! Je prévois qu'il n'y aura bientôt plus du tout de mariée dans cette histoire.

« Fais entrer le père. »

Le barbu, grand et trapu, se présente devant moi, suivi d'un jeune homme, le fiancé.

« Tu es un tricheur ! L'autre jour tu m'as montré une fausse fiancée ! »

Sur ce, je déchire l'autorisation. Le père est furieux et joue l'innocent. Mais je ne lâche rien. Finalement, après avoir longtemps nié, il avoue m'avoir montré, il y a 15 jours, la sœur bien plus âgée de la petite.

Il me supplie et m'assure que je plongerai toute la famille dans le désespoir si je ne laisse pas la petite se marier ; il n'a pas l'argent pour continuer à nourrir l'enfant et le mouton pour le repas de mariage a déjà été égorgé.

Mais c'est surtout le jeune homme que ce contretemps met en colère. Depuis un an maintenant, il apportait des cadeaux à sa future belle-mère pour obtenir la main de sa fille. Il était grand temps qu'ils se marient enfin. Je prends le gars à part, lui pose la main sur l'épaule et parle à sa conscience.

« Dis-moi la vérité, mon ami, que veux-tu faire en te mariant avec cette enfant ? Avec la meilleure volonté du monde, je ne peux pas imaginer comment vous pourriez vivre comme mari et femme. »

Il me regarde un peu bêtement. Il faut que je sois un peu plus explicite. Je lui tapote la tête avec mon index et j'essaye de lui faire comprendre : « Lalla Fatima est une enfant ! Que veux-tu faire d'elle ? » Le jeune homme regarde tristement devant lui.

« J'ai besoin de quelqu'un qui aille chercher l'eau et qui ramasse du bois et cuisine pour moi à la maison quand je travaille aux champs », dit-il à voix basse et, presque en chuchotant, il ajoute que de temps en temps ce serait une occasion de combiner l'utile à l'agréable.

En un mot, pour cette enfant, le dur quotidien de la femme berbère va commencer demain. Porter des cruches d'eau, transporter du bois, s'occuper du bétail, faire marcher la maison et de temps en temps - l'agréable.

Enfants sans enfance... Je ne peux pas donner mon consentement à ça. Finalement, je trouve une échappatoire.

« Tu sais, dis-je, qu'une fille berbère doit remplir certaines conditions pour se marier. Envoie-moi Lalla Fatima pour un examen lorsqu'elle aura ses règles et elle sera ta femme le lendemain. »

La famille apprécie peu la proposition. Il est clair pour tous que cela signifie un report de plusieurs années. La discussion se poursuit dans la cour. Les membres de la famille semblent ne pas être d'accord sur ce qu'il faut faire ensuite.

La seule qui reste apparemment en dehors de toute l'histoire, c'est la petite Lalla Fatima. Elle regarde droit devant elle, indifférente, pleine d'insouciance enfantine, ne se doutant pas le moins du monde que c'est son destin qui est en train d'être négocié ici.

Pour éviter cette tricherie, je ne délivre plus d'autorisation de mariage sur papier. Les filles reconnues aptes reçoivent un tampon et une signature directement sur la peau de leur avant-bras gauche.

22 SEPTEMBRE 1955

Pour les militaires français dans l'oasis, la violence semble être le seul moyen de résoudre la question marocaine. En tant que militaires, ils sont habitués à résoudre les problèmes nationaux arme à la main.

Personnellement, je vois les choses différemment. La France a conquis le Maroc par les armes dans les années 1930. Elle a occupé le pays et lui a par la suite rendu des services inouïs. Elle a transformé un morceau de désert en un état moderne en vingt ans. Casablanca est passée d'un village de pêcheurs à une métropole. Les chemins de fer et les routes asphaltées sillonnent un pays où, il y a une génération, des pistes en mauvais état servaient pour les bêtes de somme. Des hôpitaux et des écoles ont été construits et une intelligentsia marocaine s'est formée. Celle-ci a commencé à avoir des revendications.

Aujourd'hui, le Maroc veut décider de son destin lui-même. La France doit tenir compte de cette volonté. Je ne pense pas que le rôle de l'homme blanc au Maroc soit terminé. Il dépend de la France de maintenir ou non son influence culturelle en Afrique. Si elle le souhaite, elle doit troquer le rôle de tuteur contre celui d'ami de bon conseil.

9 OCTOBRE 1955

Le pittoresque ksar Gaouz se trouve à l'est de l'oasis, entouré de puissantes murailles aveugles. Tout le village est sur pied pour me voir. Ce n'est qu'avec beaucoup de mal que le doyen du village me fraie un chemin à travers la foule excitée jusqu'à la maison de la malade.

Un homme monte devant moi les étroites marches usées en portant la lampe à pétrole. Malgré l'obscurité, j'évite de toucher les murs : des scorpions se cachent dans les fissures de terre. Au troisième étage, une pièce carrée et vide, faiblement éclairée par une minuscule fenêtre grillagée. Une porte étroite vers une deuxième pièce, cette fois sans fenêtre et complètement sombre.

« Où est la malade ? » demandé-je à mon guide.

Pendant une seconde, une pensée me traverse : suis-je tombé dans un piège ? Je suis complètement seul dans la maison obscure avec cet homme que je ne connais pas. Personne ne me trouverait ici.

Ridicule...

« Où est la malade ? » demandé-je à nouveau.

L'homme éclaire silencieusement le long du mur avec la lampe. Je découvre un trou dans le mur de terre, au ras du sol et à peine plus haut que le genou.

« Là-dedans ? » je demande. Il hoche la tête.

C'est donc là que vivent les femmes emmurées d'Afrique. Elles sont étroitement surveillées par leurs maris et ne sont autorisées à sortir sur la terrasse du toit que la nuit pour respirer l'air frais.

Je m'allonge par terre, pousse la lampe à pétrole devant moi à travers l'ouverture dans l'épais mur d'argile et rampe derrière. Une petite pièce sans fenêtre, complètement noire. Une odeur de moisi me monte au nez. La lueur de ma faible lampe tombe sur le corps inerte d'une jeune femme. Effrayant. Les yeux fermés, elle est allongée à même le sol en terre battue, vêtue seulement d'une chemise.

Je tire l'inconsciente vers le mur et tête la première, je pousse le maigre corps à travers le trou dans la paroi. L'homme de l'autre côté de l'ouverture m'aide. Poussant la lampe devant moi, je rampe ensuite.

Nous portons délicatement la malade dans les escaliers jusqu'à la voiture. À l'hôpital, ma patiente revient rapidement à elle. Elle est paralysée d'un côté.

10 OCTOBRE 1955

Nicole a perdu son alliance. C'était déjà l'alliance de ma mère. Elle l'avait donnée à Nicole pour son mariage.

Nicole avait travaillé dans le jardin hier. Le soir, sur sa main, plus de bague. Logiquement, elle devait être dans le jardin. Nicole est inconsolable.

Ce matin, l'opération « À la recherche de la bague perdue » a commencé dans notre maison. Si la bague était dans le jardin, on devait pouvoir la trouver. On a utilisé les grands moyens. J'ai parlé avec le Bureau administratif. Cinq vacataires m'ont été envoyés. Ce sont des hommes qui paient leurs impôts sous forme de travail. Généralement, ils sont utilisés pour l'entretien des pistes. Le directeur d'école a envoyé une demi-classe et un professeur. Le geôlier a mis à notre disposition quelques détenus. Pas de nationalistes, juste des « cas légers ». Y compris un individu qui a tué sa femme il y a de nombreuses années. Il a purgé la totalité de sa peine depuis longtemps, mais par habitude il vit toujours en prison, où il se rend un peu utile ici et là. Il y avait aussi quelques volontaires qui avaient entendu parler de la mésaventure de Nicole. Mes infirmiers et Mouloud ont mis un point d'honneur à participer aux recherches. Près de 30 personnes au total.

Chaque centimètre carré de jardin est fouillé. Sans résultat. L'opération est interrompue à la tombée de la nuit. Un repas sur la terrasse attend tous nos chercheurs bénévoles.

11 OCTOBRE 1955

Lalla Fatima est de retour. Sa mère la conduit par la main dans mon bureau. Elle se tient là maintenant, me regardant de ses grands yeux effrayés. Elle n'a apparemment toujours aucune idée de ce qui se passe et de ce qui se joue réellement pour elle.

Mais sa mère a visiblement la ferme intention de maîtriser la situation cette fois. « Lalla Fatima a ses règles », m'affirme-t-elle solennellement. Un miracle a dû se produire, pensé-je en moi-même, et je laisse l'enfant se déshabiller.

Qu'est-ce que je vois ? On a attaché sur la pauvrette une serviette hygiénique fraîchement utilisée, mais beaucoup trop belle pour être vraie. Un instant plus tard, le mystère est éclairci. Un proche avait acheté la serviette à la pharmacie de Ksar-es-Souk. La sœur aînée avait fait le reste.

Furieuse, la mère quitte mon bureau, tirant la petite fille derrière elle par la main. Comme toujours, celle-ci a l'air complètement indifférente, tout au plus se dit-elle peut-être que le mariage doit être une affaire très compliquée pour qu'on en fasse tant d'histoires avant même qu'il soit conclu.

Dès sept heures du matin, les équipes de recherche sont de retour au travail. Les parties restantes du jardin sont fouillées. En vain. L'opération est définitivement arrêtée dans la soirée. Là encore, il y a un repas pour tout le monde sur la terrasse.

Nicole est inconsolable.

Remarque :

La bague a été retrouvée par hasard trois semaines plus tard.

Le jour de la disparition, Nicole avait taillé des plantes dans le jardin et jeté les branches par-dessus la clôture. La bague avait glissé du doigt et avait volé au-dessus de la clôture. Bien sûr, nous n'aurions pas pu la trouver là-bas. Une jeune fille l'a découverte et l'a rapportée à Nicole ravie.

Il y a eu une jolie récompense pour la fille et une grande fête sur notre terrasse pour tous les participants. Tapis, musique, youyous, Coca et tambourins. Nous avons mangé et dansé. Nous étions tous d'humeur joyeuse. Même l'assassin de sa femme.

12 OCTOBRE 1955

On m'amène de Tilouine une fillette de six ans, mourante. La nuit dernière, elle est tombée dans le vide depuis le toit-terrasse de la maison où elle dormait avec ses parents.

Le crâne craque au toucher de tous les côtés. Il y a du sang séché dans le nez et les oreilles. Coma profond. Multiples fractures de la base et de la calotte crânienne. Dans cet état, l'enfant a été transportée à dos d'âne pendant sept heures. Décès peu après l'admission.

Ma malade de Gaouz va un peu mieux. Elle est consciente, à en juger d'après son état mental, car il est difficile d'entrer en contact avec ces gens simples, même quand ils vont bien.

13 OCTOBRE 1955

De mauvaises nouvelles arrivent du nord du pays. Une bataille acharnée fait rage dans les montagnes du Rif. Il y a de nombreux morts des deux côtés. Je pense que c'est une erreur d'essayer de « pacifier » les Rifains avec des mitrailleuses et des chars. Clairvoyance, compréhension, patience et beaucoup d'amour me semblent être les seuls moyens d'abattre le mur qui nous sépare de ces gens. On ne construit pas de ponts avec des armes.

La femme de Gaouz va beaucoup mieux. Elle est consciente et commence à bouger son bras. Il est encore trop tôt pour se réjouir, mais si j'arrive à lui faire passer le cap, j'aurai tout le ksar acquis à la médecine.

Elle-même est très malheureuse. Elle veut désespérément s'allonger sur le sol et a peur du lit, qui lui est inconnu. Je mets une planche pour l'empêcher de tomber. Dans ses yeux, il y a une peur panique de cet environnement inconnu, même si je fais tout pour la rassurer et lui permettre de s'y habituer plus facilement. Quand j'entre et que je lui demande comment elle va, elle se cache sous les couvertures comme une enfant. Que peut-il se passer à l'intérieur de cet être ? Je ne saurai jamais.

14 OCTOBRE 1955

En traversant l'oasis pour rentrer chez moi à midi, j'ai aperçu un groupe de gamins en train de jouer à un jeu cruel à la *séguia* (canal d'irrigation). Ils s'amusaient à torturer un chiot blanc. Ils lui plongeaient la tête sous l'eau, comme pour le noyer, et le remontaient au dernier moment. À peine l'animal désespéré avait-il pris quelques respirations, qu'ils le replongeaient sous l'eau.

J'ai arrêté la voiture, suis descendu, ai distribué quelques taloches et emmené le chien avec moi. Il s'est remis de sa frayeur dans ma voiture et Haddi s'est chargé de son premier repas.

Depuis, nous avons un deuxième chien. C'est encore une toute petite boule de laine blanche. Plus tard, il pourrait ressembler à un Spitz (NdT : le Spitz, race de chien originaire d'Allemagne, genre Loulou). Au fait, c'est une femelle. Ohnohr l'a déjà remarqué.

On l'appellera « Gfundi » (NdT : de l'allemand gefunden, trouvé). Parce que je l'ai trouvée.

Remarque :

Gfundi est restée avec nous pendant quelques années et nous a accompagnés à Ouarzazate. Un jour que nous sommes revenus de vacances de neige dans le Haut Atlas, Huma, mon boy à l'époque, a déclaré : « Gfundi est très malade depuis une semaine. Je pense qu'elle vous attend pour mourir. »

J'ai trouvé Gfundi sur les marches de la terrasse, vraiment très malade.

J'ai refait sa couche, l'ai bien caressée et je lui ai dit que nous l'aimions tous beaucoup. Une demi-heure plus tard, Gfundi était morte ; elle avait attendu notre retour.

Nous l'avons enterrée sous un tamaris dans le jardin.

16 OCTOBRE 1955

Ma patiente de Gaouz est constamment entourée par une foule de vieilles mégères qui la poussent visiblement à revenir au ksar. Bien sûr, il ne peut en être question pour le moment, car malgré une amélioration progressive, elle est loin d'être en état. En tout cas, elle lève le bras très facilement aujourd'hui.

Je renvoie toute la famille à la maison, car ma malade a besoin de repos. Malheureusement, son mari ne lui rend pas visite pour que je puisse lui parler. Il me semble être le plus raisonnable de tous. Mais on dit qu'il l'a quittée et est parti avec une autre.

L'oasis est en effervescence. C'est la période de la récolte des dattes, le point culminant de l'année pour les Berbères. De cette semaine dépend abondance ou disette pour l'année à venir.

Les énormes régimes de dattes sont coupés dans les palmiers et soigneusement descendus au sol avec des cordes tressées. Là, les femmes les réceptionnent, détachent les dattes et les étalent sur des aires ou sur les terrasses de terre pour les sécher au soleil. Le jaune doré des fruits mûrs détermine la couleur de l'oasis à cette époque de l'année.

S'il pleut cette semaine, ce qui arrive de temps en temps même dans ce pays pauvre en pluie, la récolte est gâtée et la faim menace. En effet, à partir des dattes séchées, le Berbère forme d'énormes meules compactes, qui sont sa nourriture principale pour les prochains mois. Il en détache un morceau chaque jour et le mâche lentement.

Pour mon Haddi, à qui les noms des mois sont pratiquement inconnus, il n'y a que deux saisons dans l'année : « Avant les dattes », c'est-à-dire fin d'été et automne, et « Après les dattes », qui correspond à l'hiver et au printemps.

La récolte des dattes joue également un rôle dans la vie du médecin du bled. Premièrement, c'est le moment des troubles gastriques et des diarrhées aiguës chez les adultes. Souvent, il n'y a que des vomissements violents accompagnés de douleurs, mais pas de diarrhée. J'en vois actuellement dix à quinze cas par jour.

Mais ce sont les épines de palmier qui sont particulièrement importantes. Jusqu'à il y a trois jours, je ne savais pas que le palmier dattier avait des épines. En fait, les folioles près du tronc sont atrophiées et constituent des épines extrêmement pointues, dures et cassantes qui mesurent souvent jusqu'à douze centimètres de long. Les cueilleurs s'enfoncent ces épines dans la chair lors de la récolte, où elles se cassent facilement et disparaissent sous la peau.

En deux jours, j'ai enlevé plus de cinquante de ces épines, de toutes tailles et de toutes les parties imaginables du corps. C'est généralement l'affaire de quelques secondes, mais il y a aussi des cas où l'on cherche en vain pendant des heures. Les minuscules pointes qui ont pénétré l'articulation d'un doigt sont extrêmement redoutables en raison du risque élevé d'infection.

J'ai eu deux cas de blessures graves : une ouverture du scrotum avec déchirure du testicule droit, et une épine de sept centimètres de long qui a disparu entre la colonne vertébrale et le rein gauche d'un garçon de quinze ans. J'ai pu retirer le dard, ce qui n'était pas facile avec mes instruments limités. Le garçon est à l'hôpital, il va assez bien.

Curieux cas chez un jeune homme. Il est tombé d'un palmier et a atterri sur le sol avec vingt et une épines dans la chair. Heureusement, il n'y a pas eu de blessure majeure, mais il ressemblait à une représentation naïve de Saint Sébastien.

18 OCTOBRE 1955

Grande agitation dans la maison du Toubib. Quand je rentre du travail à midi et que j'arrive dans le jardin, j'entends déjà des cris vifs venant de la cuisine. Je peux nettement reconnaître la voix aiguë de Nicole, qui tremble d'excitation, mais Haddi semble aussi être en colère et réplique sur un ton inhabituel.

Je hâte le pas pour éviter un meurtre et me précipite dans la maison, où je suis témoin d'une dispute classique entre maîtresse de maison et domestique. Nicole est énervée à l'extrême et Haddi exprime son mécontentement le mieux et le plus fort possible, en français et en berbère. Les deux parties m'appellent à faire l'arbitre en même temps et veulent m'expliquer les abus qui ont été commis.

Ce n'est que difficilement que j'apprends les faits : nous avons vingt palmiers dans le jardin, dont quinze portent des fruits. Ce matin, Nicole a donné l'ordre à Haddi de récolter les dattes. Haddi s'est mis au travail, a escaladé un palmier après l'autre et a coupé les régimes. Mais soudain, après huit ou neuf palmiers, il a semblé en avoir assez, refusant de continuer et même de grimper sur l'un des arbres restants. Non pas, comme il l'admet lui-même, parce qu'il était fatigué - Nicole lui a donné plusieurs jours - mais tout simplement parce qu'il ne voulait pas.

Pour Nicole, la faute est évidente : insubordination, à sanctionner par un licenciement. Avec des gestes désespérés et les larmes aux yeux, Haddi m'explique que je pourrai tout obtenir de lui, mais qu'il préfère quitter la maison plutôt que de grimper sur l'un des palmiers restants.

Comme je ne connais pas mon bon Haddi sous cet aspect et que je n'ai jamais eu à me plaindre de lui, j'essaie de découvrir la vraie raison du refus. Je le prends à part et un long et approfondi interrogatoire commence, au cours duquel j'apprends les détails intéressants suivants : dans mon jardin, il y a des palmiers bas et des palmiers hauts. (J'avais déjà remarqué cela, mais je n'avais jamais pensé que c'était si essentiel.)

Haddi, en tant que Berbère de la tribu des Aït Morghad, ne saurait grimper que dans les palmiers bas. Grimper sur de grands palmiers était indigne de lui, une honte, et si quelqu'un le voyait sur un grand palmier, tout le monde se moquerait de lui et il ne serait plus un homme dans son ksar. Ce n'est qu'à un haratine - ces descendants d'esclaves noirs, à la peau sombre, qui sont utilisés par les Berbères pour les travaux les plus pénibles - qu'on pouvait demander de grimper sur un palmier pour récolter les dattes. Haddi, en larmes, m'assure à quel point il est bien dans ma maison, mais me supplie de lui épargner de grimper sur un grand palmier et lui faire perdre la face devant ses contribules.

Bien sûr, je ne peux ignorer des raisons aussi graves. Finalement, tout se résout à la satisfaction générale et il est décidé qu'à l'avenir les palmiers de mon jardin seront récoltés par deux hommes différents, les bas par Haddi et les hauts par Si Bouazza, un haratine pour qui cette activité ne signifie pas perte d'honneur.

Remarque :
Un exemple de la prudence dont les Européens doivent faire preuve lorsqu'ils analysent les situations africaines. L'ignorance engendre des malentendus aux conséquences souvent graves. Cela vaut également pour notre politique africaine actuelle.

19 OCTOBRE 1955

Après le déjeuner, nous nous rendons tous chez Assou, mon chauffeur, pour admirer son « nouveau » fils. Nicole devant, puis moi avec Ali et Mohamed. Assou vit dans une maison en terre dans le coin le plus reculé de mon jardin. Le bébé est couché sur un coussin et dort. Il est vraiment mignon et souffle l'air de ses grosses joues brunes à chaque respiration.

Incroyable ! Juste au-dessus de sa tête et à portée de ses petits bras se trouve un énorme couteau de poche pliant, les deux lames ouvertes. Nicole, soupçonnant instinctivement le danger, se précipite pour supprimer cette saleté rouillée.

« Pour l'amour de Dieu, enlevez-moi ce truc ! Il va se crever les yeux. » Et elle a déjà le couteau à la main. Personnellement, je suis convaincu qu'il s'agit là d'une coutume berbère. D'ailleurs je ne tarde pas à voir les mines déconfites des personnes présentes.

Assou prend silencieusement le couteau et le replace soigneusement au-dessus de la tête de son fils et Ali explique :

« Le couteau sert à éloigner les *djnouns* qui volent les petits garçons la nuit pour les échanger contre des filles. »

Avec tout le respect que je dois aux croyances et aux coutumes locales, face au danger évident pour l'enfant j'essaie de protester :

« Ali, dis-moi honnêtement, as-tu déjà vu un seul cas où un garçon a été échangé contre une fille par un *djnoun* ? »

Tout le monde me regarde en silence. Puis Ali dit lentement :

« Docteur, nous savons que ce n'est pas le cas chez vous les Blancs en Europe. Mais cela arrive chez nous, les Berbères. »

Il n'y a rien à redire à ça !

Le couteau reste là et j'espère pour le petit qu'à défaut de mauvais esprit, il a au moins un ange gardien qui veille sur lui !

C'est ça, le Maroc : Assou, 23 ans, permis de conduire pour tous véhicules à moteur, familier des carburateurs, des bougies d'allumage et des tambours de frein, met un couteau de poche rouillé au-dessus de la tête de son fils nouveau-né, craignant qu'un matin il ne découvre une fille dans son berceau.

Et Ali, qui utilise des antibiotiques comme l'Européen moyen utilise l'aspirine, est d'accord avec lui là-dessus.

20 OCTOBRE 1955

Ma malade de Gaouz a disparu. Quand j'ai fait ma tournée ce matin, le lit était vide. J'ai envoyé Mouloud au ksar pour prévenir le frère de la malade, au cas où son mari serait effectivement parti. Mais il est revenu avec une réponse vague. Il n'a pas trouvé le frère ni vu le mari.

Il n'y a donc aucun espoir qu'elle soit soignée à nouveau. L'Afrique l'a ramenée dans le caveau des morts-vivants...

Remarque :

Quelques semaines plus tard, j'ai appris que la femme avait été kidnappée par des proches cette nuit-là, attachée sur un âne et ramenée à son ksar. Elle est morte trois semaines plus tard dans sa chambre obscure.

17 NOVEMBRE 1955

Le sultan Mohamed ben Youssef est remonté sur son trône après son exil à Madagascar. Ben Arafa, sultan par la grâce de la France, soit dit en passant oncle de l'homme de retour, est parti discrètement

côté, à moins de 500 mètres. La plupart du temps, ça portait sur du bétail volé. Ou la lutte éternelle pour l'eau. Il y a quelques années, dans l'oasis de Goulmima, un ksar en a privé un autre de sa source pendant deux ans. Un véritable siège.

La langue berbère est difficile à comprendre pour nos oreilles. « Oui », par exemple, n'est qu'un claquement avec la langue. L'expression et la grammaire sont très simples. Mais le dialecte est différent dans chaque oasis. Seuls les Touareg, les fameux « hommes bleus » du Hoggar, fleuron du Sahara, ont réussi à conserver une écriture. Ce sont des nomades, des voleurs et des poètes. En *tifinagh*, la seule graphie du berbère, ils écrivent de charmants poèmes d'amour.

L'origine des Berbères est obscure. Personne ne sait d'où ils viennent. Ce sont peut-être les peuples indigènes du Sahara. Peut-être que certains de leurs ancêtres vivaient dans le nord. On peut voir des hommes aux yeux bleus et à la barbe rousse.

Il y a 6000 ans, le Sahara était une terre verdoyante. Les Berbères existaient-ils à l'époque ? Il y avait des éléphants, des girafes, des antilopes et des lions. Puis le pays est devenu un désert. Le dernier lion de l'Atlas a été abattu en 1911.

Les Berbères vivent dans des zones difficiles d'accès, désert ou montagne. Le sol est avare, la nature cruelle. Elle n'a pas favorisé le Berbère. La fécondité de ses femmes l'a forcé à chercher encore et toujours de la terre. Et généralement par des combats sanglants.

Chaque mois, je parcours 2000 kilomètres de pistes dans tout le pays berbère. Et cela depuis six mois. Une vie plus dans une Jeep que dans un hôpital. Le chemin vers l'âme de ce peuple est ardu et difficile. Pourtant, je pense que j'ai de vrais amis ici. Pas tous, bien sûr. Pas les vieux guérisseurs et sorciers. Avec leurs grigris, leurs potions et formules magiques, ils guérissent les jambes cassées et le mal d'amour, les maux de gorge et l'impuissance. Ils ne m'apprécient pas. C'est compréhensible ; je suis leur concurrent et gênant rival. Leur influence est grande. Je serais intéressé par leur médecine mystique. Mais c'est d'un abord difficile.

L'eau a toujours été une question vitale pour les Berbères. Que savons-nous, Européens, de l'importance de l'eau ? Rien. Quand on a besoin d'eau, on va au robinet et on ouvre.

Que savons-nous de l'importance de la pluie ? Rien, sinon nous ne nous permettrions pas de nous plaindre d'un week-end pluvieux.

Si vous voulez savoir ce que signifie l'eau, vous devez vous rendre au pays des Berbères. L'eau signifie fertilité, richesse et bonheur. Plus encore : l'eau signifie la vie, la sécheresse signifie la mort. L'histoire du Sahara, le destin des Berbères, la tragédie de leur vie, le secret de leur âme : la lutte éternelle pour l'eau, la lutte éternelle avec l'eau.

En Europe, chaque année apporte une nouvelle pluie. L'homme peut compter sur cette eau. Il peut planifier, semer et récolter. L'Européen s'est sédentarisé dans la sécurité des saisons.

Rien de tel en Afrique. Le Berbère ne peut pas compter sur l'eau que le ciel lui envoie. Si elle manque, les sources s'assèchent et tout se fane. Si elle tombe en surabondance du ciel, elle emporte avec elle les champs, les habitations et les arbres.

Pour les Berbères, l'eau est devenue la loi de la vie. Elle a façonné le caractère de ces gens. Quelques millimètres de pluie en plus ou en moins déterminent le sort des peuples.

19 FÉVRIER 1956

Un radieux dimanche de printemps. Un doux soleil caresse notre jardin. La nature renaît partout. Tout baigne... Je suis sur le point de m'installer sur la terrasse avec un livre sur les peintures rupestres au Sahara lorsque le téléphone sonne.

C'est Sekou, mon infirmier de Mellab. Il a de mauvaises nouvelles. À Igli, à environ 35 kilomètres au sud de Goulmima dans le Djébel Ougnate, un homme a été tué dans un éboulement. Un deuxième a été blessé. On a besoin du Toubib au plus vite.

Cinq minutes plus tard, je pars. Je laisse la piste pour Tinejdad sur la droite et me dirige vers les deux dunes jaunes qui émergent de la plaine à mi-chemin entre Goulmima et Mellab, puis je tourne à droite dans l'Ougnate jusqu'à ce que les tours de terre du village fortifié d'Igli soient visibles à l'horizon.

Quelques dizaines de Berbères en djellaba blanche sont rassemblés devant le ksar. Ils se tiennent debout, alignés, pieds nus, les sandales posées à droite devant eux, le visage tourné vers l'est. Maintenant, ils s'agenouillent et touchent le sol avec le front. Devant eux gît le défunt, enveloppé dans un drap blanc. L'assemblée reste silencieuse et je garde mes distances pour ne pas troubler la paix de la cérémonie. Les hommes d'Igli disent adieu à l'un des leurs.

Pas un bruit dans l'air. Les rayons obliques d'un pâle soleil illuminent le sable doré sous un ciel d'un azur intense. Les palmiers sont immobiles. Vers l'ouest, les noires roches du Djébel Ougnate, qui viennent d'arracher ce jeune Berbère à la vie. Une fois de plus, cette terre a été plus forte que l'homme. Le drame d'une jeune vie qui disparaît dans l'éternité silencieuse de sable et de pierres.

Les hommes se lèvent, mettent leurs sandales et s'approchent de moi. Deux personnes transportent le mort quelques pas plus loin dans le désert, où une fosse peu profonde l'attend.

On m'emmène dans le ksar. Nous traversons des couloirs sombres, des escaliers, jusqu'au toit plat d'une maison. Allongé sur le sol, recouvert d'une djellaba, l'homme blessé m'attend. Il se plaint de douleurs au niveau de l'omoplate droite, mais semble s'en être bien tiré. Je le fais porter à la voiture.

Je demande à voir l'endroit où l'accident s'est produit. Les deux hommes avaient creusé à la recherche de plomb dans l'Ougnate. Je frémis à la vue des galeries. Pas du tout sécurisées, six bons mètres de profondeur, elles se perdent dans le noir.

« C'est là-dedans que les deux ont creusé ? » je demande.

« Regarde de plus près, Toubib. »

Je pénètre un peu dans la galerie. Dans la pénombre, je vois des reflets argentés. Tout en bas, là où il fait le plus sombre, les murs scintillent d'étoiles brillantes.

« C'est du plomb ! » (NdT : il doit plutôt s'agir d'antimoine, *tazoult*, comme chaque fois que l'on dit « plomb » dans ce récit. L'antimoine était utilisé pour la préparation du khôl.) Le séduisant métal avait attiré ces deux pauvres diables toujours plus loin. Jusqu'à ce que la cruelle montagne frappe et ensevelisse les hommes.

Juste à côté de la galerie, je trouve un petit tas de cristaux de plomb. La dernière et maigre récolte d'une maigre vie.

« Combien coûte cette poignée de plomb ? » demandé-je.

« Une vie... » dit pensivement un vieux Berbère à côté de moi en passant lentement sa main dans sa barbe blanche.

21 FÉVRIER 1956

Jour de consultation à Mellab. Les malades des yeux passent en premier, il y en a plus de deux cents, des vieillards, des hommes, des femmes, des adolescents, des enfants. Le trachome fait d'énormes ravages dans cette région.

Puis vient un homme du Djébel Ougnate. Grand, élancé, dans sa courte barbe brillent les premiers poils blancs. Sa djellaba sale, en lambeaux, il la porte avec la fierté d'un roi.

« Qu'est-ce qui ne va pas, *chibani* ? » (vieux) lui demandé-je.

« Les rhumatismes me font souffrir, Toubib, *l'berd.* »

Ces derniers temps j'ai commencé à me méfier du diagnostic de rhumatisme. « *L'berd* » signifie à l'origine « froid ». Donc aussi les rhumatismes liés au froid. Jusque-là tout va bien. Mais « *l'berd* » c'est aussi une maladie sexuellement transmissible, la blennorragie, appelée aussi chaude-pisse, une inflammation de l'urètre. Car les Berbères croient qu'on attrape la chaude-pisse en urinant contre le vent. Ils ignorent que cette maladie se transmet pendant les relations sexuelles. Ils ont donc un seul et même mot pour le froid, les rhumatismes et la chaude-pisse...

Je creuse un peu et il s'avère que j'ai vu juste : pas de douleurs articulaires, par contre une sensation de forte brûlure à la miction et des douleurs aux testicules. Un coup d'œil suffit pour poser le diagnostic : du pus épais s'écoule de l'urètre.

« Dis-moi, ça fait combien de temps que tes rhumatismes te font souffrir ? » demandé-je en me versant de l'alcool sur les doigts.

Son visage aux mille rides me sourit gentiment : « Je ne peux pas te le dire exactement, Toubib, peut-être dix, peut-être vingt, peut-être trente ans... je ne le sais pas... »

Ensuite, un petit détour par Touroug. Je tiens surtout à fournir le village en pommade ophtalmique. Dès qu'il fait un peu plus chaud, c'est l'invasion de mouches. Les flambées de conjonctivites et de trachome y sont étroitement liées.

Je remets le carton de pommade pour les yeux à un jeune homme, un « bénévole » qui m'a été recommandé par le caïd pour son honnêteté et son sérieux. Il me fait bonne impression. Il faut espérer qu'il ne revende pas la pommade quelque part. Il serait important de créer ici un dispensaire avec un infirmier à temps complet, car Mellab est à quinze kilomètres. J'en ai fait la demande au ministère à Rabat, mais n'ai pas obtenu de réponse à ce jour. Rabat est loin...

22 FÉVRIER 1956

Un enfant, qui est tombé dans le feu et a été grièvement brûlé, attend de l'aide. Mais je ne peux pas l'aider, car l'Oued Ghéris est en crue et les gorges d'Amced sont impraticables. J'appelle donc le docteur Jacob à Rich, à plus de 125 kilomètres de chez moi, et lui demande de s'occuper de l'enfant. Si l'Oued Ziz n'est pas trop gonflé, il peut rejoindre Amellago en trois heures.

L'après-midi on m'appelle de Tadighoust. Un enfant d'une douzaine d'années se tord de douleurs abdominales. Il tremble de fièvre et vomit régulièrement. Au bout de deux minutes, le doute n'est plus permis : appendicite aiguë.

Le père refuse catégoriquement le transfert à l'hôpital. J'essaie en vain de le convaincre que seule une intervention chirurgicale à Ksar-es-Souk peut sauver la vie de l'enfant.

« C'est toi notre Toubib, et nous te faisons entièrement confiance. Si tu ne peux pas aider le garçon, alors personne d'autre ne le pourra. Mon fils ne sortira pas de cette maison. C'est la volonté d'Allah ! »

En disant cela, il clôt toute discussion.

Une intervention chirurgicale dans cette pièce sombre et crasseuse, partagée avec des moutons et des chèvres, est inenvisageable. Cela signifierait une mort certaine. En plus, je n'ai pas les instruments. Le cœur lourd, j'opte pour un traitement palliatif. Trop de confiance dans son médecin peut aussi être fatal. Je vais prévenir le Cheikh.

Remarque :

L'affaire se termina bien. Sur ordre du Cheikh, le garçon a été transféré à Ksar-es-Souk la nuit même et opéré.

23 FÉVRIER 1956

Lorsque j'arrive à l'hôpital, tôt dans la matinée, Ali ou Assou est déjà en action. Il s'apprête à opérer un trichiasis. Le trichiasis est une conséquence du trachome, la maladie des yeux égyptienne. Les paupières, paralysées et épaissies par les cicatrices, s'enroulent vers l'intérieur, ce qui provoque un frottement des cils sur le globe oculaire et de vilaines infections. L'intervention, qui consiste à exciser les cicatrices dans la partie interne de la paupière, est très appréciée par les Berbères. Et la réputation de savoir-faire d'Ali dépasse largement les frontières de Goulmima.

Debout près de la tête de la malade attachée sur la table, le scalpel à la main, il attend que l'anesthésie locale fasse son effet avant de commencer à inciser.

Alors la patiente se met à délirer, à raconter n'importe quoi et à claquer des dents. Ali me dit en riant avec malice : « Regarde, Toubib, maintenant les *djnouns* la travaillent ! »

« Je crois que c'est plutôt l'anesthésie » réponds-je en essayant de rectifier, mais impossible de faire changer d'avis Monsieur le Chirurgien.

« Mais qu'est-ce que tu crois ! Pas du tout ! Maintenant, ce sont les *djnouns* qui font d'elle ce qu'ils veulent ! Je la connais, cette vieille-là. Toute sa vie elle a été une méchante femme ! »

La Berbère, qui entend naturellement notre conversation, tire sur ses sangles. Quel plaisir ce doit être de se savoir dans les mains d'un *djnoun* avant d'être opérée !

Alors Ali procède à la première incision avec un ricanement satanique...

Épidémie d'oreillons à l'école. 160 enfants sont touchés et des classes entières vidées. Jusqu'à présent tout s'est bien passé et il n'y a pas eu de complications.

Soit dit en passant, il ne sert à rien d'éloigner les enfants malades de l'école, car le risque d'infection est tout aussi grand dans le ksar. Quelques dizaines d'enfants jouent sur la place devant le grand portail. Un regard suffit pour voir que la moitié d'entre eux ont les joues enflées.

Vive les oreillons !

Devant la *kechla*, je tombe sur le *mokhazni* rouquin dont j'ai vu la femme avant-hier avec une forte fièvre.

« Comment va Fatima ? » je lui crie.

« *La bess !* », répond-il en rigolant. « Elle est en pleine forme ! Les *djnouns* l'avaient possédée, c'est tout ! »

Les *djnouns* semblent jouer un grand rôle à Goulmima actuellement...

En passant le portillon du jardin ce midi pour aller vers notre maison, je croise Haddi avec une brouette remplie de lapins morts. L'élevage de lapins de Nicole a été victime d'une épizootie en une seule nuit. Six lapins sur 25 sont encore en vie et ils n'ont pas l'air très en forme. Haddi emmène les lapins morts pour les brûler. Nicole, dont la fierté et la joie étaient son élevage de lapins, le suit comme à un enterrement, inconsolable. À tour de rôle, elle accuse la nourriture, la météo, ce pauvre Haddi et elle-même.

« Ne cherche pas le coupable, » dis-je calmement en passant mon bras autour de ses épaules, « les *djnouns* ont certainement ravagé notre clapier pendant la nuit. »

Nicole s'arrête net, me regarde effrayée et pense probablement que je suis devenu fou.

L'après-midi, le postier vient à la consultation, l'air inquiet : lui aussi a les oreillons !

Le soir je veux encore passer voir le petit Mohamed, dont je traite la rougeole depuis hier. Il habite avec ses parents pas loin derrière l'hôpital. Aïcha, sa sœur, une fille d'une quinzaine d'années, m'ouvre.

« Mohamed n'est pas là », dit-elle en s'excusant.

« Comment ça, il n'est pas là ? Je lui avais interdit de quitter la maison ! »

« Je sais », bredouille-t-elle gênée en tirant sur un coin du foulard bleu sur ses épaules, « mes parents l'ont emmené voir la tante pour qu'il puisse un peu jouer avec les enfants. Mais il est vraiment resté sagement au lit toute la journée », rajoute-t-elle pour s'excuser.

Je connais la tante. Elle habite à l'autre bout de l'oasis et a sept enfants tous scolarisés. Je me prépare psychologiquement à une épidémie de rougeole après les oreillons...

25 FÉVRIER 1956

Ça se rafraîchit. Dans l'après-midi, Nicole et moi sommes en train d'accrocher une lanterne marocaine dans l'entrée quand soudain il se met à neiger. Nous nous précipitons dehors, tout excités, pour profiter du spectacle inhabituel. Comme des enfants, nous attrapons les flocons virevoltants et nous réjouissons quand ils fondent sur notre main. En fait, ce sont plutôt des grains de neige ; il ne fait tout de même pas assez froid pour de vrais flocons. Mais en un rien de temps notre jardin est blanc et même sur les palmiers il y a de la neige.

Je me dépêche de chercher mon appareil photo afin d'immortaliser ce moment historique. Et je fais bien de faire vite, car quelques instants plus tard tout a disparu.

Cette année, l'hiver a duré à peine dix minutes à Goulmima.

28 FÉVRIER 1956

Il pleut. Juste quelques malades en consultation à Mellab. Par mauvais temps, les Aït Atta ne mettent pas le nez dehors. Ils restent assis dans une pièce autour du foyer et boivent du thé. C'est compréhensible, car les Berbères ne sont pas habitués à la pluie et ne sont pas non plus habillés pour cela. La plupart vont pieds nus, certains portent des sandales à lanières avec pour semelles de vieux pneus de voiture. On voit très rarement de vraies chaussures.

La djellaba, si pratique par temps de chaleur, car elle laisse passer l'air et n'est nulle part serrée, devient par temps de pluie un sac mouillé qui claque en se collant au corps.

De plus, le Berbère a tendance à avoir des rhumatismes. Par temps de pluie, il préfère rester chez lui.

L'après-midi, un jeune agent administratif marocain m'appelle pour que je voie sa femme malade. Je trouve la femme allongée sur un tapis et couverte d'un deuxième.

Le couple marocain typique : le mari, évolué, avec bagage scolaire, vêtu à l'européenne et possédant déjà une bonne situation ; la femme, une beauté berbère d'une vingtaine d'années, couverte de bijoux, en habits traditionnels berbères, totalement préservée de toute civilisation moderne.

Le diagnostic est vite fait : elle a les oreillons. Mais quand je veux lui badigeonner la gorge avec du bleu de méthylène, elle résiste violemment. Elle se défend comme un enfant, serrant les dents, battant des jambes et repoussant ma main à chaque fois que je m'approche avec le coton-tige bleu.

Le mari évolué est gêné par le comportement primitif de son épouse. Il tente de la rassurer comme on calme un enfant malade qui a peur du Tonton Docteur. En vain. Finalement, énervé, il attrape la tête de sa dulcinée et lui écarte les mâchoires de force. Maintenant je peux vite tamponner sa gorge. Mais elle se venge en envoyant un crachat de bleu de méthylène sur le costume gris clair tout neuf de son mari.

Madame ne semble pas encore totalement convaincue des bienfaits de la médecine européenne !

2 MARS 1956

Aujourd'hui, le sultan du Maroc et le représentant de la France signent le traité d'indépendance. Cela met fin au protectorat français. Le Maroc vole de ses propres ailes, s'engage sur sa propre voie en tant que pays libre et indépendant. Espérons qu'une amitié franco-marocaine naîtra. Ce serait dans l'intérêt des deux parties.

Pour moi personnellement, rien ne changera. Ou plutôt si : l'employeur. Jusqu'ici c'était la France, à partir d'aujourd'hui c'est le Maroc.

Remarque :

Le sultan n'a régné sous le nom de Mohamed V que peu de temps. Il est décédé le 26 février 1961 suite à un accident d'anesthésie au cours d'une banale intervention chirurgicale sur la cloison nasale. Son fils, le prince héritier Moulay Hassan, est monté sur le trône sous le nom de Hassan II. Il a fait des études de droit et a été le fondateur du Maroc moderne.

12 MARS 1956

Consultation à Goulmima. À soixante-dix ans, Sekou ou Mohamed est encore bel homme. Un collier de barbe blanche entoure un visage aux traits réguliers. Sous les épaisses boucles blanches, deux yeux bleu clair, pleins d'intelligence. Une tête d'apôtre. Il se tient le dos et s'appuie sur une canne pour marcher.

Ali ou Assou me chuchote que Sekou ou Mohamed était avant l'arrivée des Français un bandit de grand chemin craint de tous. Son territoire était le Djébel Saghro, au sud de Tineghir. Personne ne traversait les montagnes vivant sans avoir payé son tribut à Sekou ou Mohamed.

Sekou écoute, comprend ce que Ali me dit et sourit malicieusement.

« C'est vrai ? » demandé-je en riant, « Tu étais un bandit ? »

Ses yeux brillent.

« C'est vrai. J'étais jeune et fort. Le Saghro m'appartenait. Personne ne passait. Mais je peux te dire une chose, Toubib, je le jure sur l'honneur : pas une fois je n'ai gaspillé plus d'une balle pour un homme ! » Il hoche la tête avec satisfaction à la manière d'un chasseur.

Eh bien, bonne chasse ! On en apprend tous les jours. Les brigands aussi ont un principe : pas plus d'une balle par personne !

14 MARS 1956

Je vois beaucoup de schistosomiase, ou bilharziose, dans la région de Tinejdad. Deux à trois cas par semaine. L'agent pathogène à l'origine de la maladie est Schistosoma hæmatobium, le ver de la vessie. Il vit dans de petits escargots dans les eaux stagnantes. Il est dangereux de se baigner dans l'Oued Ferkla ou même de patauger dans l'eau. Les larves du ver pénètrent dans la peau des mollets, remontent par les vaisseaux sanguins et s'établissent dans la paroi de la vessie. D'où le nom de ver de la vessie.

Les œufs du ver ont une espèce de pointe avec laquelle ils transpercent la paroi de la vessie, ce qui produit cliniquement du sang dans les urines et conduit le patient chez le médecin. Si on urine dans l'eau, les agents pathogènes retournent dans l'eau et dans les escargots qui y vivent. Et ainsi cela referme le cycle. La maladie est chronique et conduit à une insuffisance rénale due à des rétrécissements des uretères. J'ai même vu des enfants en mourir. Le traitement à base d'antimoine n'est pas bien toléré. Il n'est pas sans danger et se solde souvent par un échec. Il y aurait 200 millions de personnes atteintes de schistosomiase dans le monde, certains parlent même de 400 millions.

Trois cours d'eau traversent mon territoire : l'Oued Ziz au nord et à l'est, l'Oued Ghéris, sur lequel se trouve l'oasis de Goulmima, et l'Oued Ferkla à Tinejdad. Jusqu'à présent, je n'ai vu de bilharziose que dans celui-ci. La plupart de ces rivières sont à sec, ou alors des mares peu profondes se forment. Celles-ci sont particulièrement dangereuses. C'est là que vivent les escargots qui transmettent la bilharziose.

Aucun de ces cours d'eau n'atteint la mer. Ils coulent tous vers l'est et se perdent dans une zone au nom romantique « Erg el-Atschani », le Désert de l'Assoiffé.

Remarque :

Le ver de la vessie était à l'époque un problème compliqué pour moi. Je ne pouvais venir en aide qu'à de rares patients. Souvent l'insuffisance rénale avait une issue fatale. Aujourd'hui la bilharziose se guérit avec quelques comprimés.

18 MARS 1956

Nicole et moi étions invités par les Bonnet hier soir. Monsieur Bonnet travaille au bureau de l'Administration, sa femme est institutrice à l'école de Goulmima. Des gens sympathiques. Malheureusement, ils prévoient de quitter le Maroc.

Nous avons parlé de Vienne. Madame Bonnet m'a demandé s'il était vrai que les Viennoises rentraient chez elles en dansant la valse dans la rue quand elles reviennent du marché avec leur panier plein. Je n'ai pas pu m'empêcher de rire intérieurement. Je repensais à madame Blacek, l'ancienne gardienne de mon foyer d'étudiants, une plantureuse Viennoise pur sang. Elle rouspétait et criait à longueur de journée avec toute personne osant passer devant sa célèbre petite fenêtre dans l'entrée de l'immeuble. Je ne l'ai jamais vue danser la valse au marché aux légumes.

Madame Bonnet a certes été très déçue quand je lui ai expliqué que, durant mes années d'études à Vienne, j'entendais surtout souvent les Viennoises pester vertement contre les prix au marché et que je n'avais jamais remarqué qu'elles rapportaient leurs pommes de terre chez elles en dansant une valse à trois temps.

Pour les étrangers, l'Autrichien est quelqu'un qui fait du ski en hiver, joue au football en été et chante des chansons à boire entre les deux, s'il ne danse pas une valse. En tant que résident autrichien à l'étranger, vous devez absolument savoir qui a joué ailier droit dans l'équipe de rêve contre l'Angleterre et qui a marqué le premier but dans le match de foot contre l'Italie dans les années 1930.

Qu'un Viennois sache danser la valse, cela va de soi. Mais s'il y a une chose que je conseille à tout Autrichien qui souhaite être pris au sérieux à l'étranger, c'est la suivante : il doit être au courant de ce qui s'est passé durant le drame de Mayerling ! (NdT : nom du pavillon de chasse où l'Archiduc Rodolphe d'Autriche, héritier de l'Empire austro-hongrois, est mort mystérieusement en 1889 avec sa maîtresse). J'ai vu des Français, dans des salons parisiens, s'échauffer à propos de cette affaire de Mayerling comme s'il s'était agi de leur propre fils. Même dans ma paisible oasis saharienne on m'a déjà demandé à plusieurs reprises : « Dites-moi, vous qui êtes Autrichien, qu'est-ce qu'il s'est vraiment passé à Mayerling à l'époque ? »

Bien en peine de pouvoir répondre, j'ai constaté à chaque fois que toutes les personnes présentes en savaient plus sur Mayerling que moi et j'ai secrètement décidé de consacrer mes prochaines vacances européennes à une étude approfondie de l'affaire Mayerling.

Personne ne m'a jamais demandé à quoi ça ressemblait dans la maison natale de Mozart.

Remarque :

C'était en 1956. Comme les temps changent ! En 1996 plus personne à l'étranger ne s'intéresse aux victoires footballistiques de l'Autriche. On ne parle plus de Mayerling non plus. Le monde a d'autres soucis.

25 MARS 1956

Dans la cour de l'hôpital, Rabha, la vieille aveugle de Mellab, est assise sur le sol, à côté du robinet, le dos appuyé au mur. Je l'ai montrée à l'ophtalmo d'Erfoud il y a deux semaines. En vain. On ne peut rien faire pour elle. Depuis, elle est accroupie par terre dans la cour de l'hôpital. Plusieurs fois, j'ai voulu la ramener à Mellab. Mais elle refuse. Elle a toujours de bonnes excuses.

Demain Assou ira à Mellab. Quand je lui dis qu'elle doit quitter l'hôpital, elle fond en larmes. Je ne peux pas voir cette femme aveugle pleurer et j'appelle Ali à l'aide pour qu'il serve d'interprète.

Il traduit : jamais de sa vie elle n'a été aussi heureuse que dans la cour de mon hôpital. Chaque fois qu'elle devait aller chercher de l'eau au puits dans le désert, les garçons et les filles la taquinaient et s'amusaient à la faire s'égarer.

Elle a toujours vécu dans la peur de rater le point d'eau et de mourir de soif. Ici, à l'hôpital, il y a une source qui donne de l'eau aussi souvent que vous le souhaitez. Il suffit de tourner le robinet. Pour la première fois de sa vie, elle est heureuse et n'a pas à avoir peur.

Rabha reste avec nous deux semaines de plus.

26 MARS 1956

Dans l'après-midi, j'ai à faire à Ksar-es-Souk. Je veux faire passer une radio à certains patients pulmonaires. J'envoie Assou avec les malades dans la Jeep et je les suis peu après avec mon Opel.

À cette époque de l'année, même la plaine entre Goulmima et Ksar-es-Souk est d'un vert délicat. Ici et là, il y a de timides fleurs jaunes. Mais cette splendeur ne durera pas longtemps. Dans quelques semaines, les tempêtes de sable balaieront la terre, la transformant en un désert brunâtre.

À une quinzaine de kilomètres de Ksar-es-Souk, un camion est arrêté sur le bord de la route, visiblement en panne. Une douzaine de Légionnaires coiffés de képis blancs se tiennent autour du véhicule, quelques autres sont assis sur le talus et regardent en l'air.

Je m'arrête. Un sous-officier me demande en mauvais français si je veux bien emmener un de ses hommes avec moi à Ksar-es-Souk pour prévenir sa compagnie.

J'accepte. Il désigne un jeune qui s'apprête à monter dans la voiture avec moi. On reconnaît l'Allemand au premier coup d'œil.

« Monte, mon gars ! », lui dis-je en allemand.

Il ouvre grands les yeux et reste bouche bée d'étonnement :

« Putain ! Ça alors ! Rencontrer un compatriote au milieu du désert ! »

Il prend place à côté de moi, amusé, et allume la cigarette que je lui offre.

« De quel coin d'Allemagne viens-tu ? » je demande.

« Chuis d'Berlin. Baptisé à l'eau de la Spree. » (NdT : La Spree, la rivière de Berlin)

« Depuis longtemps à Ksar-es-Souk ? »

« Ça fait bien une année. Mais j'en ai plein le cul, tu peux m'croire ».

« Ce coin ne plaît pas à tout le monde. »

« On peut penser c'qu'on veut. Moi, j'en ai ma claque d'ce tas de cailloux. Dieu merci, on va bientôt s'casser d'ici. »

« Pour aller où ? »

« À Madagascar. »

« C'est pas la porte à côté ! »

« Mais ça change. Y s'passe rien dans c'trou ici. Même les femmes elles sont pas baisables. Boire et reboire, c'est l'seul plaisir qui t' reste. »

« C'est comme ça chez les soldats. J'ai connu ça aussi. »

« Quoi, tu viens aussi de la Légion ? » me demande-t-il, incrédule.

Je souris intérieurement. « Pas exactement la Légion, dis-je, mais j'ai quand même fait cinq ans dans la Wehrmacht. »

Que n'avais-je pas dit là ! Mon voisin n'en revient pas. Il se frappe les cuisses à deux mains et s'écrie : « Cinq ans à l'armée et maintenant tu conduis une grosse bagnole dans le bled ! Mec, t'as trouvé le bon plan ! »

Le jeune me plaît par son côté nature et j'avoue, presque malgré moi, que je suis médecin à Goulmima.

« Bordel de Dieu ! Toubib à Goulmima ! Alors je dois te dire “vous” ? »

Je fais non de la main et change de sujet.

« Ça te plaît la Légion ? » je demande.

« Une saloperie, une vraie saloperie, rien d'autre, si tu veux savoir. S'il n'y avait pas le Fritz... »

« Qui est Fritz ? »

« Fritz, c'est mon meilleur pote. Berlinois aussi. Y fait de la musique comme pas deux. Quand y joue d'l'harmonica, mon vieux, Beethoven y peut aller se rhabiller.

Comment qu'y joue d'l'harmonica ! Là, t'as les larmes aux yeux, q'tu l'veuilles ou non. Sans Fritz, ch'srais plus dans cette putain de Légion. Je m'serais barré depuis longtemps. Une vraie saloperie. Dès que j'ai fait mes années, je rentre direct à la maison chez ma mère. Direct à maison, ch'te dis ! »

Le garçon me fait de la peine.

« Comment es-tu arrivé à la Légion ? » demandé-je.

« J'le sais pas moi-même. »

« Comment ça ? »

« Ça veut dire que j'le sais pas moi-même ! »

« Mais tu t'es porté volontaire. »

« Tu parles ! Porté volontaire... ! »

Il rit amèrement.

« Tu veux savoir exactement ? On était trois copains. Tous de Berlin. Et donc on a roulé à travers l'Allemagne. On est arrivés jusqu'au Rhin. Un jour, on a bu un bon coup. À Mayence, dans un cabaret génial. Et un jeune mec est v'nu avec une bagnole. Y nous a invités. On est allés de bar en bar. Et y payait toujours. Et une tournée après l'autre. Jusqu'à ce qu'on sache plus c'qu'y se passe. Et quand on s'est réveillés, on était dans la caserne. Barreaux aux fenêtres et devant la porte un grand black avec un gourdin à la main. Eh ben, que j'dis, c'est quoi c'binz ? Et quand on a voulu sortir, ils nous ont mis un papier sous le nez : un engagement pour quatre ans. Dûment signé, tamponné et tout ce que tu veux. C'est ça qu'ils appellent "porté volontaire" ! »

Je suis choqué.

« Et une fois que t'y es, tu peux plus quitter. Comme la mouche dans la toile, bien collée. Ils tirent la corde autour de ton cou jusqu'à ce que tu ne mouftes plus. Sinon t'es bon pour le camp de discipline près de Colomb-Béchar en Algérie. Et ça, pour savoir ce que c'est, faut l'avoir vécu. »

Eh bien, moi, je serais parti depuis longtemps, pensé-je. Mais je ne dis rien.

Le gars manque d'expérience. Après quelques années de Légion, il sera formaté. Alors les larmes ne lui monteront plus aux yeux quand Fritz jouera des airs allemands sur son harmonica. Alors les ponts vers son pays seront coupés et la peur du retour sera plus grande que la honte de rester. Quand on pense à tout ce que ce type intelligent aurait pu faire en Allemagne ! Et que fait-il ici, à Ksar-es-Souk ? « Boire, rien que boire. Même les femmes elles sont pas baisables. »

Le garçon a dans les 20 ans, tout au plus.

Quelques minutes plus tard, nous nous arrêtons devant la caserne.

Deux drapeaux flottent sur le mât à côté du portail de fer : un grand, le français, et en dessous le fanion étroit et pointu de la Légion étrangère.

Le drapeau des Sans-Noms...

Remarque :

Je n'ai bien sûr pas pu vérifier les informations données par le jeune homme. La conversation est donnée textuellement.

(NdT : le dialogue ci-dessus, entre le Toubib et le légionnaire allemand, est écrit « avec l'accent berlinois » impossible à rendre textuellement en français.)

4 AVRIL 1956

J'ai pu observer chez les femmes berbères une manière très étrange de calmer leurs enfants. Lorsque le bébé crie dans leur dos, la femme commence une danse particulière, passant d'un pied sur l'autre en balançant légèrement son corps. Cette activité ne gêne aucunement la mère pour bavarder et il est amusant de voir ces « berceaux vivants » se tenir côte à côte pour une conversation animée.

Mais ce n'est pas le seul moyen qu'a la femme berbère pour calmer son enfant ; elle en connaît d'autres, moins anodins. Lorsque l'enfant pleure, elle a cette étrange habitude de l'apaiser en caressant et chatouillant des parties du corps bien particulières. J'ai vu cela des dizaines de fois. Par exemple à l'hôpital, après des injections, l'enfant qui vient d'être piqué pleure, bien sûr. Une intervention rapide de la mère, quelques mouvements habiles des doigts, et la douleur s'envole. L'enfant est calmé et satisfait ; les garçons semblent particulièrement sensibles à ce genre d'apaisement.

Une fois, j'ai bu le traditionnel verre de thé chez l'un de mes amis berbères. Nous étions assis en tailleur sur le tapis rouge, l'hôte, les membres masculins de sa famille, quelques voisins et moi. Dans un coin, un peu à l'écart, la femme du Berbère avec son petit garçon d'environ trois ans. Le garçon était agité et s'est finalement mis à pleurer tellement fort qu'on pouvait à peine s'entendre. À ma plus grande surprise, j'ai vu que la mère commençait à caresser le garçon à certains endroits de son corps tout en parlant avec nous, et l'enfant s'est visiblement calmé. Le manège s'est répété au moins dix fois sans que la femme n'interrompe la conversation, et j'ai eu l'impression que le garçon faisait exprès de continuer à pleurer afin que sa mère lui prodigue encore et encore son agréable remède.

11 AVRIL 1956

Le matin, une bonne centaine de malades m'attendent devant l'hôpital. Je veux faire le plus vite possible et ne traiter que les cas les plus importants pour pouvoir me rendre à Tinejdad, car là-bas il y en a probablement deux cents à la consultation, et tous bien sûr veulent être traités le matin.

Je suis en train d'ausculter un enfant qui a la coqueluche quand Ali me dit, l'air de rien :

« Docteur, il y a un homme au ksar qui est constipé. »

« Et alors, demandé-je en enlevant mon stéthoscope, pourquoi ne vient-il pas ? »

« Il est trèèès constipé. Je pense que tu devrais y aller et l'examiner. »

« Parce qu'il est constipé ? Ça va pas la tête ? » dis-je énervé.

Il y a un truc qui cloche dans cette histoire. Alors j'ajoute plus calmement :

« Depuis quand est-il constipé ? »

« Depuis hier après-midi. »

« Bon sang ! Ça arrive tous les jours ! Il n'a qu'à avaler une cuillerée d'huile de ricin. Je suis pressé. Tu sais que je dois aller à Tinejdad. »

Ali reste imperturbable.

« Je pense que tu devrais quand même aller l'examiner. Il ne peut plus marcher, il est trooop constipé. »

Je connais assez bien Ali pour savoir qu'il doit avoir une bonne raison pour insister à ce point.

Agacé par la perte de temps, je saute dans la voiture et me dirige vers le ksar, à un bon kilomètre de là.

Deux jeunes hommes de la famille du malade m'attendent au portail. Entre les murs de terre bruns, ils me conduisent, par quelques corridors obscurs, vers une porte d'entrée sombre, puis à un escalier où l'on m'éclaire en brûlant une demi-douzaine d'allumettes.

Enfin j'entre dans une pièce carrée. Une trentaine d'hommes sont assis par terre contre les murs, avec des têtes d'enterrement. J'entends des femmes sangloter dans une pièce voisine. Et tout ça parce que quelqu'un est constipé ? Cela ressemble plutôt à une veillée funèbre.

Au milieu de la pièce se trouve une forme humaine, entièrement recouverte d'un tapis. Suis-je déjà arrivé trop tard ? Je tire un peu le tapis de sur la tête pour découvrir le visage.

Et là je sursaute : c'est Ha ou Ali ou Asta, le chanteur aveugle qui m'a toujours ravi avec sa belle voix lors des festivités !

Les yeux morts mi-clos, un teint de cendre, il est complètement inconscient. Il râle et de la salive sanglante s'écoule de sa bouche à chaque respiration. Le pouls est quasi imperceptible. Alors que j'écoute le cœur, son corps est pris d'un tremblement comme s'il voulait s'étirer encore une fois avant de rendre son dernier souffle.

Un mourant.

« Depuis combien de temps est-il ainsi ? »

« Depuis hier midi. »

L'état comateux dure donc depuis 22 heures.

« Portez-le à la voiture. Il doit aller immédiatement à l'hôpital. »

Quelques hommes se lèvent et se préparent à utiliser le tapis comme civière. Alors une matrone se précipite dans la pièce par la porte ouverte. C'est la mère. Ses gros bras levés sont couverts jusqu'au coude par les lourds bracelets en argent portés par les Aït Morghad. Elle crie, gesticule, se tire les cheveux, se jette sur le mourant et barre la porte de sortie aux hommes.

J'observe la scène pendant un moment puis je dis :

« Écoute ! Ton fils est en train de mourir, tu peux le constater par toi-même. Ici, dans la maison, il n'a pas une heure à vivre. À l'hôpital, je pourrai peut-être faire quelque chose pour lui. Ne laisse pas passer la dernière chance qui lui reste. »

Ça s'agite. Deux partis se forment. Le mourant a maintenant atteint la porte. À chaque extrémité du tapis dans lequel il est enveloppé, les hommes tirent, les uns vers l'extérieur, les autres vers l'intérieur. Finalement, la partie qui le ramène dans la pièce l'emporte, soutenue par la forte mère.

Je ne peux plus regarder la scène plus longtemps et je m'en vais.

À la porte, en bas, trois garçons me rejoignent et me supplient :

« Toubib, emmène-le à l'hôpital ! Toi seul peux le sauver. Ici il est perdu. »

« Je n'ai pas le droit d'emmener de force un malade à l'hôpital si la famille s'y oppose. »

Un des garçons, visiblement un frère du malade, est bouleversé.

« Quel malheur Allah a envoyé sur nous, crie-t-il sans cesse, c'est à cause du hérisson ! »

« Quel hérisson ? »

« Toubib, hier il a mangé un hérisson, avec la peau et les piquants ! Ça ne peut pas être bon ! »

Le cas commence à m'intéresser.

« Un hérisson ? Pourquoi ? »

« Une sorcière lui a donné la recette. Pour une potion magique. Alors il a fait cuire un hérisson. Toute la nuit pendant douze heures. Avec les piquants, et toutes les saletés dans les intestins. Et aussi quarante-quatre plantes sélectionnées que la sorcière lui a apportées. Et il en a fait une épaisse décoction. Il en a bu un demi-litre, puis il est tombé comme une masse et n'a plus dit un mot. Il ne rend que du sang et des glaires, sinon il est bouché, devant et derrière. »

« Une sacrée constipation, en effet ! »

Des bruits de voix s'entendent, venus d'une petite fenêtre au-dessus de nous. De toute évidence, le mourant est toujours tiré à hue et à dia.

Et soudain c'est le silence. Un garçon m'apprend que le conseil de famille a finalement décidé de laisser mourir Ha ou Ali ou Asta dans sa maison.

Au fond de moi, je n'en suis pas si affligé. Il s'agit apparemment d'un grave empoisonnement avec des toxines végétales que je ne connais pas, qui dure depuis vingt-deux heures, les reins bloqués et le cœur à bout de souffle. Moi-même j'ai perdu espoir de pouvoir faire quoi que ce soit.

Je vais donc à la voiture et je retourne à l'hôpital pour me rendre le plus vite possible à Tinejdad. L'histoire m'a déjà fait perdre une heure sans le moindre résultat.

À peine suis-je arrivé à l'hôpital qu'un groupe de jeunes gens me rejoint : « Toubib, viens vite, la famille veut maintenant le faire conduire à l'hôpital. Va le chercher avec la voiture ! »

« Vous vous moquez de moi ? Je perds mon temps ici et deux cents malades m'attendent ailleurs qui aimeraient être soignés. »

J'enverrais bien la voiture si je n'étais pas convaincu que l'humeur dans le ksar aura encore changé dans l'intervalle et que ma voiture risque de rentrer à vide, car le parti « Soins à domicile » aura entre-temps repris le dessus.

Mais les gars tiennent bon : « Toubib, nous l'avons déjà sorti du ksar. Il se trouve à l'extérieur. » Là, je ne peux pas laisser tomber « les progressistes » et j'envoie donc Assou avec la voiture. Quelques minutes plus tard, le mourant est transporté dans la cour de l'hôpital.

Une bonne trentaine d'hommes et de femmes suivent derrière, hurlant et gesticulant. À leur tête, la grosse mère avec ses lourds bracelets d'argent et ses cheveux défaits. Soutenue par deux femmes plus jeunes, elle traverse la cour d'un pas incertain en gémissant et se frappe continuellement le front à deux mains avec de grands gestes.

L'hôpital tout entier est en émoi.

Finalement, j'ai mon patient sur un lit et je suis seul avec lui pour l'examiner. Assou monte la garde et bloque la porte avec son pied pour arrêter ceux qui poussent.

L'état d'Asta est pratiquement désespéré. Lorsque je veux commencer la première injection, une vague de spasmes secoue à nouveau son corps. Le menton s'affaisse, la langue sort et une pâleur autour des narines pincées me laisse croire que la fin est arrivée.

J'injecte quand même. Strophantin, Lobéline. Puis une saignée. Pendant qu'Ali tient le récipient pour recueillir le sang, je pose une perfusion sur l'autre bras. Sel, glucose, beaucoup de liquides. Puis tubage gastrique, lavage d'estomac jusqu'à ce que ça coule clair, sonde urinaire, lavement. Le déplacement à Tinejdad est désormais hors de question.

Dans ma modeste pharmacie, je cherche tout ce qui me semble utile. Tonicardiaques, anticonvulsivants, Chophytol, Lobéline, sulfate de magnésium, pénicilline pour prévenir l'infection.

Devant la chambre, dans la cour, la foule psalmodie du Coran et implore la compassion d'Allah. Même le père et le frère du patient, que j'ai désignés pour tenir le corps qui se tord de spasmes, formulent à chaque instant des invocations pieuses.

Si seulement j'avais un laboratoire sous la main ! Si je pouvais avoir un bilan sanguin ! Mais là, on tâtonne dans le noir, se fiant davantage au feeling qu'à des faits établis. Ce que je pouvais faire est fait. Il n'y a plus qu'à attendre.

Il faut voir si la nature est assez forte pour vaincre la « potion magique » ou non.

La perfusion s'écoule lentement. Goutte après goutte, comme les psalmodies derrière la porte.

Les cinq petits enfants de l'aveugle sont accroupis dans un coin et me regardent avec de grands yeux effrayés.

Les heures s'écoulent.

Et la nature est la plus forte ! À cinq heures de l'après-midi, Asta répond à mes questions pour la première fois.

Un « La bess », sort doucement de ses lèvres. « La bess, ça va. »

Ha ou Ali ou Asta est sorti de son coma. À partir de là, cela s'améliore rapidement.

Quand je repasse à dix heures du soir, il va beaucoup mieux.

L'humeur de sa grosse mère s'est inversée par rapport à ce qu'elle était, avec la même violence. Elle ne se tient plus de joie et je peux à peine me libérer de ses gros bras. Puis je m'assois au bord du lit, le pouls d'Asta dans ma main. Il bat maintenant normalement. Ses yeux aveugles fixent le plafond.

« Baraka Allahou fik! La bénédiction d'Allah sur toi, Toubib ! Je chanterai à nouveau pour toi, mieux que jamais ! »

« Ça va, dors maintenant. » Je remonte ses couvertures.

« Mais tu me promets une chose, Asta, que tu ne mangeras plus de hérisson de toute ta vie. »

Remarque :

Les potions magiques jouent un rôle très important dans la vie berbère.

Les plantes et les animaux sont soit broyés en poudre et mangés, soit bouillis selon des recettes et des mélanges secrets.

En général, ce sont des philtres d'amour, des remèdes contre la stérilité féminine, mais aussi des agents d'avortement. Chez l'homme des substances aphrodisiaques. Les intoxications aiguës et chroniques sont courantes.

12 AVRIL 1956

Sombre journée... Une fois de plus, en route pour une grande tournée. Par égard pour Assou, mon chauffeur, j'ai décidé de faire le trajet vers les postes éloignés du Haut Atlas juste avant le début du

Ramadan. 375 kilomètres des pires pistes avec l'estomac vide seraient vraiment un gros défi pour lui.

Le temps est épouvantable. Une pluie battante claque contre la bâche de la voiture. La piste est boueuse. Les dernières traces de neige se battent contre la pluie. Des volutes grises de brouillard balayent les hauts plateaux venteux de l'Atlas. Solitaire et perdue, notre Jeep se fraie un chemin sur les flancs de montagne dénudée. Sombre journée...

À Aït Hani, on me montre une fillette d'environ huit ans. Appuyée sur un bâton, elle rentre dans la salle d'examen en boitillant avec difficulté. Un chien sauvage a attaqué la gamine il y a cinq jours et l'a gravement blessée à la cuisse droite. Les dents acérées de l'animal ont presque complètement déchiré la jambe maigrelette. Une plaie béante traverse toute la cuisse, au fond de laquelle on voit l'os. Le pire, c'est le traitement que l'enfant a reçu jusqu'à présent. Le père, un berger de la région d'Aït Hani, avait saupoudré beaucoup de poussière de plomb (NdT : il doit plutôt s'agir d'antimoine, tazoult, comme chaque fois que l'on dit « plomb » dans ce récit) dans la plaie, puis avait essayé de rapprocher les bords irréguliers de la plaie avec deux épingles à nourrice et un bout de ficelle. C'est dans cet état que la petite Aït Hadiddou, sans aucun autre traitement, a passé près d'une semaine en plein air avec le troupeau. Malgré le mauvais temps, secouée par la fièvre et tourmentée par la douleur, elle a fait aujourd'hui le long trajet jusqu'au dispensaire.

Du pus épais, mêlé de poussière de plomb, suinte de la plaie et une odeur pestilentielle se répand dans la pièce. L'enfant est au bout du rouleau.

Bien sûr, un transfert à l'hôpital de Goulmima est nécessaire ici. Mais le vieux refuse. Il ne veut pas me laisser emmener l'enfant toute seule pour une journée de voyage et je peux le comprendre, car il n'a jamais dépassé Aït Hani de sa vie et n'a aucune idée de l'endroit où se trouve Goulmima. Mais lui-même ne peut pas quitter son troupeau.

L'infirmier Djillali, Assou et moi conjuguons nos efforts pour essayer de le faire changer d'avis. Nous lui expliquons les dangers auxquels son enfant est exposée. Le chien est peut-être enragé, et son enfant serait alors perdue. En vain : un Aït Hadiddou préfère mourir avec son troupeau que de le quitter.

Alors je fais de mon mieux sur place. Je retire les épingles de sûreté rouillées et la ficelle pour permettre au pus de s'écouler, je nettoie la plaie de la poussière de plomb nocive. J'essaie de créer des bords lisses pour la plaie. Pénicilline, sérum, bandage. J'insiste pour que le berger vienne voir Djillali tous les jours pour faire changer le bandage. Impossible, d'après lui, car le troupeau est à cinq kilomètres dans les montagnes. Une marche quotidienne de dix kilomètres est évidemment contre-indiquée, vu l'état de la jambe. Il n'a pas de mulet. On se met d'accord pour un traitement, deux fois par semaine.

La petite s'en va lentement en boitillant, la main dans la main de son père. Le tissu usé et trempé de pluie dans lequel elle est enveloppée claque dans la tempête contre ses petites jambes grêles.

Personnellement, je suis convaincu que plus personne ne reverra aucun des deux pour le traitement. La forte constitution de l'Aït Hadiddou fera le reste. Inch-Allah...

Dans l'après-midi grisâtre, le voyage se poursuit à travers le pays des Aït Hadiddou. Les villages de pisé brun sont comme des gnomes hostiles accroupis dans le sinistre paysage pluvieux. On ne voit presque personne. Très rarement un maigre feu brûle sous une porte ouverte. Des femmes sont assises autour, enveloppées dans des couvertures, leurs coiffes noires pointues sur la tête. Quand notre voiture approche, elles lèvent des yeux effrayés, comme un gibier timide, se cachent le visage ou se réfugient à l'intérieur des habitations.

Notre Jeep a du mal à se frayer un chemin sur le sol détrempé par la pluie. Nous dérapons vers la gauche, puis à nouveau vers la droite et c'est un vrai exploit de rester sur la piste. À chaque instant le chemin est coupé par des ruisseaux qui le traversent et de longs détours à travers les champs boueux sont nécessaires. Nous ne progressons que lentement.

La nuit tombe tôt. Je dois au moins atteindre Assoul, où on pourrait passer la nuit. Un froid humide pénètre nos vêtements. On est bon pour un rhume carabiné.

Je ne peux pas sortir la petite Aït Hadiddou de ma tête. Elle boite maintenant quelque part dans les montagnes du Haut Atlas, sous la pluie, dans le froid, vers son troupeau. Aucun lit chaud ne l'attend. Juste une tente trempée en poil de chèvre, à travers laquelle le vent siffle, et un petit morceau de terre nue, réchauffée par un petit feu. Peut-être un verre de thé chaud.

Les blessures traitées avec de la poussière de plomb, fermées avec des épingles de sûreté et de la ficelle, ne devraient plus exister à notre époque ! Mais comment y remédier ? L'Afrique est grande. La zone dont je m'occupe est plus grande qu'une province d'Europe. Pas une seule route correcte ne la traverse. Seulement des pistes, et ceux qui les connaissent savent ce que cela signifie.

Depuis neuf mois, je traverse ce pays presque jour après jour pour porter secours aux plus déshérités. Neuf mois de dur labeur. Pour quel résultat ? Des blessures graves que vous ne voyez qu'au bout de cinq jours, des morceaux de chair en train de pourrir attachés avec de la ficelle ! On pourrait baisser les bras.

Ce pays est trop grand pour un seul homme. Je peux venir dans cette région une semaine sur deux si les oueds le permettent. Mais, si le Todgha et le Ghéris sont en eau, seulement toutes les quatre semaines, voire toutes les six. Si les oueds laissent le passage, alors il y a un autre mur beaucoup plus haut qui bloque la voie de la médecine moderne : un enchevêtrement d'ignorance, d'anciennes superstitions et de fatalisme qui met tout entre les mains du Destin. Il reste beaucoup à faire ici, infiniment. Ces gens ont besoin de beaucoup d'amour et de beaucoup de dévouement. Et d'une éducation qui ouvre leur cœur et leur esprit au progrès.

Une tâche trop lourde pour un seul homme. Il faudra des générations pour en venir à bout. Dans 10, 20 ou 30 ans, ici non plus il n'y aura plus de plaies fermées par des épingles de sûreté. Fini les petites filles condamnées à être infirmes parce qu'un père ignorant leur a refusé un traitement médical !

Nous entrons lentement dans les gorges d'Amced. Il commence à faire de plus en plus sombre. De chaque côté, les parois se rapprochent de la piste.

Les bergers ont élu domicile là où les couches de sédiments ont formé des abris sous roche. De petits feux brûlent devant ces cavernes. De fines colonnes de fumée grimpent sur les roches humides et dessinent des stries noires de suie sur les parois verticales. À côté des braises, des silhouettes accroupies regardent tomber la pluie, prostrées. Hommes des cavernes du 20e siècle.

4 MAI 1956

Mon personnel s'est enrichi d'un nouvel infirmier. Il s'appelle Houssein et ressemble à un pirate : grand, baraqué, avec une énorme moustache dont les longues pointes torsadées pendent des côtés de la bouche jusqu'au menton. Sur le côté gauche, il arbore un magnifique poignard berbère à la poignée en os sculpté et au fourreau en argent martelé.

D'ailleurs il est originaire de Goulmima, mais a vécu longtemps à Marrakech. Il m'explique que c'est lui qui a caché les cartouches dans la cheminée de l'ancien hôpital, que nous avons découvertes en septembre dernier lors de la démolition des murs. En 1945, il voulait assassiner le chef tribal d'alors, le redouté Brahim de Goulmima. N'ayant pas de fusil, il a caché les cartouches le temps d'en trouver un. Entre-temps, il a été muté. Les années ont passé, Brahim a été destitué. Maintenant Houssein revient à Goulmima. Brahim, désormais un vieil homme, vit toujours dans le ksar, détesté de tous à cause de ses anciens méfaits.

J'espère que Houssein a enterré sa vieille rancune maintenant.

Des émeutes dans les rues de Marrakech ont fait quarante morts et de nombreux blessés.

5 MAI 1956

À midi, l'aveugle Chari ben Mohamed du ksar Igoulmimene nous rend visite. Il est souvent venu à mes consultations. Chari est devenu aveugle à cause du trachome il y a 20 ans.

Chose étrange, Ohnohr et Gfundi, qui aboient habituellement contre chaque étranger, sont tout à fait calmes et courent à ses côtés, remuant la queue, quand Chari franchit la porte du jardin. Il s'arrête devant la grande jarre à l'entrée de la maison, lève ses yeux aveugles vers le ciel et implore la bénédiction d'Allah sur notre maison. Après l'inévitable thé avec ses biscuits sur la terrasse, il repart chez lui généreusement gâté par Nicole.

16 MAI 1956

Pour l'Européen, le nez est un organe d'importance secondaire. Sauf pour les chiens policiers et les ORL, bien sûr, car ils en vivent. Mais qui se préoccupe de son nez en Europe ? Bien peu de monde.

C'est différent ici au Sahara. Ici, Monsieur tout le monde doit aussi se rappeler tous les jours qu'il a un nez et qu'il n'est pas question de le négliger. Avec la chaleur sèche et la poussière permanente, le nez prend une importance capitale. Il devient un filtre essentiel qui préserve les poumons de la poussière.

Et il en est du nez comme des humains : celui qui est très occupé a des chances d'être irrité. La muqueuse nasale se dessèche, devient fissurée et enflammée. Elle est en état de guerre permanent, pour ainsi dire, et son propriétaire est obligé de l'apaiser continuellement avec des huiles, des crèmes et des solutions adoucissantes. Le soir avant de se coucher, on passe quelques minutes devant le miroir et on farfouille dans son nez avec des cotons-tiges afin de le préparer aux épreuves du lendemain.

Ici, se curer le nez fait partie de la toilette quotidienne, comme se brosser les dents.

17 MAI 1956

Les examens prénuptiaux font partie de ma pratique médicale quotidienne.

Il s'agit de deux choses :

D'une part, l'aptitude physique de la jeune fille au mariage doit être constatée et certifiée, ce qui est d'une grande importance dans un pays où le mariage des enfants est pratiqué.

D'autre part une attestation médicale de la virginité existante - ou non - de la jeune fille. Ou les deux.

Mon Ali est un expert en matière de mariage : dire que l'on « achète » une fille, comme on le lit ou l'entend parfois, n'est pas tout à fait exact. Ce n'est pas un achat. Mais le prétendant doit tout de même s'engager auprès de la famille de la future mariée avec des « cadeaux obligatoires », sinon la jeune fille ne lui sera pas accordée.

Le montant et la valeur de ces cadeaux dépendent de l'état de la jeune femme et il est de la responsabilité du médecin de le déterminer. Si la jeune fille est vierge, ça peut aller de plusieurs moutons à quelques chameaux que le futur marié doit fournir, en fonction de la richesse de sa famille. Si elle n'est plus vierge, une paire de babouches usagées ou une cruche à eau, qui peut même à la rigueur être légèrement endommagée. Comme on voit, une sensible diminution de la valeur.

Je comprends maintenant l'explosion de joie dans la famille lorsque l'élue, avec un beau certificat de virginité à la main, quitte ma salle d'examen et est accueillie par la famille qui attend dans la cour avec des youyous, des danses joyeuses, des baisers et des larmes.

Pour un Berbère qui devrait apprendre que son enfant n'est plus vierge, le monde s'effondrerait. Le fiancé est là lui aussi. Il attend devant la porte pour prévenir toute fraude. On pourrait aussi m'amener une autre fille pour l'examen. Ça s'est déjà vu. Il n'y a pas de carte d'identité. Il préfère être sûr de son coup et être là personnellement.

Ce que je ne comprends pas bien, c'est pourquoi je suis moi-même toujours le centre d'une joyeuse gratitude à cette occasion. Si le résultat de l'examen est positif, les femmes et les hommes me sautent au cou avec une émotion reconnaissante, m'embrassent, me baisent les mains et le visage et appellent les bénédictions d'Allah sur moi avec des larmes de joie. En fait, je n'y suis pour rien, j'ai juste pratiqué l'examen. Mais c'est ainsi ; je reçois moi aussi ma part de la joie et du soulagement général. Cependant, j'avoue que j'ai rarement rendu un « mauvais rapport » jusqu'à présent.

Au final, il ne s'agit que de la fameuse tache de sang sur la chemise de la mariée après la nuit de noces, qui est considérée comme la preuve de la consommation du mariage. Je me suis laissé dire, toujours par Ali, que les femmes expérimentées dans l'entourage de la mariée ont aussi à leur disposition des ruses supplémentaires, au moyen de sang de pigeon, etc., pour sauver au dernier moment une situation... délicate.

Une chose encore : parfois, après l'examen, le soulagement visible d'un père ou d'une famille était un mystère pour moi, alors que déjà l'apparence parfois encore enfantine de la fiancée excluait toute idée de rapports sexuels antérieurs.

Pour cela également, Ali a une explication : les « Djnouns », les mauvais esprits, peuvent eux aussi dépuceler une fille, la nuit, dans son sommeil et sans qu'elle s'en aperçoive. D'où le soulagement joyeux lorsque l'examen montre que, Dieu soit loué, cela n'a pas eu lieu.

Comme notre monde rationnel européen est pauvre en possibilités et en interprétations !

18 MAI 1956

À cause d'un abcès de la taille d'un poing au sein gauche, j'ai fait hospitaliser Fatima bent Mohamed de Tilouine dans mon à hôpital à Goulmima la semaine dernière. À ce moment-là, elle a posé comme condition d'emmener ses deux enfants, le bébé Si Moha et la petite Aïda de quatre ans, avec elle à Goulmima, car elle n'avait personne pour les garder. Son mari est parti il y a six mois, soi-disant pour chercher du travail à Rabat ou à Casablanca. Depuis, il a disparu et a laissé Fatima seule avec ses deux enfants. Une très vieille parente, Hadda, vivait encore avec elle dans la maison. Elle était aveugle, paralysée du bras droit et tout juste encore capable de tourner laborieusement la meule à grain de sa main gauche. Tout en toussant et crachant, au point qu'on en était horrifié rien que de la regarder.

À peine avais-je ouvert l'abcès de Fatima et drainé le pus qu'il y a eu une nette amélioration. J'ai décidé de renvoyer cette femme à Tilouine dans les prochains jours. J'avais un besoin urgent d'un lit libre et Moha, mon infirmier au ksar, pourrait changer le pansement au dispensaire.

Quand j'ai traversé la cour de l'hôpital ce matin, j'ai vu Fatima avec ses enfants assis par terre au soleil. Elle était en train d'extraire un ver rond de taille adulte du nez de la petite Aïda.

« Eh ! Bon appétit, Madame ! », lui dis-je. « Tu as l'air d'avoir l'habitude ! Ta fille a souvent des vers dans le nez ? »

« Depuis toujours », a-t-elle répondu, imperturbable. Et elle a commencé à enterrer négligemment le ver dans la poussière chaude avec son pied nu.

« Tu es ici à l'hôpital depuis huit jours. Tu ne pouvais pas me dire que ta fille avait des vers ? Je lui aurais donné des médicaments. »

Fatima me regarda complètement perplexe. « Un médicament contre les vers ? Pourquoi faire ? Je te l'ai déjà dit : elle a toujours eu des vers. Ils ne lui font pas de mal ! »

C'est impressionnant de voir à quel point la population est infestée par les vers. On trouve des vers ronds et des vers plats, et chez les enfants souvent des oxyures. Si l'on prenait le temps et la peine de chercher systématiquement des œufs de vers dans les selles, on trouverait que la majorité des habitants des oasis sont infestés.

La plupart du temps, je me contente de demander aux mères si l'enfant a des vers. Quand je les questionne à propos des « hanouch », c'est ainsi que les Berbères appellent les vers, on ne me répond que rarement par la négative. Les vers sont toujours une découverte fortuite. Il ne viendrait jamais à l'idée d'une femme berbère de consulter un médecin au sujet des vers de son enfant. Elle considère que la maladie des vers est une situation parfaitement normale. Les enfants ont des vers. C'est comme ça. Les adultes aussi. Elle-même, aussi loin qu'elle s'en souvienne. Tous vivent avec leurs vers et n'en sont pas morts. Les vers n'inquiètent pas les gens d'ici.

Interrogée à ce sujet, une jeune femme berbère m'a donné une réponse pertinente : « Vous n'allez pas chez le médecin pour demander pourquoi vous avez deux yeux ou un nez. » C'est pas faux !

J'envisageais déjà de donner des vermifuges à tous les malades, quelle que soit la raison pour laquelle ils venaient se faire soigner. Mais bientôt, il y eut un manque de médicaments, de temps et de volonté d'avaler les comprimés. J'ai donc abandonné mon plan. Il ne semble pas que l'âge d'or soit près de finir pour les vers du Tafilalet. Seul un changement des conditions générales d'hygiène remédiera un jour à la situation.

Mais d'ici là, beaucoup d'eau coulera encore dans l'Oued Ghéris - et malheureusement il est généralement à sec !

20 MAI 1956

Pour les Européens de l'oasis, je passe pour être anti-Français. Évidemment, c'est un non-sens. Au contraire, trois ans à Paris ont fait de moi un fan de la France. Sinon, serais-je marié à une Française ? Et heureux en ménage !

Depuis mon passage à la Faculté de Paris, j'apprécie les Français en tant que peuple plein de talents. Ils sont doués, intuitifs, vifs, intelligents, mais aussi sensibles, polis et hospitaliers. J'adore leur langue et leur art de vivre. Je ne vois pas beaucoup de côtés négatifs. En fait, aucun. Qu'ils sachent mieux profiter de la vie que leurs voisins de l'Est ? Qu'ils mangent mieux ? Boivent mieux ? Aucune raison de les en blâmer. Plutôt les envier !

Qu'ils aient été nos ennemis pendant la guerre ? Qui ne l'était pas ? Ne nous sommes-nous pas mis le monde entier à dos ? Il faut être prudent quand on fait des reproches...

La France a fait énormément pour le Maroc. Dans le nord du pays, elle a transformé un morceau de désert en un état moderne, une friche en un jardin fleuri et une steppe en terres agricoles fertiles.

Aujourd'hui, elle récolte peu de remerciements. Les Français ne sont pas aimés ici. Il y a des raisons à cela. À terme, les relations avec les autochtones font rarement évoluer le caractère de manière positive. Néanmoins, parmi les Français, vous rencontrez de nombreux amis sincères du Maroc qui ont vraiment du mal à lui dire adieu. Beaucoup d'entre eux n'ont plus de domicile en Europe. Certains n'ont presque plus de famille. D'autres craignent de ne plus pouvoir faire face à la pression pour réussir en Europe.

« On ne transplante pas un vieil arbre ! » m'a dit, les larmes aux yeux, un serveur français sexagénaire dans un restaurant à Meknès. Il est au Maroc depuis trente ans, marié à une Marocaine. « Que ferais-je en Europe, sans famille, sans logement, sans travail ? Je ne connais personne là-bas. Ici, j'ai ma maison, mes amis, mon coin de pêche. Je reste ici. »

29 MAI 1956

À Goulmima, le premier jour de l'été est celui où, soudainement et de manière inattendue, la première araignée géante te regarde et te rappelle que tu es en Afrique. (NdT : il s'agit ici d'un solifuge, ou galéode, de la classe des arachnides, commun dans les oasis du Sud marocain. En berbère, *boussih*.)

Sa vue te glace le sang dans les veines. Tu te maudis intérieurement d'être venu dans ce pays abominable. Finalement, tu te soumets à ton destin et tu acceptes de partager ta maison avec des animaux répugnants pendant les prochains mois.

Mais la tranquillité, c'est fini ! Malgré toi, tu regardes de plus près qu'avant l'endroit où tu t'apprêtes à poser ton pied nu. Tu ne mets plus de chaussure sans l'avoir d'abord retournée et secouée. Plus jamais tu ne te laisses tomber négligemment dans un fauteuil. Le moindre bruissement autour de toi te fait tressaillir. Si tu sens un inoffensif moustique dans ton lit la nuit, tu crains le pire. Ton imagination débordante agrandit la bestiole la plus innocente, comme ferait un microscope, à la taille de la paume de ta main. Même au petit coin, où tu es généralement seul et tranquille, tu ne peux pas t'empêcher de jeter un coup d'œil minutieux avant de t'installer.

Ce jour-là, c'était hier.

Quand je suis passé de la salle à manger à l'entrée, le soir, le premier solifuge de 1956 m'a regardé droit en face. Nous nous sommes arrêtés les yeux dans les yeux, séparés par la vitre de la porte d'entrée. J'ai ressenti un léger malaise dans la région épigastrique, et la bête semblait dire : « Ouvre, Toubib, tu crois que la maison est à toi seul ? »

Une pince chirurgicale a eu raison d'elle et depuis lors elle vit dans un bocal vide sur mon bureau. Pendant que j'écris ici, elle me regarde attentivement. De temps en temps, elle ouvre ses affreuses mâchoires pour mordre le verre, comme prise d'une rage insensée. Quand je pense que cette morsure m'est destinée, ça me fout les jetons...

5 JUIN 1956

Il fait plus chaud de jour en jour. À Mellab, je fais les consultations par 42° à l'ombre. Il y a bien deux cents malades qui sont venus des ksour éloignés du Djébel Ougnate, principalement des mères avec leurs enfants. En plus des maladies oculaires habituelles, qui sont déjà à leur apogée, la diarrhée infantile commence avec la montée de la chaleur. La femme berbère porte son bébé dans un foulard sur le dos. Une ribambelle de ces pauvres créatures geignardes me sont montrées par leurs mères. Toutes souffrent de diarrhée sévère depuis des jours. La déshydratation liée à diarrhée est mal supportée par les enfants. Suite au manque d'eau dans les tissus, la peau sèche des nourrissons forme de grands plis et leur donne un aspect sénile. Des injections sous-cutanées de sérum physiologique répétées quotidiennement apporteront une amélioration. Souvent, cependant, un traitement plus long est impossible, car nombre de ces femmes font jusqu'à 22 kilomètres à pied dans l'Ougnate. Quarante-quatre kilomètres aller-retour, tous les jours et à pied, c'est bien sûr impossible. De plus, le bébé se déshydraterait encore plus lors de la longue marche à travers la zone désertique. Il n'y a pas d'injection qui puisse compenser une marche de 44 km à travers le désert.

Sur la poitrine d'un bébé complètement négligé, je découvre un énorme hématome, plus grand que ma main. La poitrine entière est bleu-verdâtre. Les côtes rachitiques percent presque la peau fine du garçon squelettique. Un cas de maltraitance infantile grave ?

« Pourquoi frappes-tu ton enfant ? Tu vas lui casser les côtes », dis-je à la mère, qui me regarde avec indifférence, entre les plis de son haïk bleu, de ses yeux purulents de trachome.

Vu l'état de leurs yeux et le peu de soin que les Aït Atta portent à leurs enfants, je ne suis pas surpris.

Mais qu'elle ne sache pas comment l'ecchymose s'est produite sur la poitrine du bébé, je n'en crois rien. Finalement, après de nombreuses tergiversations, je comprends ceci : elle se souvient maintenant clairement qu'il y a environ huit jours, un matin, elle a trouvé l'enfant sous les jambes de l'âne qui partage la chambre avec eux.

Dans son sommeil, l'enfant avait roulé sous l'âne qui l'avait piétiné pendant la moitié de la nuit ! Il est courant chez les Aït Atta que la pièce de vie confinée et sombre, construite en terre, serve également d'étable. Le tas de fumier trouve également sa place dans la maison, ce qui n'aide pas vraiment à réduire le fléau des mouches.

Mais les Aït Atta ne sont pas dérangés par les mouches. J'ai vu ici des enfants qui devaient avoir cent mouches sur le visage, sans que les petits ne grimacent ou ne fassent la moindre tentative pour les chasser. En tant qu'Européen, on grimace involontairement dans ce cas, car on peut ressentir le chatouillement des mouches, si l'on peut dire, sur sa propre peau. Le petit Aït Atta, lui, n'est pas du tout dérangé par les mouches. Elles font partie de sa vie, comme la chaleur, la soif, l'âne, le dos de sa mère, la poignée de dattes, la saleté et la diarrhée.

6 JUIN 1956

L'araignée dans le bocal sur mon bureau vit encore, grâce aux mouches et aux moustiques vivants fournis par Haddi. Afin de surmonter l'aversion naturelle pour ces animaux, qui peut aller jusqu'à la névrose, je conseille à Nicole de considérer l'araignée comme un objet scientifique et de l'observer à travers les yeux du zoologiste. De cette façon, on prend de la distance avec l'horrible animal. J'avoue cependant que, personnellement, je trouve difficile de suivre mes propres conseils. Chaque fois que l'araignée ouvre ses terribles mâchoires pour mordre, je suis pris d'un frisson très peu scientifique.

Remarquez que cette araignée-là ne pique pas, mais mord avec quatre fortes mâchoires coupantes qui peuvent se mouvoir dans n'importe quelle direction et, lorsqu'elles sont ouvertes, forment une bouche d'environ un centimètre de diamètre.

Une araignée grosse comme le poing, avec de longues pattes velues, un énorme crâne et des mâchoires largement ouvertes. Lorsque ce monstre court vers vous à toute vitesse (NdT : peut atteindre 15 km/h), vous vous souciez comme d'une guigne de toute la biologie et de la science et vous prenez la fuite. Du moins, c'est ma réaction.

Je n'oublierai jamais la fois où nous avons été invités à manger chez un notable berbère et que nous étions assis en tailleur sur le tapis sous la tente, devant la table basse qui sentait bon le méchoui. Un jeune Européen était assis en face de moi. Soudain, je vis qu'un solifuge émergeait de l'encolure de sa chemise et courait le long du cou du jeune homme. D'un rapide geste de la main, il jeta l'animal sur le côté avant qu'il ne puisse commencer à mordre. Il a eu de la chance, car une morsure de solifuge sur le cou avec le gonflement qui en résulte peut être dangereuse. Mais mon appétit avait disparu.

Je n'arrivais pas à me débarrasser de l'idée que l'animal pouvait se cacher quelque part sur le tapis ou entre les innombrables coussins, à la recherche de sa prochaine victime. Peut-être moi... ?

8 JUIN 1956

Mon hôpital m'inquiète. C'est du bricolage et de l'argent jeté par la fenêtre. Avec un peu de réflexion, beaucoup de choses auraient pu être mieux conçues.

Un bâtiment de plain-pied à toit plat construit sur les vestiges des murs de l'ancien hôpital. Il manque des fondations solides. Lorsqu'il pleut, l'eau s'infiltre dans les murs et détache le crépi. Le toit n'est pas étanche à la pluie. Dieu merci, il ne pleut pas souvent.

Mais le pire, ce sont les cours. Toutes les pièces donnent directement sur une cour extérieure, sans être protégées par un couloir. Il y a trois de ces cours, objets de mes préoccupations. Elles ne sont pas cimentées, donc toujours sales. Quand il pleut, elles se transforment en bourbier. Lorsqu'il fait sec, elles sont recouvertes d'une couche de poussière d'un centimètre d'épaisseur. Chaque rafale de vent transporte la poussière dans toutes les pièces, y compris la salle d'opération, qui ouvre également directement à l'extérieur et dont les portes ne sont pas étanches du fait de la forte chaleur. À chaque pas, on salit à nouveau. Dans ces conditions, un travail sérieux est inenvisageable.

J'ai souligné au Ministère la nécessité d'un sol en ciment lavable pour ces cours. Rejeté comme trop coûteux. L'autorité sanitaire française de Rabat est accusée à juste titre d'avoir construit de véritables « palais de la santé » dans les grandes villes du Maroc, des hôpitaux avec tout le luxe imaginable. Ces bâtiments de Casablanca, Rabat, Meknès et Fès ont englouti d'énormes sommes et il n'y avait plus d'argent pour le « Bled », l'arrière-pays. Compte tenu des distances énormes dans ce pays, il serait pourtant important de créer des centres plus petits qui permettent au moins un travail un tant soit peu correct. Je place mes espoirs dans la nouvelle autorité sanitaire marocaine.

Mes patients doivent traverser une cour pour aller aux toilettes. Ils font cela pieds nus, puis ils retournent se coucher. Comment pouvez-vous garder le linge de lit propre dans ces conditions ?

De plus, il n'y a pas d'eau chaude. On m'a certes installé un coûteux appareil sur le toit de l'hôpital, qui utilise la chaleur du soleil pour produire de l'eau chaude en faisant couler l'eau sur des plaques chauffées par le soleil. Ce système serait tout à fait suffisant pour alimenter une maison en eau chaude en climat chaud. Le problème, c'est juste que l'appareil sur mon toit est plus haut que le réservoir d'eau de Goulmima, et donc malheureusement ne se remplit jamais d'eau !

Les toilettes sont un chapitre à part. Il y en a six, trois pour les hommes, trois pour les femmes. Des toilettes « à la turque », comme on en trouve en Italie. Malheureusement, la chasse d'eau est fixée sur le côté, ce qui conduit à des malentendus chez mes patients. Je me suis étonné que les chaînes du système de chasse d'eau soient continuellement cassées, jusqu'à ce que je remarque que les gens croyaient que ces chaînes avec poignées étaient faites pour se tenir, un peu comme les poignées dans un autobus. De plus, les hommes effectuent également le petit besoin en position accroupie. Uriner en position debout est considéré comme hautement inconvenant. Bien sûr, mes chasses d'eau ne peuvent pas résister à pareils traitements. Un Berbère est venu vers moi très énervé, tenant une poignée arrachée à la main, et s'est plaint que le truc ne valait rien ; la chaîne a cédé sous son poids, il a glissé en pleine action et il est tombé dans les toilettes ! Quand j'ai surpris quelqu'un d'autre en train de se laver les mains et le visage sous la chasse d'eau, j'ai décidé de me passer de cet outil de la civilisation à Goulmima pour le moment et j'ai fait démonter les chasses d'eau. Les toilettes sont désormais nettoyées avec un tuyau par Mouloud, mon « homme à tout faire ».

Le pire de tout, cependant, est la coutume berbère d'utiliser des cailloux au lieu de papier toilette ! Il n'y a rien à faire à ce sujet, ni la persuasion, ni les menaces. Où est-ce que les Berbères trouveraient du papier toilette chez eux ? Un caillou, ça se trouve n'importe quand et n'importe où. Il ne jure que par son caillou et est absolument convaincu de son utilité. Pour moi, c'est moins le cas, car les toilettes de l'hôpital sont bouchées chaque jour par un véritable tas de cailloux.

Mes Berbères trouvent extrêmement drôle que les Européens construisent de petites maisons réservées spécialement à certains usages. Ils sont habitués à aller derrière le rocher ou le palmier le plus proche pour ce faire. Quand j'ai attrapé le premier patient dans la cour de l'hôpital, faisant sa grosse commission appuyé contre le mur de la salle d'opération, ça a bardé, naturellement. Le pauvre n'était visiblement pas conscient qu'il était coupable, et me salua même amicalement quand j'entrai dans la cour, sans se déranger. Il a été solennellement annoncé que seules les six petites pièces avec un trou dans le sol pouvaient être utilisées à certaines fins.

Depuis, ça marche.

11 JUIN 1956

Un jeune enseignant de Tinejdad me raconte l'histoire suivante : mercredi dernier, j'ai soigné un garçon de sa classe pour une blessure à la jambe. Le lendemain, l'enfant est venu à l'école sans pansement. Son père lui avait interdit de garder le pansement, car il était fabriqué par un roumi infidèle et provoquerait sans aucun doute la vengeance des *djnouns* sur lui et sur toute la famille.

Il perdrait sa jambe s'il portait le pansement plus longtemps. L'enfant retira docilement le bandage.

Je me souviens bien du garçon. Il est arrivé le dernier à la consultation. J'étais déjà dans la voiture, mort de fatigue et épuisé par le travail et la chaleur. Il est venu à moi en toute confiance et je suis ressorti pour le soigner, même si je pouvais à peine tenir sur mes jambes à cause de la fatigue.

J'aurais pu m'éviter cette peine. Un père ignare lui a ordonné de retirer à nouveau le pansement. Pas la peine de s'énerver. Derrière tout ça, je suis sûr qu'il y a un guérisseur, dont je suis le concurrent.

Ces gens ont besoin de beaucoup d'amour. Beaucoup d'amour et plus encore de patience. Sinon, changez de boulot.

12 JUIN 1956

Retour chez les Aït Atta. Encore des dizaines de bébés négligés. Des êtres maigrelets et pitoyables, couverts de saleté, avec d'énormes ventres et une ossature rachitique. Souvent, les jambes sont enflées jusqu'au genou. Ceci est lié aux carences chroniques en vitamines et protéines auxquelles ces enfants sont exposés. La femme berbère n'a aucune idée de la façon dont les enfants en bas âge doivent être nourris. Elle allaite son enfant jusqu'à l'âge de deux ans, et j'ai même vu des nourrissons de quatre ans. Il n'y a pas de transition du lait maternel à la nourriture normale. Le petit se nourrit de ce qu'il trouve : quelques dattes séchées ou un quignon de pain. À quoi il faut ajouter des quantités d'eau polluée, celle qui coule lentement dans les canaux de terre et est utilisée pour irriguer l'oasis.

Bêtes et hommes boivent de cette eau, bêtes et hommes se baignent et urinent dans cette eau, le linge sale est lavé dans cette eau. D'innombrables petits animaux, sangsues, escargots, serpents et crapauds vivent dans et autour de cette eau, sans parler des bactéries ! La *séguia* - c'est le nom de ce canal - est l'artère vitale de l'oasis. Les gens, les animaux et les plantes en vivent. La diarrhée infantile en vit également.

Il reste encore beaucoup de pédagogie à faire. Mais les Berbères ne jurent que par leur eau...

Je me souviens d'un garçon d'environ douze ans que j'ai pris une fois dans ma voiture lors d'un long trajet. Pendant une halte, je l'ai vu boire à une *séguia* complètement polluée, qui était presque entièrement recouverte d'algues vertes et qui grouillait de petits animaux. Je n'ai pas supporté de voir ça et je lui ai donné une gorgée de la bonne eau minérale de ma bouteille. Une heure plus tard, le garçon a vomi parce qu'il avait le mal des transports. Sa première réaction : « Bien sûr j'ai mal au cœur à cause du truc que j'ai bu dans ta bouteille ! »

Une Aït Atta vient avec une fillette d'environ deux ans. Du pus épais suinte des deux oreilles de l'enfant, un régal pour des dizaines de mouches. En y regardant de plus près, je remarque qu'en même temps que le pus, une substance blanche bizarre et friable sort de l'oreille. Le pavillon, également couvert de substance blanche, est à moitié brûlé et comme rongé, couvert de blessures profondes et irrégulières et de pus sanglant. Le pli derrière le pavillon est également une unique plaie purulente.

Une odeur étrange monte au nez. Au début, je me dis que la vieille femme a traité les oreilles de son enfant avec la poudre insecticide D.D.T. Mais c'est pire : c'est du carbure !

La femme nous avait probablement vus une fois saupoudrer de petites plaies avec de la poudre blanche de sulfamides.

Ce que le Toubib peut faire, je peux le faire aussi, a-t-elle pensé. Et pendant six semaines, elle a traité l'otite moyenne purulente de son enfant avec du carbure, comme celui utilisé dans les lampes à acétylène. Lorsque le carbure, mêlé de pus, de sang et de sueur, a eu dévoré la moitié des oreilles de l'enfant, elle a eu l'idée de laisser la suite du traitement au Toubib.

Sekou et moi traitons minutieusement les oreilles de la petite. La mère se tient à côté et nous regarde avec scepticisme, pas aussi convaincue de l'utilité de notre travail qu'on pourrait l'imaginer.

Puis elle prend l'enfant, hop, sur son dos, noue la couverture devant sa poitrine et s'en va. Et elle a déjà disparu entre les palmiers.

« Vous les Aït Atta, si vous saviez comme je vous aime ! Même si vous traitez les oreilles purulentes de vos enfants avec du carbure. »

18 JUIN 1956

Les piqûres de scorpion et les morsures de solifuge font désormais partie de la vie quotidienne à l'hôpital.

Chaque nuit, au moins trois ou quatre Berbères attaqués par ces animaux viennent se faire soigner. Les gens d'ici dorment en plein air la nuit sur les toits plats de leurs maisons en terre. Là, ils sont bien sûr des proies faciles pour toutes les bestioles.

Dans notre construction en pierre, nous souffrons également de ces animaux. Il ne se passe pratiquement pas un jour sans qu'on tue un solifuge ou un scorpion dans la maison, généralement en fin de soirée dans la chambre à coucher qui ouvre par une large porte directement sur la terrasse côté jardin.

Les animaux, se sentant repérés, commencent à courir frénétiquement à travers la pièce, changeant constamment de direction. Chez Nicole et moi, cela déclenche de sauvages danses de Sioux pour ne pas être piqués ou mordus aux jambes nues. Un lancer de chaussures bien ciblé reste le meilleur moyen de mettre fin à ce terrible combat. Nicole a déjà atteint une véritable maîtrise en la matière.

Mais ces scènes de chasse du soir avec éclairage à la lampe à pétrole n'aident pas exactement à induire le sommeil...

23 JUIN 1956

Avec Nicole dans le Haut Atlas. Il fait nettement plus frais et plus agréable ici qu'en bas dans la plaine chaude de Goulmima. Comme j'ai donné congé à Assou, je conduis la voiture moi-même, non sans effort. Vingt fois il faut traverser la rivière, la piste est difficile et fatigante comme toujours. Deux cents kilomètres par jour, et on en a plein le dos !

À Assoul, un jeune Berbère amène sa « belle-sœur » à la consultation pour la faire examiner. La patiente est une enfant de douze ans. Mariée depuis un an. Là-haut dans les montagnes, à des centaines de kilomètres de Goulmima, il n'y a bien sûr pas d'examen médical d'aptitude conjugale. Il y a trois mois, elle a donné naissance à un garçon décédé quelques heures après sa naissance. Depuis, elle est malade. Elle est maigre, étonnamment pâle, et a des douleurs si fortes à la jambe droite qu'elle boite. Depuis trois mois, elle mouille régulièrement sa couche et parfois aussi ses vêtements.

L'examen révèle un corps d'enfant, une anémie sévère, un abdomen très sensible à la pression, un utérus large et douloureux, des ovaires enflammés des deux côtés, une hypersensibilité de la région lombaire à la percussion, une impossibilité totale de retenir l'urine.

Dans quel état se trouve le cœur de cette enfant, je ne saurais pas le dire. L'âme ne se laisse ni palper ni percuter.

Un accouchement mort-né, une fillette abîmée pour toujours avant même de devenir une femme : les tristes fruits des mariages d'enfants.

28 JUIN 1956

La chaleur croissante entraîne un déclin effrayant des capacités. Lorsque vous vous levez le matin, vous êtes en fait déjà fatigué et vous aimeriez vous recoucher tout de suite. Après la douche matinale, vous vous sentez mieux pendant un moment, mais à onze heures vous êtes épuisé. La fin de la consultation est une délivrance. Perte totale d'appétit, juste soif.

L'oasis est comme morte. Ce n'est que le matin et le soir qu'il y a un peu de vie sur la place. Pendant la journée, personne ne va sous le soleil de plomb sans raison impérieuse.

Parmi les Européens, ceux qui pouvaient le faire d'une manière ou d'une autre ont quitté Goulmima, en particulier les familles avec enfants, qui ne supporteraient pas ce climat.

Les trajectoires des étoiles dans l'univers obéissent aux mêmes lois physiques que les stries de lait dans notre café quand on le remue. J'ai lu ça récemment.

Sur la piste vers Tilouine, je repense à ça : nous levons les yeux vers les étoiles avec étonnement, cherchant en vain un sens et un concept. Peut-être y a-t-il un géant infiniment grand assis là-haut, loin au-dessus de nous, en train de remuer le lait dans son café du petit-déjeuner. Pour nous une éternité, pour lui seulement un instant bref et insignifiant.

30 JUIN 1956

Consultation à Tadighoust, à 20 kilomètres au nord de Goulmima. Puis je visite un ksar près de Tadighoust que je ne connais pas encore. Il a un nom imprononçable. (NdT : il s'agit probablement de Mmouy.) Mon objectif est d'entrer en contact avec les habitants du ksar. À ma grande surprise, je vois que je ne suis absolument pas un inconnu pour les gens. L'accueil est extrêmement sympathique.

On me montre un homme, couvert de haillons, couché dans un coin. Ses deux jambes sont enveloppées de chiffons sales. Un jeune Berbère m'explique que l'homme a subi il y a quatre ans de graves brûlures aux deux pieds, qui n'ont pas été soignées depuis.

Quand je me penche pour desserrer les « pansements », une odeur pestilentielle monte vers moi. Les chiffons sont imbibés de pus. Lorsqu'ils sont retirés, d'horribles plaies couvertes de pus apparaissent, recouvrant les jambes jusqu'à mi-mollet. Dans ces blessures grouillent des centaines d'asticots blancs...

Assou, qui m'aide, s'enfuit et regarde par-dessus un mur les verts palmiers de l'oasis pour ne pas vomir.

Je mets un pansement de fortune aussi vite que possible, car je suis aussi sur le point de vomir. Le pus avec des vers par 45° à l'ombre, c'est trop, même pour moi qui ai l'estomac solide.

Nous chargeons le patient dans la voiture pour l'emmener à l'hôpital de Goulmima. Pendant que nous roulons à travers la plaine poussiéreuse et brûlante, ça pue tellement dans la voiture que nous attachons des mouchoirs sur nos visages et mettons des feuilles de menthe sous notre nez. Les Berbères, qui conduisent tranquillement leurs ânes chargés au souk au bord de la piste, s'arrêtent effrayés à notre vue. Ils nous prennent sûrement pour des bandits masqués.

1er JUILLET 1956

Les nuits tropicales peuvent être vécues de manières très différentes.

Au cinéma, par exemple, comme ceci :

Là, des serviteurs empressés et stylés portent des boissons glacées sur d'immenses terrasses sur lesquelles des messieurs en vestes légères parlent d'affaires louches autour d'un whisky. L'inévitable ventilateur tourne au plafond, les yeux de la ravissante diva sont voluptueusement exotiques et les lèvres de son partenaire incroyablement viriles. Personne ne transpire, seul un gros homme essuie sans cesse la sueur de son front, conformément au scénario. Il est question d'amour et de beaucoup, beaucoup, d'argent. Personne n'a peur d'attraper une mycose, la diarrhée, ni même une cirrhose du foie.

Ou dans les romans :

L'action se déroule le plus souvent à Hawaï ou à Tahiti, avec des filles-fleurs qui jouent de la guitare tout le temps en chantant des airs mélancoliques, tandis que sous un éternel ciel étoilé le bruissement des cocotiers s'unit aux vagues des mers du Sud sur une mélodie envoûtante. Des types extraordinaires saisissent leurs fusils à chaque instant, avec la ferme intention de s'entre-tuer. À l'aube, le plus magnifique d'entre eux s'enfuit en cachette dans la jungle avec une beauté à la peau sombre pour commencer une nouvelle vie. Dans ce contexte, personne ne songerait à prendre un bain de pieds froid ou à se mettre un sac de glace sur la tête.

Mais on peut vivre des nuits tropicales pour de vrai, par exemple à Goulmima :

Pour commencer, toute la journée vous vous réjouissez à l'idée de la fraîcheur qu'il fera le soir. Avec la conscience professionnelle d'un concierge viennois, vous mettez du D.D.T. sous les portes, dans le vain espoir que les affreux insectes trouveront un endroit pour dormir ailleurs que dans votre propre chambre à coucher. Fatigué et épuisé, vous vous laissez tomber dans un fauteuil, lorsque vous remarquez qu'un solifuge gros comme le poing court vers vous. Vous le dézinguez par un lancer de chaussures bien ajusté et espérez avoir un peu de repos jusqu'à ce qu'un scorpion vous rappelle à nouveau que vous vivez en Afrique. Mort de fatigue, avec des maux de tête et des vertiges, vous tombez sur le lit et vous êtes si crevé que mille araignées géantes ne pourraient plus vous faire bouger. Il n'est pas question de vous endormir, il fait bien trop chaud pour ça.

Après deux heures à attendre en vain le sommeil et le centième changement de position, vous décidez de prendre une douche.

Vous vous levez, allumez une bougie, car il n'y a pas d'électricité la nuit, marchez, précautionneusement pour ne pas écraser un animal répugnant, jusqu'à la salle de bain, où, une fois de plus, aucune eau ne coule.

De dépit, vous décidez d'arrêter de vous soucier de votre estomac et de votre silhouette, mais plutôt de boire une bonne bière, puis de constater, à partir des bouteilles vides, que c'est déjà votre sixième et de vous recoucher. Et si vous pensez pouvoir dormir maintenant, erreur ! Il fait trop chaud pour ça.

Alors vous essayez l'autosuggestion. Imaginez que vous avez froid, souffrez de pieds gelés ou traversez le pont du Danube dans une tempête de neige. Vous constatez vite que ça ne sert à rien.

Mais vous avez atrocement soif. Vous vous levez, allez - avec la bougie, bien sûr - dans la cuisine, buvez un litre de jus de fruits d'un seul trait, sentez que ça vous donne des brûlures d'estomac, et vous vous rallongez.

Pas pour dormir, mais pour rêver. Exécutions, contrôles de maths, naufrages et morts dansent une ronde macabre à l'érotisme enivrant. Je suis convaincu que les contes des Mille et Une Nuits ne doivent leur existence qu'à des cauchemars répétés lors des nuits chaudes, avec une fonction gastro-intestinale altérée.

À quatre heures du matin, vous vous réveillez et constatez que vous gelez.

Eh bien, ce n'est pas agréable non plus. Les brûlures d'estomac sont à leur maximum. Vous prenez une cuillerée de bicarbonate, mettez un drap et décidez de vous reposer enfin.

Un instant après, Haddi franchit la porte avec le petit déjeuner, l'horloge indique huit heures, le thermomètre 35° et un soleil d'enfer brille à nouveau dehors.

Vous êtes fatigué comme une bête. Une nouvelle journée chaude commence...

4 JUILLET 1956

Visite du ministre de la Santé à Goulmima. Malgré la chaleur, tout s'est déroulé à merveille. Selon la coutume marocaine, le ministre a été accueilli devant l'hôpital par les enfants avec du lait et des dattes. Les dignitaires des tribus sont venus le saluer. Dans leurs discours, ils ont exprimé leur joie de sa visite et leur satisfaction à mon égard. Visiblement, le ministre a été impressionné favorablement et m'a promis son plein appui dans tous les domaines.

Trois choses qui me tenaient particulièrement à cœur ont été décidées sur-le-champ. La grande cour de l'hôpital, source permanente de malpropreté, sera équipée d'un sol lavable. Un dispensaire sera construit à Touroug. Cela fait de mon vieux rêve une réalité ! Troisièmement, il y a une dotation spéciale de mille tubes de pommade à l'auréomycine afin de pouvoir agir efficacement contre les maladies oculaires dans le sud-est de ma région, chez les Aït Atta.

Le nouveau gouvernement marocain n'oublie pas l'arrière-pays !

5 JUILLET 1956

La chaleur augmente de jour en jour et commence à devenir insupportable. Le moindre mouvement demande un effort surhumain. Vous réfléchissez à trois fois avant de faire quelque chose. Dans l'après-midi, nous restons allongés comme morts dans la chambre obscurcie, exténués par les trois heures de travail du matin. On ne peut retourner au travail que le soir.

Nous consommons des litres de jus de fruits.

6 JUILLET 1956

Je vais chercher une fille nomade de douze ans à Amellago qui a été mordue par une vipère à cornes hier. Malgré le sérum antivenimeux, l'enfant est dans un état extrêmement critique. La jambe gauche est enflée jusqu'à la hanche à en être déformée et va du bleu au noir. L'excitation et le délire alternent avec des crises comateuses. Il faut parfois trois hommes pour maintenir l'enfant qui se débat dans son lit en hurlant de douleur. Puis vient à nouveau un sommeil profond et inconscient. La circulation est très mauvaise.

J'essaie tous les traitements possibles pour qu'elle s'en sorte.

7 JUILLET 1956

La petite avec la morsure de serpent va mal. Les états d'excitation se sont certes améliorés, mais la circulation et l'état de la jambe sont extrêmement inquiétants. La douleur est presque insupportable malgré les calmants.

Elle ne pourrait pas survivre à une amputation pour le moment. Je crains que la fin ne survienne ce soir.

L'après-midi je suis avec Assou à Aghbalou-n-Kerdous, à 70 kilomètres de Goulmima, dans les montagnes de l'Atlas, pour traiter quelques malades.

L'ancien poste militaire français est solitaire et déserté. Des stèles commémoratives, auxquelles sont attachées les hélices pliées des avions écrasés, rappellent la mort héroïque des pilotes français lorsque cette zone a été conquise par les Français lors de combats acharnés en 1932. Aujourd'hui, on ne voit plus de Français ici. Sic transit gloria mundi.

Ces dernières années, Aghbalou a servi de camp d'internement pour des membres importants du mouvement de libération qui avaient déclenché la lutte contre la France. Certains des ministres actuels à Rabat ont passé des mois ici derrière les barreaux.

Un jeune homme me guide à travers les pièces du poste abandonné. Tout est vide et désolé. Ici et là quelques vieilles chaises cassées, un lit branlant, un miroir oublié. Nous entrons dans la maison d'hôtes. Elle est complètement vide. Dans l'une des pièces, une boucle en fil de fer est accrochée à une des poutres au milieu du plafond. « Qu'est-ce que c'est que ça ? », demandé-je. Le visage de mon jeune Berbère devient sérieux. « C'était la chambre de torture. Ici, en 1954, des policiers de Meknès ont suspendu des Berbères de la région qui appartenaient au mouvement de libération, par les pieds, nus, la tête dans un seau d'eau, pour les battre. »

8 JUILLET 1956

La petite Aïcha mordue par un serpent va un peu mieux. Nous enlevons la perfusion qui fonctionnait depuis 48 heures.

10 JUILLET 1956

L'état d'Aïcha est satisfaisant. À l'exception de l'avant-pied, la jambe est pratiquement désenflée et d'une teinte normale. Les états d'excitation ont complètement disparu, la circulation est largement améliorée. Elle mange avec appétit et ne souffre presque plus.

La chaleur est insupportable. Un télégramme de chez moi : ma famille s'inquiète pour nous, car je n'ai pas envoyé de courrier depuis des semaines. La raison est simple. Je suis trop fatigué pour écrire. Chaque ligne est une épreuve, une lettre, un effort surhumain que l'on remet sans cesse au lendemain.

12 JUILLET 1956

La chaleur étouffe le pays comme une cloche invisible et paralyse toute vie. Parfois, on se sent desséché, momifié vivant. Heureusement, c'est une chaleur sèche. Une chaleur humide serait encore beaucoup plus pénible.

À propos, il existe une sorte de seuil de douleur à 37 degrés à l'ombre. Jusque-là, ça va. Plus de 37° à l'ombre, cela devient désagréable. Nicole le ressent aussi. Peut-être est-ce lié à la température corporelle ?

Un deuxième seuil de douleur, je trouve, est à 47 degrés à l'ombre. À Erfoud, au Tafilalet, j'ai connu du 50° à l'ombre. C'est mortel. J'espère que mes deux reins, made in Austria, tiendront le coup !

19 JUILLET 1956

Cela fait plus d'un an que Nicole et moi vivons dans une oasis. Il existe quelque chose comme un « syndrome de l'oasis ».

Une expérience psychogéographique très spécifique. D'une part, c'est un sentiment d'être abandonné, d'être perdu, d'autre part un sentiment de sécurité, même de confort. Comme dans un refuge de montagne quand il neige dehors.

Le syndrome de l'oasis est surtout comparable à l'expérience à bord d'un navire. La sensation d'être sur une île flottante. Exposée, mais sûre. Surtout, bien délimitée du reste du monde. Dans un cas, c'est l'eau, dans l'autre le désert.

Oui, le désert a des points communs avec les montagnes et la mer. Sublime et beau, mais aussi brusquement dangereux et fatal.

Cet isolement est une expérience très forte. Il n'y a pas de transition entre l'oasis et le désert, mais une frontière nette. L'oasis se termine avec une précision au centimètre. Au-delà c'est le désert.

Quand, enfant, je lisais dans la Bible que Jésus sortait dans le désert, je me suis souvent demandé ce que c'était, « sortir dans le désert ».

Maintenant je le sais. Vous sortez vraiment « dans le désert » comme vous « sortez » d'une maison. Sans transition. Précis au centimètre près. Vous êtes soit à l'intérieur, soit à l'extérieur. Vous pouvez avoir un pied dans l'oasis et l'autre dans le désert.

Cette caractéristique est typique de la géographie du Maroc. Le Haut Atlas commence également « au mètre près ». Idem pour le Djébel Ougnate ou le Djébel Saghro. C'est ce qui rend ce paysage si clair et intelligible.

Nous ne connaissons pas cela en Europe. Les Alpes ne commencent pas « au mètre près ». Vous roulez d'abord pendant une heure à travers les contreforts des Alpes jusqu'à ce que les choses deviennent vraiment sérieuses avec les montagnes.

13 SEPTEMBRE 1956

Lorsque Sekou Ouidani, mon infirmier à Mellab, m'a demandé avant-hier si je voulais assister à un mariage nomade, j'ai bien sûr tout de suite accepté ; je sais bien que jusqu'à présent, seuls quelques Blancs ont eu le privilège de participer aux festivités de ces tribus non sédentaires.

Les nomades forment la partie la plus originale de la population de ma région. Ce sont des Berbères appartenant à la tribu des Aït Morghad. Ils parcourent l'ouest du Sahara avec leurs troupeaux de chameaux, plantent leurs tentes une fois ici, une fois là, dans une perpétuelle recherche d'eau et de nourriture pour eux-mêmes et leurs animaux. Ils restent rarement au même endroit plus de deux semaines, puis reprennent leur errance.

On les voit rarement dans l'oasis. De temps en temps, on rencontre l'un d'eux au souk, le marché hebdomadaire. Posément, il regarde les marchandises exposées et réfléchit longtemps avant de se décider à acheter une pièce de tissu ou une cruche en terre.

Le nomade est une personne calme et pondérée ; dans ses yeux clairs il y a l'immensité du Sahara, dans ses gestes l'orgueil du vieux Berbère, qui se sent à juste titre roi du désert. Un roi dont le royaume ne connaît pas de frontières...

Le père de Sekou a été nomade pendant trente ans de sa vie, jusqu'à ce qu'il s'installe à Goulmima et devienne un homme respecté dans l'oasis.

Mais son frère, Moha ou M'Bark, est resté nomade. Il possède l'un des troupeaux les plus importants de la région et le terrain qu'il parcourt s'étend du Haut Atlas jusqu'aux profondeurs du Sahara. Il est à la tête d'une nombreuse famille qui plante ses tentes tantôt dans la plaine d'Ifegh, tantôt dans la région de Tarda ou encore plus au sud dans le Djébel Ougnate.

Et voilà que le vieux Moha ou M'Bark s'est mis d'accord avec Ou Saïd, le chef d'une autre famille nomade, pour que son fils Assou prenne la belle Hadda, la fille d'Ou Saïd, comme épouse.

Comme le jeune marié est un cousin de mon infirmier Sekou et que celui-ci était bien sûr invité à la fête, c'était pour moi aussi l'occasion rêvée d'assister à cette noce.

À dix heures du matin, nous sommes installés dans la Jeep, prêts à partir : Sekou Ouidani, qui doit nous montrer le chemin, Ali ou Assou, comme interprète et Haddi, mon cuisinier, qui est également là. Lui aussi est en quelque sorte apparenté aux nomades par Mahma, la femme de son frère.

Mon thermomètre indique 42° degrés à l'ombre. En Europe, par cette chaleur, il n'y aurait pas un chat dehors ; ici, c'est la température de voyage habituelle.

Dès que nous quittons la protection de l'oasis, la chaleur augmente sensiblement. L'air chaud vibre sous nos yeux. S'il faisait 42° à Goulmima, ici dans le désert, il fait certainement 45 ou 48 degrés.

La piste est de pire en pire. Notre Jeep saute sur les pierres rondes comme un cabri et nous ne progressons que lentement. De plus en plus souvent, le terrain impraticable m'oblige à rouler au pas. Un soleil implacable tape sur nos têtes et j'enfonce mon chapeau très bas sur mon front pour protéger mes yeux de la lumière éblouissante.

Sekou à mes côtés me montre le chemin avec des gestes silencieux. La façon dont les autochtones trouvent leur chemin dans ces régions restera toujours un mystère pour moi. Il me guide à travers l'interminable haut plateau avec l'assurance d'un somnambule ; tantôt c'est un grand détour pour éviter une dune, puis la traversée d'un lit d'oued asséché depuis des lustres ou le contournement d'un massif rocheux égaré dans le paysage. Sans pratiquement dire un mot. Puis Sekou me prend par le bras et me fait signe d'arrêter la voiture et de descendre. Au début, je pense que c'est une mauvaise blague, mais c'est on ne peut plus sérieux.

« Descends, Toubib, la voiture ne peut pas plus passer ici, il faut continuer à pied. » Résigné à mon sort, je saute de la Jeep.

Quand je vois Sekou, le grand Berbère, cavaler tranquillement comme s'il était en train de faire sa promenade du soir, je proteste vigoureusement :

« Écoute, Sekou, si tu veux que je rejoigne ta famille vivant, alors tu dois ralentir le rythme. À ce train-là, je n'atteindrai pas la prochaine colline. » Il sourit avec indulgence, ralentit son pas et je vois avec satisfaction qu'Ali et Haddi souffrent également de la chaleur à mes côtés.

« Ce n'est plus très loin, Toubib, essaie Sekou pour me remonter le moral, pas plus d'une demi-heure ! »

Il doit avoir raison. C'est vrai que ce n'est plus très loin. Il nous conduit maintenant sur une colline tabulaire et je m'arrête, soulagé, car devant nous, dans un creux, une dizaine de points noirs se détachent sur le sol jaune : les tentes des nomades !

Et au-delà, à l'horizon, des chameaux. J'en compte, dix, vingt, trente, puis j'arrête de compter et me contente d'en estimer le nombre. Ils pourraient bien être dans les quatre cents !

J'avoue que j'ai un faible pour les chameaux depuis ma tendre enfance. En Autriche, je ne les connaissais que par les paquets de cigarettes et de temps en temps au cirque. Ils avaient toujours l'air d'avoir le mal du pays ou des maux d'estomac.

C'est dans le désert qu'il faut observer les chameaux. On comprend ainsi pourquoi ils ressemblent à ça et pas à autre chose. En un sens, ils ne sont plus faits pour notre époque mouvementée. Ils sont trop lents et bien trop grands. Quand ils défilent à l'horizon, balançant la tête, ils ressemblent à des dinosaures oubliés de la préhistoire. Ils sont un anachronisme, comme le désert lui-même, et c'est pourquoi ils s'y adaptent si bien.

La proximité de notre but me donne un nouveau courage. Comme le corps humain est influençable ! La soif, la chaleur et la fatigue sont presque entièrement oubliées. Nous nous dépêchons de descendre la rive escarpée d'un oued sec et nous nous dirigeons à travers le lit de gravier vers les tentes.

Notre arrivée n'est pas passée inaperçue là-bas. Des Berbères en djellaba blanches apparaissent à l'extérieur, mettent la main en visière et pointent leur bras tendu vers nous. Puis un jeune homme se détache du groupe devant la plus grande tente et vient à nous d'un pas vif.

Quelques minutes plus tard, il arrive essoufflé devant nous et me tend les deux mains. « Salam aleikum! Le Cheikh, Moha ou Hammou, m'a envoyé pour vous dire combien il est heureux de voir le Toubib de Goulmima sous ses tentes ! »

« Dites à Moha ou Hammou que j'apprécie l'honneur d'être parmi ses invités aujourd'hui », réponds-je.

« Que les bénédictions d'Allah descendent sur toi ! » Sur ce, le jeune Berbère s'incline et se précipite vers les tentes aussi vite qu'il est venu.

Seules quelques centaines de pas nous séparent de la première tente. Maintenant on voit que ça s'agite là-bas à cause de l'arrivée des invités. Des hommes sortent et nous regardent. Derrière eux, des femmes parlent en gesticulant et pointent le doigt dans notre direction. Des garçons, avec une drôle de petite natte qui pend de leur tête rasée, jettent un œil curieux par-dessous la toile noire.

Dans une autre tente plus à droite, on entend le son du tambour et des chants.

Puis deux hommes viennent à nous. Sekou me dit rapidement que celui de gauche est Moha ou M'Bark, le père de l'époux, et celui de droite Moha ou Hammou, le Cheikh de la tribu.

Je serre la main du Cheikh. Il tient la mienne fermement à deux mains et me parle avec des gestes chaleureux. Je n'en comprends pas un mot, bien sûr ! Il est grand, maigre, environ cinquante ans ; des yeux clairs et perçants dans un visage tanné par le soleil, une courte barbe noire. Noué autour de sa tête, il porte un grand turban blanc dont l'extrémité retombe sur son épaule comme un foulard. Une apparence majestueuse ; digne et fier, mais ouvert et sympathique dans le regard et la façon d'être.

Quand il a terminé son discours de bienvenue, je demande à Ali de traduire à quel point je suis heureux d'être son invité et de séjourner sous sa tente.

Puis je serre aussi la main de Moha ou M'Bark et nous marchons lentement vers la tente. Elle est plus haute qu'un homme en son milieu, mais descend à environ un mètre sur les côtés. Les parois latérales sont absentes.

Le sol est jonché de tapis rouges. Nous enlevons nos chaussures et nous nous asseyons sur le tapis.

À gauche devant moi, de l'autre côté de la tente, un vieux Berbère prépare le thé sur un petit *canoun* en terre cuite. Avec un soufflet en peau de chèvre, il attise le charbon de bois et pose la bouilloire dessus. Bientôt, ça chante gaiement sous le couvercle. Il verse posément l'eau bouillante dans la théière, ajoute du thé vert et de la menthe fraîche, prélève quelques morceaux de sucre blanc du pain de sucre et les met lentement dans la théière. Puis il place les verres en demi-cercle devant lui sur un plateau rond en cuivre. Quand il pense que le thé a suffisamment infusé, il en verse un peu dans un verre d'un geste d'une élégance inimitable. Il goûte pensivement, ne le trouve pas encore assez fort et le reverse dans la théière. Le manège se répète encore trois ou quatre fois avec le même calme et la même solennité jusqu'à ce que le vieil homme soit enfin satisfait de sa boisson. Alors il dépose un verre de thé chaud et fumant sur le tapis devant chacun de nous.

Nous commençons à boire le thé selon le rituel.

J'ai souvent constaté que lorsque l'on est épuisé par la chaleur et la soif, un verre de thé à la menthe brûlant fait merveille. Dans tous les cas, ce thé est bien supérieur à nos boissons glacées. Des quantités relativement faibles suffisent pour vous remettre sur pied.

Alors je sirote mon thé avec plaisir et profite à nouveau de la sensation de sentir revivre mes membres. Le premier verre est suivi d'un deuxième, puis d'un troisième, selon la coutume. Pas un mot n'a encore été prononcé.

Le nomade est un homme courtois. Que l'invité se remette d'abord des rigueurs du voyage, la journée est longue, il sera toujours temps de parler !

De la tente voisine, à deux cents pas de nous, monte le son étouffé du tambourin, le battement régulier des tambours en peau de chèvre et le chant monotone des danseurs.

Alors le Cheikh me regarde avec ses yeux clairs, sourit silencieusement, presque comme pour s'excuser, et dit : « Là-bas, les jeunes dansent. »

Il pose un nouveau verre de thé devant moi et me demande : « Toubib, as-tu fait un bon voyage ? » Je dis oui, mais j'avoue que la chaleur m'est vraiment pénible.

Il sourit :

« Tu n'es pas habitué à la chaleur, Toubib, car tu viens d'un pays où il fait froid. Est-ce exact, Toubib ? »

« C'est exact, Cheikh. »

« Donc, il n'y a pas non plus de chameaux dans ton pays ? »

« Il n'y en a pas. »

Il ne dit rien, mais sirote lentement une gorgée de thé.

Il se dit probablement que je dois venir d'une région tout à fait pitoyable où il n'y a même pas de chameaux. Les chameaux sont la raison de vivre d'un nomade. Il ne peut pas imaginer un monde sans eux.

Mais mon pays ne semble pas s'en tirer trop mal, car il reprend tranquillement : « Mais il y a beaucoup de gens bons et sages dans ton pays. Cela aussi m'a été dit. »

« Il y a du bon et du mauvais, des sages et des imbéciles partout. »

« Tu as raison, Toubib, il y a du bon et du mauvais partout, des sages et des imbéciles... » répète-t-il, pensivement, et pesant chaque mot. Sur cette constatation, notre conversation semble être dans une impasse pour le moment.

Soudain, il semble s'intéresser à mon appareil photo.

Le moment est favorable et je demande donc : « Cheikh, puis-je prendre quelques photos de ta fête ? » Il répond calmement : « Pourquoi demandes-tu ? Tu es chez toi dans ma tente et tu peux faire ce que tu veux. »

Sekou me dit que je peux aussi prendre des photos de la mariée, ce qui est d'habitude strictement prohibé. Le Cheikh poursuit : « Je t'accompagnerai dans toutes les tentes et tu pourras prendre toutes les photos que tu veux. »

Puis il dit quelque chose que je ne comprends pas et que Sekou ne veut pas non plus me traduire. Sur mon insistance, j'apprends par Ali que, pour le Cheikh, nous, Européens, sommes des gens étranges : Allah nous a donné des yeux pour voir et un cœur pour se souvenir. Mais nous transportons avec nous un œil de verre dans un sac en cuir et faisons des images de papier qui remplacent notre mémoire.

Il n'a pas si tort.

Nous sommes assis ensemble depuis une bonne heure. De temps à autre, des hommes et des femmes magnifiquement parées, interrompant un moment leur danse, viennent nous voir depuis l'autre tente pour jeter un œil sur l'invité.

En fait, j'aurais bien envie de faire un tour maintenant et filmer un peu. Je serais particulièrement intéressé par les mariés, qui sont les héros de l'histoire et dont je n'ai pas encore vu la couleur. Mais Ali me retient : « Attends, Toubib, ce n'est pas encore le moment. Ils préparent le repas là-bas. Ça devrait être prêt d'une minute à l'autre. Après, tu verras les mariés. »

Effectivement, ça s'active beaucoup dans une tente juste en face de la nôtre. Une demi-douzaine de femmes s'occupent à préparer le repas. L'une fait tourner la meule, une autre pétrit de plates galettes rondes pour faire le pain, une troisième touille énergiquement dans une énorme marmite ; une grosse femme arrive avec une cruche d'eau, une vieille décharnée ajoute du bois dans le feu qui brûle dans un four de terre improvisé. Une faible colonne de fumée s'élève de la tente et une odeur bizarre nous parvient.

Une demi-heure plus tard, ça y est.

Le Cheikh, qui s'était levé pour vérifier que tout allait bien dans les autres tentes, se rassoit sur le tapis en face de moi. Un jeune Berbère apporte un plat en terre depuis la tente de la cuisine et le pose entre nous sur le tapis. Nous nous regroupons en cercle autour du plat. Un garçon apporte de l'eau chaude avec laquelle nous nous lavons les mains ; un autre apporte dans la tente un tas de petits pains ronds encore fumants. Chacun de nous en prend un et le pose sur le sol devant lui.

Dans le plat de terre, il y a une bouillie grise et chaude, l'incontournable couscous berbère. (NdT : il semblerait plutôt qu'il s'agisse, non pas de couscous, mais de *tarweit*, une bouillie de semoule de céréale, généralement de nos jours du maïs. Une sorte de plat de céréales qu'on pourrait comparer à de la polenta.)

J'en ai déjà mangé souvent. C'est parfois tout à fait délicieux, mais absolument pas comestible pour nous, à cause de la matière grasse utilisée. L'odeur qui s'en dégage ne m'inspire pas confiance ce coup-ci. Mais le pire est encore à venir...

En effet maintenant, un Berbère à la peau sombre apporte jusqu'à nous, très soigneusement et avec mille précautions, un pot venu de l'autre tente. Il semble contenir quelque chose de très spécial, car le Cheikh se lève personnellement pour prendre le pot. Il le hume longtemps, sourit de plaisir et s'approche de moi pour me mettre le pot sous le nez.

Il y a des moments qui restent gravés toute votre vie dans la mémoire. Et c'en est un !

À peine la violente odeur qui s'exhale du pot a-t-elle atteint mon nez, que me voilà pris d'une nausée subite et irrépressible.

Je fais l'impossible pour éviter un terrible impair, car manifestement le contenu est un régal berbère tout à fait exceptionnel. C'est un liquide gras brun foncé d'où s'échappe une odeur indescriptible et piquante, difficile à rendre avec des mots. (NdT : on pourrait comparer cette odeur à celle d'un Roquefort très fait.)

Tous les yeux sont rivés sur moi pour voir ce que je vais dire à propos de cette délicatesse (NdT : en allemand « Delikatesse », mets raffiné, friandise.)

Mais - aussi embarrassant que cela puisse être pour moi - je n'arrive pas à sortir un seul mot. Finalement, le Cheikh pose le pot par terre devant moi et Sekou m'explique solennellement : « Ça, c'est *oudi harran*. Mon oncle est réputé pour avoir le meilleur de tout le pays. »

« C'est quoi, *oudi harran* ? » demandé-je avec difficulté, craignant qu'une partie du contenu de mon estomac ne s'échappe à chaque mot.

« *Oudi harran*, c'est du beurre de chèvre. Celui-là, c'est du 10 ans d'âge. Il a été conservé pour cette fête pendant dix ans, dans une grande cruche, fermée hermétiquement par un morceau de toile. (NdT : *oudi*, c'est ce qu'on appelle généralement en français *smen* ou « beurre rance » ; *oudi harran* c'est du beurre rance « fort ».)

Du beurre de chèvre vieux de dix ans ! Déjà que je ne suis pas fan du beurre de chèvre... Et surtout quand il a été traîné à travers le Sahara sur un chameau pendant dix ans. D'après mon expérience, ici le beurre ne se conserve pas plus d'une journée. Donc, je calcule dans ma tête : il est déjà devenu immangeable trois mille six cent cinquante fois... Et je vois avec horreur le Cheikh verser maintenant cette graisse mille fois rance en un flot généreux sur le couscous que je suis censé manger.

Tous les participants ne tarissent pas d'éloges sur l'*oudi harran* qui vient d'être versé. Il semble être le sommet de la fête.

« C'est un médicament extraordinaire », m'explique Sekou, « surtout contre les rhumatismes. Un demi-litre bu en une fois, et les rhumatismes s'en vont. Soit tu crèves, soit tu expulses la maladie par la sueur. »

Ali pense également que l'*oudi harran* est formidable. Pour commencer le repas selon les bonnes manières, il forme une espèce de cuillère avec du pain, la trempe à ras bord dans le liquide restant dans le pot, et avale le tout en une seule bouchée. Mon estomac se retourne à cette seule vue.

Maintenant, chacun de nous reçoit une cuillère et c'est donc pour moi aussi le moment inévitable où je dois manger ce couscous baignant dans l'*oudi harran*. À la première cuillerée, je ferme les yeux et j'essaye de désactiver tous mes organes du goût et de l'odorat. Mais cela ne marche que passablement : ça a le goût d'huile de vidange chaude et poivrée.

« Un délice ! » entends-je Sekou grogner à côté de moi, tandis qu'il dévore bruyamment cuillerée après cuillerée.

« J'ai déjà mangé du 20 ans d'âge qui n'était pas aussi puissant que ce jeunot de 10 ans. Il est fantastique »

« Mange, Toubib, mange ! », m'exhorte Ali, « Ça donne de la force aux os et de la vitesse aux jambes. Celui qui en mange attrape le chacal à la main ! »

En ce qui me concerne, je renonce à attraper même la bête la plus inoffensive à la main si cette compétence doit dépendre de la consommation de *oudi harran*. Avec mon œil de médecin, je peux littéralement voir comment mon foie commence à se dilater et à passer par toutes les couleurs.

Je me force à en avaler cinq ou six cuillères. Ensuite, je n'en peux plus.

« Il est certainement excellent, » dis-je en posant la cuillère, « mais je n'ai... pas trop l'habitude. »

Malgré toute ma soif d'aventure, tout mon amour pour les peuples autochtones, être obligé de manger du beurre de chèvre rance par quarante-cinq degrés à l'ombre, c'est trop, même pour moi. Mais le pire, c'est qu'une soif atroce s'installe aussitôt. Alors que l'eau dans la cruche à côté de moi ne m'inspire pas vraiment confiance avec sa couleur brunâtre.

Je la bois quand même. Après tout, peu importe que je meure de soif, du typhus ou d'*oudi harran*... Je fais juste attention à ne boire aucune des minuscules sangsues nageant dans l'eau, car elles ont la propriété désagréable de se coincer dans la gorge de l'assoiffé et de grandir jusqu'à la taille d'un pouce.

Je constate avec satisfaction que le couscous au beurre de fête a diminué en un rien de temps, grâce au bon accueil que lui ont réservé les Berbères. Bientôt, le plat est vidé et emporté. Ce qui reste dans le pot est terminé par les convives avec un plaisir manifeste.

Le plat suivant est un *tagine*, un plat que je connais. C'est de la viande de mouton, très relevée, dans une sauce piquante rouge foncé à base d'huile, dans laquelle nagent pommes de terre, pommes, courgettes, œufs durs et raisins secs. Le tout est cuit dans un récipient en terre - le tagine - sur les braises pendant des heures. Ce n'est pas mauvais, mais malheureusement cela donne aussi soif à cause des épices fortes. Encore une fois, selon la coutume berbère, le plat est placé au milieu sur le sol. On ignore couteau et fourchette. Chacun arrache un morceau de viande avec les doigts de la main droite ou trempe un morceau de pain dans la sauce.

Après le repas, il y a de nouveau du thé. Je le bois avec un réel plaisir. C'est divin de pouvoir prendre quelque chose à manger ou boire sans avoir à penser au typhus et aux sangsues !

Puis le Cheikh m'invite à faire le tour des tentes. Je suis prêt pour cela immédiatement, car après ce drôle de repas, j'ai un besoin urgent d'exercice...

Remarque :

Le couscous est le plat national marocain à base de semoule de blé, dont les grains sont enrobés de farine et cuits à la vapeur.

Le couscous est préparé sous deux formes complètement différentes :

Soit en plat principal avec de l'agneau, du bœuf ou des cuisses de poulet, accompagné d'un bouillon de pommes de terre, pois chiches, poireaux, oignons, courgettes, carottes et une sauce très piquante à base de piment, de concentré de tomate et de coriandre, cumin, ail, huile d'olive et sel.

Ou bien on peut servir le couscous comme dessert avec du sucre et de la cannelle, éventuellement avec des raisins secs et des amandes.

Nous nous dirigeons d'abord vers la tente-cuisine, qui n'est qu'à quelques mètres de la nôtre. Il y a encore beaucoup d'activité ici. On prépare le repas pour les autres hôtes, invités d'autres tribus, danseurs et membres de la famille. Quatre-vingts personnes, probablement, sinon plus.

Des couvertures sont posées sur le sol de la tente, sur lesquelles les galettes de pâte attendent d'être cuites au four. Une vieille femme pétrit toujours de nouveaux pains plats et les étale en rangées.

Près d'elle, un Berbère découpe un mouton fraîchement abattu et une sauce mijote déjà dans une marmite d'où montent tous les parfums d'Arabie. Des filles en tenue de fête sont assises de l'autre côté de la tente, papotent et piquent du nez lorsque j'apparais.

Nous nous dirigeons vers la tente de la mariée, attirés par le son du tambourin.

Malgré la courte distance, le soleil nous tape dangereusement sur la tête et Haddi, qui est avec moi, recommence à se plaindre de la chaleur. Je suis étonné de voir à quel point il supporte mal les températures élevées en dehors de l'oasis.

La tente dans laquelle nous entrons maintenant est presque aussi grande que celle du Cheikh. Une bonne dizaine de mètres de long, environ cinq mètres de large et près de trois mètres de hauteur au milieu. Le lourd tissu sombre de la tente, un tissage de poils de chèvre et de chameau, est fabriqué par les femmes de la tribu elles-mêmes. On me dit qu'il est absolument étanche à la pluie.

La moitié de la tente est pleine de danseurs et de danseuses. Les hommes portent la djellaba blanche et un large turban blanc sur la tête. Les filles resplendissent dans leurs robes de fête. Sur les vêtements aux couleurs vives et richement brodés, elles portent les lourds bijoux des Aït Morghad. D'imposants colliers faits de boules d'ambre, que je ne connaissais que chez les Aït Atta, pendent bas sur la poitrine et la moitié du dos. Des broches et des fibules en argent, en forme de larges plaques, maintiennent les étoffes plissées ensemble sur les épaules. De riches bijoux en argent brillent dans les cheveux noirs et des diadèmes soigneusement fabriqués en maillechort et en argent pendent au-dessus du front presque jusqu'aux sourcils. Les visages des filles sont fortement tatoués, en particulier sur le menton et l'arête du nez. Les joues sont poudrées de blanc et de rouge. Depuis les tempes, de fortes lignes jaune ocre descendent jusqu'au menton.

À certains moments de la chanson, les filles battent légèrement des mains ou se frottent les paumes l'une contre l'autre et elles le font avec une grâce si inimitable et naturelle qu'on ne peut s'empêcher de se sentir envoûté.

Un jeu fascinant, dont la puissance érotique réside dans sa retenue et sa répétition constante, sans qu'une intensification du mouvement, histoire de laisser éclater les sentiments enflammés, ne soit autorisée.

Haddi ne peut se retenir à la vue des danseurs.

Alors qu'il venait de se plaindre de la chaleur, je le vois l'instant d'après aux côtés d'une fille et je me rends compte qu'il n'a pas si mauvais goût. Il est visiblement heureux d'avoir échappé pendant quelques heures aux ailes protectrices de sa rigide Hoacha, qu'il a laissée à la maison sous le prétexte de la chaleur régnante, bien qu'elle eût volontiers voulu venir avec nous à la fête elle aussi.

Je prends Ali par le bras et lui demande discrètement :

« Où est la mariée, dans tout ça ? »

« Tu ne l'as pas encore vue, Toubib ? »

« Non. »

« Alors, attends, je vais te la montrer. »

« Elle n'est pas parmi les danseuses ? » m'étonné-je. Je m'attendais plutôt à la voir dans le cercle des jeunes gens.

« Qu'est-ce que tu crois ! Elle n'est pas autorisée à danser le jour du mariage. »

Il me conduit de l'autre côté de la tente. Une quantité de tapis colorés s'y entassent, sur lesquels une dizaine de jeunes filles sont assises et regardent joyeusement les danseurs.

Par terre, cependant, une silhouette féminine est assise, immobile, les jambes croisées, les mains posées sur ses genoux. Elle est enveloppée dans une simple robe ample en tissu blanc. De longues franges de tissu de laine de couleur pendent du sommet vers les deux côtés de la tête. Le plus étrange, cependant, est qu'elle porte un chiffon rouge devant son visage, qui ne laisse même pas voir ses yeux ou la plus petite partie de sa peau. Il est fixé à la racine des cheveux par un ruban dans lequel de petites plaques d'argent sont incrustées et descend jusqu'à la poitrine, recouvrant complètement le visage et le cou. Une broche ronde en argent et le lourd collier de boules d'ambre maintiennent le tissu rouge sur la poitrine.

« Voilà la mariée », dit Ali. « Elle passe la journée de son mariage voilée et immobile et personne, pas même le marié, n'a le droit de la regarder en face ou de lui parler. »

Le Cheikh, qui est toujours avec moi, me conduit vers la silhouette assise, qui dans son immobilité ressemble plus à une divinité indienne qu'à une épouse en chair et en os, et dit : « Voici Hadda ist Moha ou Saïd, la fille de Moha ou Saïd. Son père l'a donnée à Assou ou Moha. »

« Quel âge a-t-elle ? » demandé-je discrètement à Ali.

« Quinze ans. »

« Est-ce qu'elle est belle ? » demandé-je encore plus discrètement.

« Je ne la connais pas, mais on dit qu'elle est la plus belle fille de toute la tribu » me répond-il à l'oreille.

« Combien de temps doit-elle porter le voile ? »

« Je t'expliquerai ça plus tard, Toubib. Viens maintenant, nous allons rendre visite à l'époux. »

« Il n'est pas ici dans la tente ? »

« Non. Il est loin d'ici, viens ! »

La situation devient de plus en plus étrange. Non seulement la mariée, voilée et muette, est assise à côté des danseurs sans participer réellement à la fête, dont après tout elle est l'élément central, mais en plus le marié est complètement absent !

Nous le trouvons dans une tente à quatre cents pas des autres, plantée seule dans un creux. En approchant de la tente, ce qui me frappe le plus, c'est le calme qui y règne. On n'entend aucun bruit, aucune musique, aucun battement de tambour. On pourrait penser qu'elle est inhabitée.

Ali entre le premier dans la tente avec un « Salam aleikum » ; je le suis et m'arrête avec surprise : ça ressemble à tout sauf à un endroit pour une noce.

Il y a trois personnes dans la tente. Au milieu, par terre, le marié est assis sur un tapis, un large burnous noir sur la djellaba blanche, les genoux tirés vers la poitrine. Ses deux mains minces et sombres sont ornées à chacun de ses doigts longs et fins d'une bague en argent. Le jeune homme a la tête baissée comme en pleine méditation. À mon entrée, il la relève lentement et me regarde longuement avec des yeux tristes.

Malgré sa jeunesse - il a dix-neuf ans au plus - il y a un air profondément sérieux sur son visage immobile, pour autant que je puisse le voir, car sur sa tête il porte un tissu blanc qui tombe des deux côtés sur ses épaules et couvre presque la moitié de son visage. Il a noué une ceinture rouge brodée de femme autour de son front. Ali m'explique que c'est le signe qu'il se marie pour la première fois de sa vie.

« Salam aleikum », dit-il lentement et sans un geste. Puis il baisse de nouveau la tête et regarde pensivement le sol devant lui.

En face de lui, cependant, allongée sur le tapis, se trouve une ravissante jeune fille berbère. Appuyée sur son coude droit, elle joue, des doigts de sa main gauche, avec les boules de son collier d'ambre. Avec ses yeux de chat grands et sombres, son regard enjoué et ses lèvres entrouvertes, son visage a une expression sensuelle et provocante. Elle n'a pas plus de quatorze ans, ce qui est tout à fait un âge de mariage chez les Berbères.

Mais derrière l'homme, assis sur une pile de tapis, se trouve un garçon d'une dizaine d'années, enveloppé dans une tunique blanche. Son crâne nu est rasé. Ses yeux totalement inexpressifs sont posés sur l'étrange couple en face de lui. Ce ne sont pas les yeux d'un enfant, c'est le regard d'un adulte qui accomplit silencieusement un lourd devoir. Immobile et sans dire un mot, il observe l'homme et la fille.

Jamais de ma vie je n'ai vu un groupe de personnes si étrange : le jeune homme plongé dans une profonde réflexion, la beauté de quatorze ans au sourire sensuel et le garçon au regard froid.

« Qu'est-ce que c'est censé signifier ? » demandé-je à Ali.

« C'est la coutume, Toubib. Le marié passe la journée en méditation. Il réfléchit à sa vie. »

« Et la fille ? »

Ali rechigne un peu à répondre et part dans des explications alambiquées. À demi-mot, je comprends que c'est un symbole de force intérieure et de renoncement. Le marié passe le jour de son mariage avec une fille inconnue qu'il n'a pas le droit de toucher. Maintenant, le rôle du gamin devient également clair pour moi. Il surveille.

Comme il fait trop sombre dans la tente, je demande aux personnes présentes de sortir un moment pour pouvoir prendre une photo. Sans un mot, les trois se lèvent et sortent de la tente. Dès que j'ai pris ma photo, le marié et ses compagnons retournent dans la tente et, le temps que je range mon appareil, le groupe a déjà repris la position dans laquelle je les ai trouvés : le jeune homme est de nouveau assis, la tête baissée et fixe pensivement le sol devant lui ;

derrière lui le garçon immobile, tandis qu'en face de lui la mince jeune fille est couchée dans sa posture tentatrice et ressemble à une illustration de livre de contes de fées orientaux.

Le soleil décline lentement vers l'ouest. Un air agréablement frais descend de l'Atlas. Les tentes sombres projettent de longues ombres bleutées sur le sol jaune nu.

Nous sommes de retour dans la tente du Cheikh, allongés sur des tapis lie de vin, l'inévitable verre de thé posé par terre devant nous. Un Berbère apporte un paquet de brochettes en fer forgé avec des rangées de petits morceaux de viande enfilés dessus. Ce sont des cœurs d'agneaux grillés sur un brasero. Elles sentent très bon et ont un goût tout aussi délicieux.

Juste après un homme entre dans la tente, accueilli avec respect par tout le monde. C'est le *fquih*, le prêtre, qui va maintenant célébrer le mariage proprement dit.

Il va à la tente de la mariée. Celle-ci lui dit le nom de l'homme qui sera son témoin. Puis il rend visite au marié. Celui-ci désigne aussi son témoin.

Il revient à la tente du Cheikh avec les deux témoins. Devant les hommes rassemblés de la tribu, le *fquih* demande d'abord au témoin de l'homme si Assou ou Moha est prêt à prendre Hadda ou Moha ou Saïd pour femme et ce qu'il va lui offrir comme dot. (NdT : c'est plutôt Hadda ist Moha, fille de Moha et non Hadda ou Moha, fils de Moha, mais le docteur n'est pas encore très au fait.)

Le témoin a répondu qu'Assou ou Moha était prêt à prendre Hadda ou Moha ou Saïd pour femme. Il va lui donner une paire de bracelets en argent.

Puis le *fquih* demande au témoin de la mariée si elle est prête à prendre Assou ou Moha comme mari. Le témoin a répondu par l'affirmative.

D'une écriture lente et solennelle, l'événement est enregistré sur une feuille de papier.

Le mariage est conclu.

Ce qui est frappant, c'est que les mariés, eux, ne participent pas du tout à la cérémonie, mais sont assis à l'écart, séparés, chacun dans sa tente. La question décisive du consentement au mariage ne leur est pas non plus posée à eux-mêmes, mais uniquement aux témoins.

Assou et Hadda sont un couple...

Le soir tombe, calme. Le merveilleux jeu de couleurs du jour mourant dans le désert commence. Les chaînes de l'Atlas s'enveloppent d'un bleu mystérieux et froid. Les rayons obliques du soleil couchant baignent les dunes d'une ultime lueur dorée.

De tous côtés, on entend les appels traînants des chameliers, qui ramènent leurs animaux au camp autour des tentes pour la nuit. Les troupeaux rentrent au bercail. Les puissants animaux trottent lentement vers nous et se couchent à quelques pas des tentes. Sans cesse, de nouveaux chameaux continuent d'apparaître et bientôt la zone autour de nous est brune des corps lourds de centaines d'animaux ; leur odeur âcre et piquante remplit l'air.

Il commence à faire noir et ici et là un feu s'allume. Cette soirée dans le désert, entouré de nomades avec leurs troupeaux, représente l'une des ambiances les plus magiques que j'aie jamais connues. La paix du soir qui règne sur un troupeau de chameaux revenant du pâturage est l'une des plus belles choses que le désert puisse offrir.

Je monte lentement sur une colline avec Sekou pour profiter encore mieux du merveilleux spectacle. Nous nous posons sur une pierre plate.

Des dizaines de petits feux brûlent dans la large dépression devant nous. Leur lueur vacillante danse sur le dos des chameaux au repos. De la tente de la mariée, le son monotone des tambours et des chants résonne doucement jusqu'à nous. Sinon, tout est calme. Les cimes du Haut Atlas dorment à l'ouest.

Sekou montre de la main l'un des feux, qui est un peu à l'écart des autres, sur une dune plate à notre droite.

« Tu vois le feu là-bas, Toubib ? »

Avec difficulté, je peux voir dans la lueur de la flamme que quatre silhouettes sont assises sur le sol autour du feu.

« Là, les mariés sont assis autour du feu pour la première fois. »

« Qui sont les deux autres ? » demandé-je.

« Un homme et une femme, Toubib. »

« Pourquoi ne sont-ils pas seuls ? »

« Les deux autres leur font la conversation. Ils parlent de toutes sortes de choses, y compris de l'amour, pour que les jeunes n'aient pas honte d'être seuls pour la première fois de leur vie. »

Sekou est silencieux. Je ne dis rien non plus, même si j'ai beaucoup de questions qui me brûlent la langue.

Il fait maintenant complètement noir. Les feux s'étendent devant nous comme des points brillants dans la nuit. De temps en temps, une ombre passe devant eux et disparaît à nouveau dans les ténèbres. Sekou allume sa pipe et continue lentement :

« Bientôt, l'homme invitera sa jeune femme à sortir avec lui dans le désert. »

Il aspire une profonde bouffée et ajoute tranquillement :

« Ils ne reviendront pas avant l'aube et quand ils entreront dans la tente demain matin, alors Hadda sera devenue l'épouse d'Assou. »

« Alors elle ne portera plus de voile ? »

« Elle le portera encore le matin. Mais ses vêtements seront souillés et déchirés, et une tache de sang sur sa robe blanche sera le signe pour tous les hommes de la tribu qu'elle est maintenant devenue la femme d'Assou et n'appartient qu'à lui.

Alors ils entreront dans la danse et Assou lui enlèvera son voile. »

« À partir de ce moment, les mariés participeront également à la danse ? »

« Oui, pendant deux jours, la mariée dansera devant tout le monde en vêtements tachés pour que tout le monde puisse la voir. La fête se terminera le troisième jour. Les tambours se tairont, les danseurs et les invités rentreront chez eux dans leurs tentes, là d'où ils sont venus. »

« Et le jeune couple ? »

« Il emballera sa tente sur les chameaux et s'en ira ; peut-être dans la région de Tarda, peut-être au sud du Djébel Ougnate, je ne sais pas. »

Il se tait et tire lentement sur sa pipe. Nous sommes assis l'un à côté de l'autre en silence. Rien ne perturbe le silence solennel. De temps en temps, je regarde le petit feu qui brûle sur une dune plate à notre droite.

Il m'a semblé que deux des personnages se levaient et marchaient lentement dans le désert jusqu'à ce que l'obscurité les engloutisse.

Dans le désert, ce désert qui est tout pour un nomade : il y est né, il le parcourt toute sa vie au pas lent des chameaux ; si un jour, fatigué, il ferme les yeux pour toujours, alors ce sera le désert qui le recevra pour son dernier repos. Le désert, c'est le monde du nomade, c'est sa vie, c'est sa mort.

Pour toi, petite Hadda, le désert sera ta chambre nuptiale ce soir.

Une reine en a-t-elle déjà possédé une plus splendide...?

Nous nous levons et retournons à la voiture.

Les astres d'or du Sahara luisent au-dessus de nous.

15 OCTOBRE 1956

Aujourd'hui est une journée très spéciale ! Un de ces jours où on a tellement de joie qu'on ne sait pas quoi faire. Où l'on regrette de ne pas pouvoir chanter comme un oiseau. Ou sauter comme une puce. Ou faire un truc vraiment inhabituel.

Aujourd'hui est un jour où vous transpirez le bonheur par vos pores parce qu'il n'y a tout simplement plus assez de place pour ça à l'intérieur. Où vous pourriez péter un plomb, tellement vous êtes heureux.

Eh bien, que se passe-t-il aujourd'hui ? Le toubib est-il devenu fou ? Non, il ne l'est pas. Je ne suis pas fou. Mais depuis ce matin, je sais - dois-je te le confier, mon cher journal ?

Je sais depuis ce matin que nous aurons un enfant ! Nicole me l'a révélé tôt ce matin.

21 OCTOBRE 1956

Monsieur Ehret, le jeune sergent de santé français qui, juste avant mon arrivée à Goulmima, a temporairement dirigé mon hôpital pendant quelques semaines et qui m'a amené à l'oasis dans sa Jeep en juillet de l'année dernière, a été assassiné à Meknès.

Il est tombé sur un groupe d'insurgés sur la route entre la vieille ville et la ville nouvelle de Meknès. Ils l'ont à moitié lapidé et ont décapité l'homme sans défense avec un poignard.

Monsieur Ehret est, après le Dr Fischbacher, le deuxième de mes prédécesseurs à être assassiné dans ces circonstances.

10 NOVEMBRE 1956

Cela fait des jours que Nicole et moi sommes occupés à chercher des prénoms. D'Abraham à Zarathoustra, en passant par Euphémius et Hias, nous avons tout épluché. Nicole a déniché une liste de prénoms usuels. Le soir, nous l'étudions, interrompus par des éclats de rire si un prénom nous semble trop étrange.

Nous sommes tombés d'accord pour Tassilo. Ça va bien avec Pellegrini. Ça nous plaît à tous les deux. Point. Il s'appellera Tassilo.

Et si c'était une fille ? Là, nous étions vite d'accord : alors ce sera une Caroline.

Remarque :

En 1956, il n'était pas encore possible de déterminer le sexe d'un enfant pendant la grossesse. La grande surprise ne survenait que le jour de la naissance.

Notre deuxième enfant, un garçon, est né trois ans plus tard. Il était clair pour Nicole et moi que son prénom serait Tassilo.

Le parrain, un ami médecin, est arrivé pour le baptême et a été horrifié : « Êtes-vous devenus fous ? Vous ne pouvez pas donner un nom de chien à ce pauvre petit ! C'est hors de question. Le garçon s'appellera Marcus. » Il a finalement été baptisé : Marcus Tassilo. Tout le monde est content. Lui-même, le parrain et nous aussi.

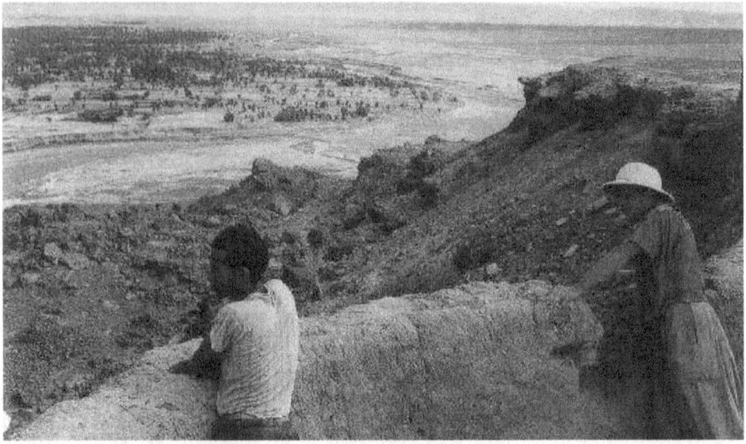

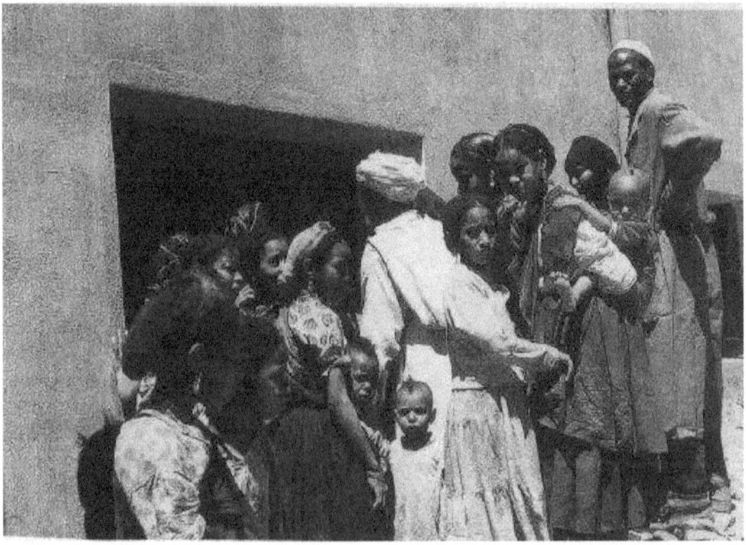

Djebel Erfoud. Le Toubib et son chauffeur Assou Ferdioui qui lui ont sauvé la vie plus d'une fois grâce à ses talents de conducteur. / Devant le dispensaire de Tadighoust

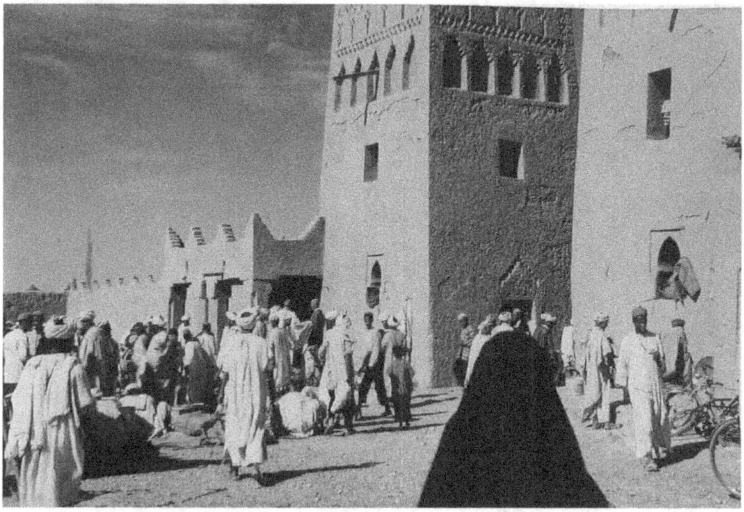

Le vieux souk de Goulmima

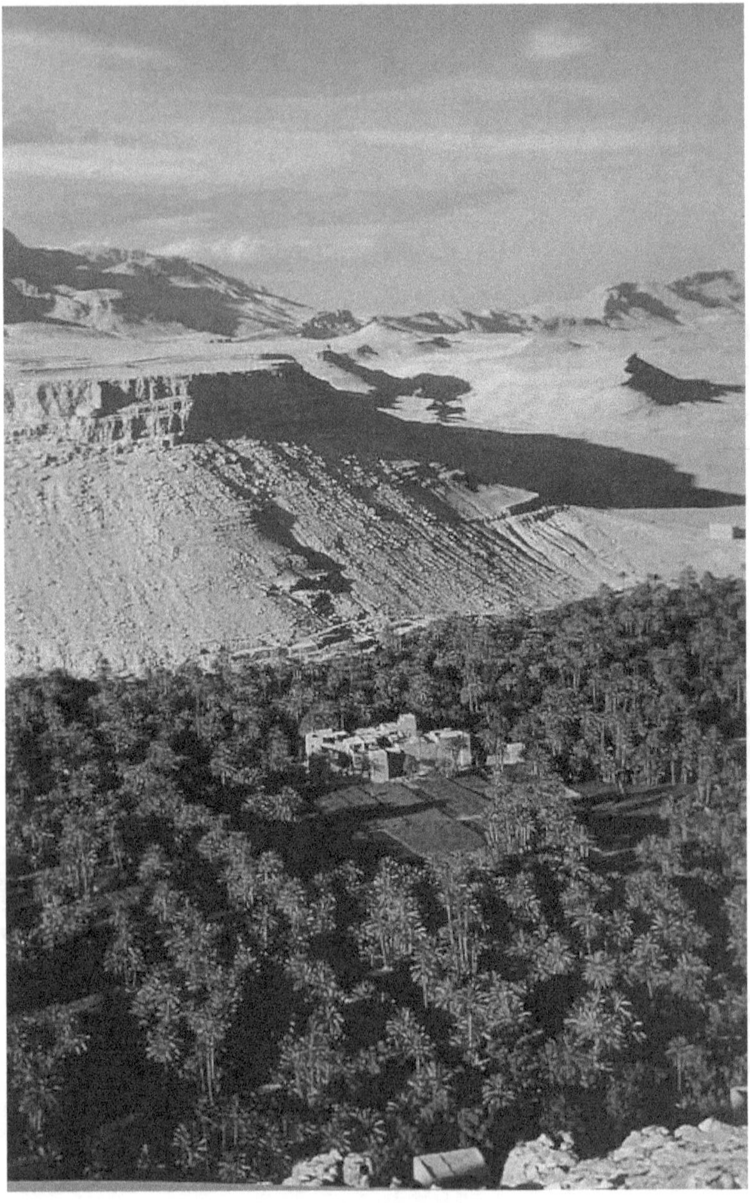

Vue sur une partie de l'oasis de Tineghir

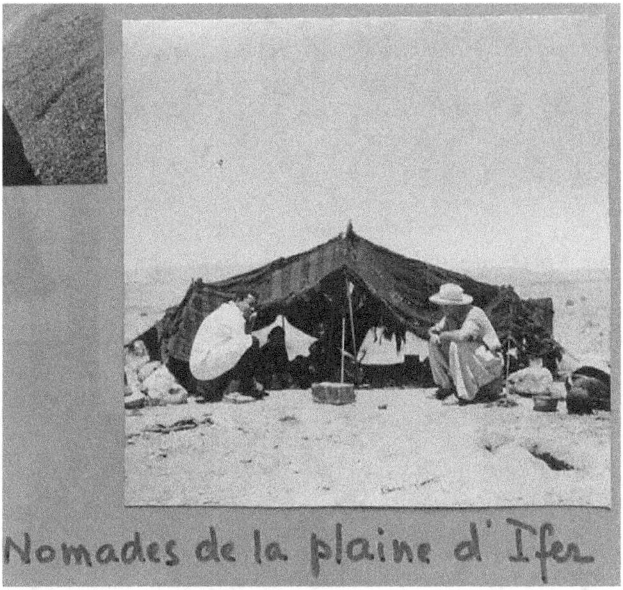

Le Toubib et son infirmier font leur visite chez des nomades.

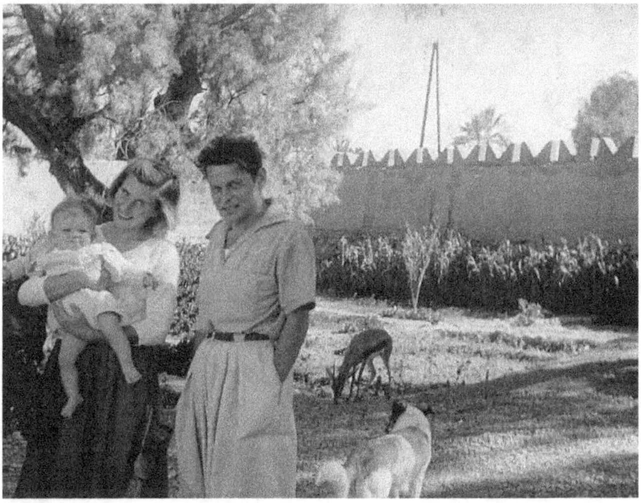

Le Toubib, Nicole et Caroline avec la gazelle apprivoisée Zoé et la chienne Gfundi dans le jardin de leur maison.

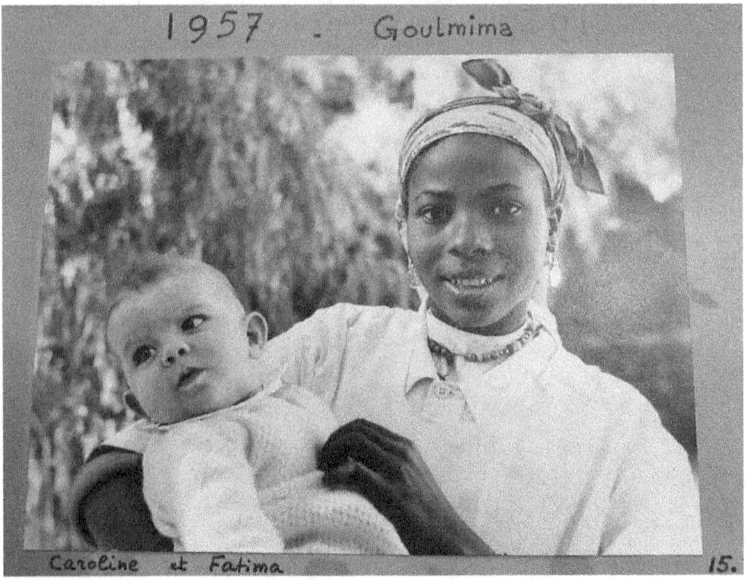

Caroline et Fatima

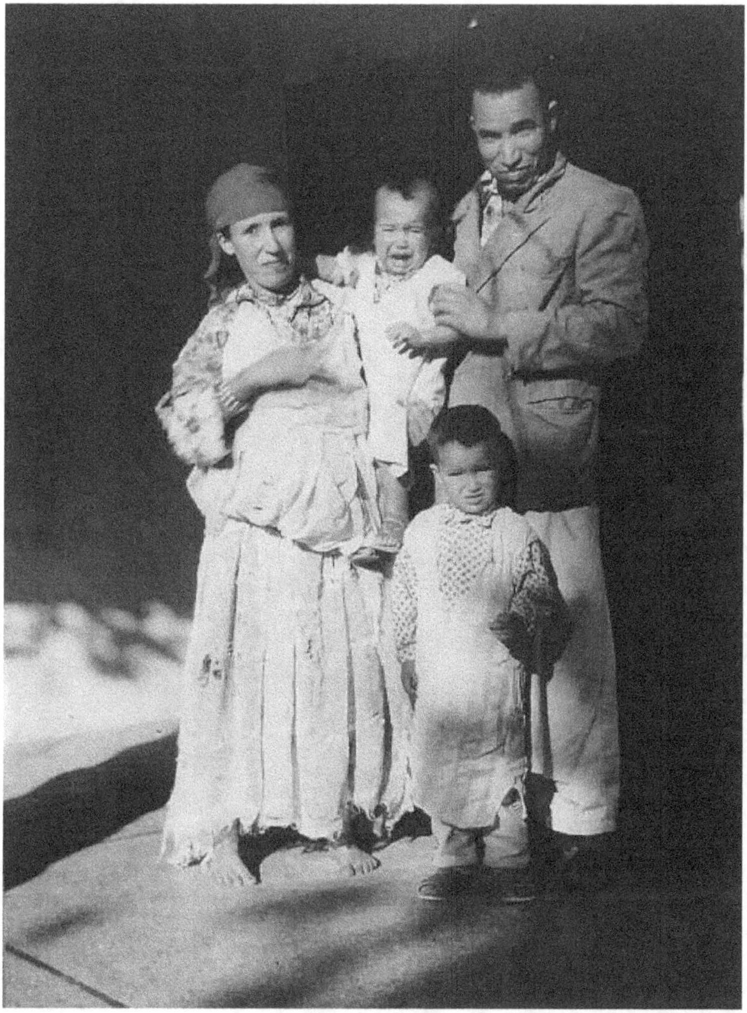

Haddi, le boy du Toubib et sa famille

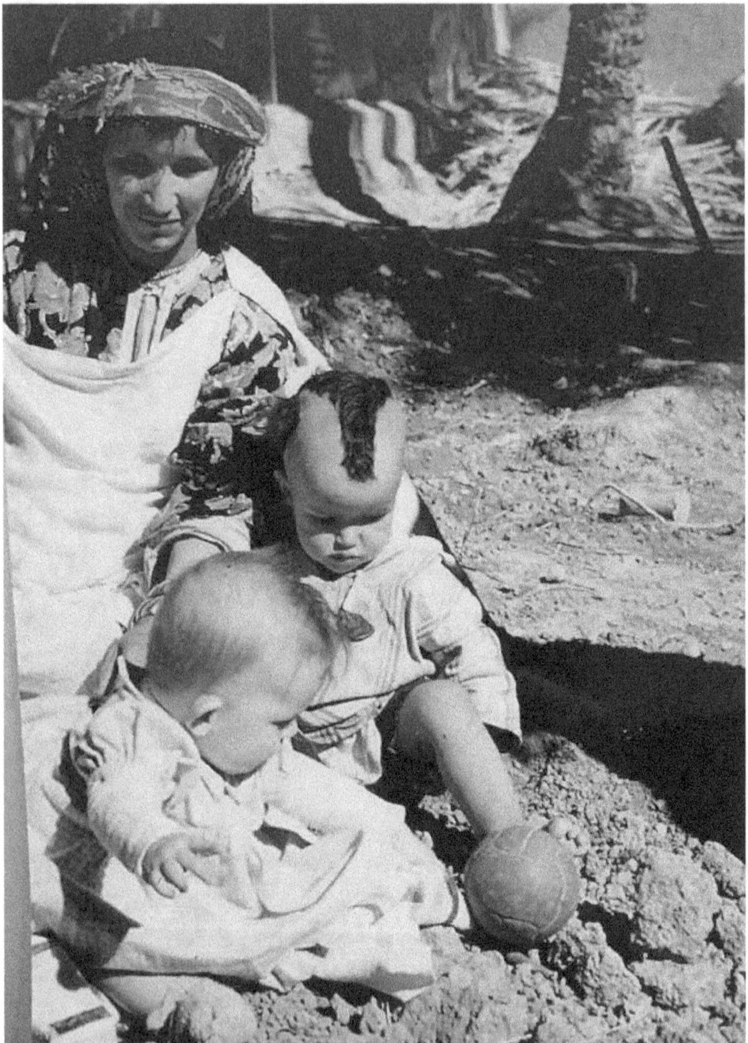

R'kia, la femme de Haddi, son fils Moha et Caroline

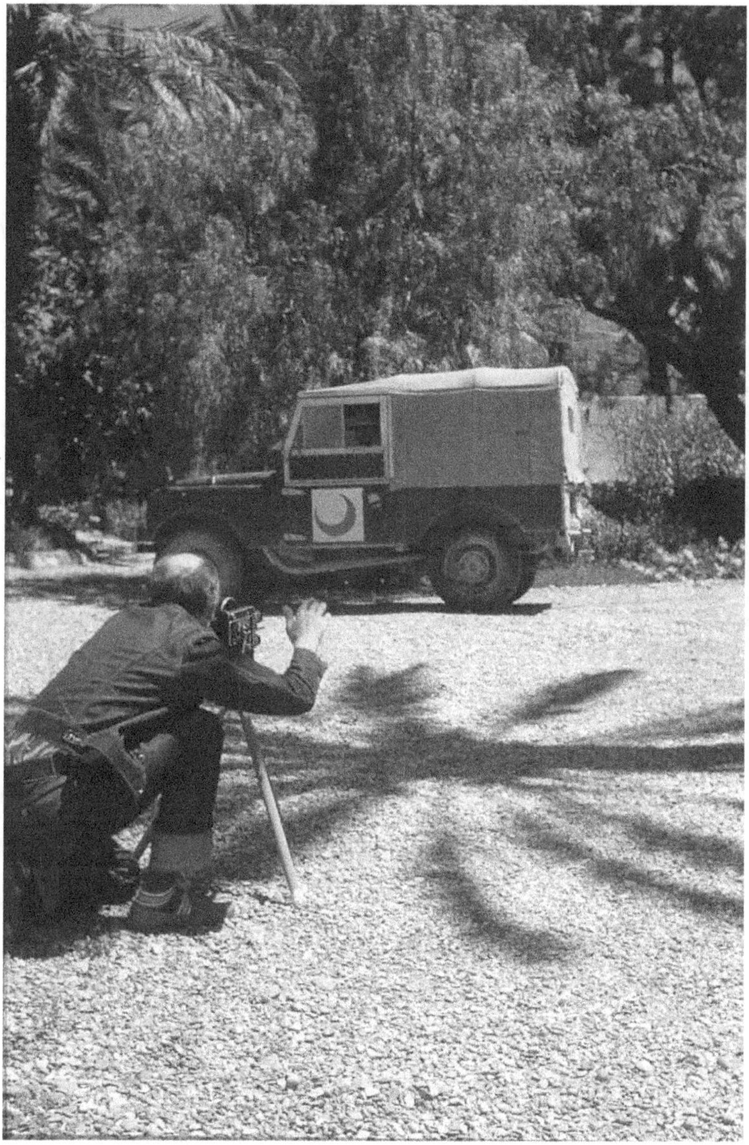

Un extraterrestre dans l'oasis, le cinéaste Volkers.

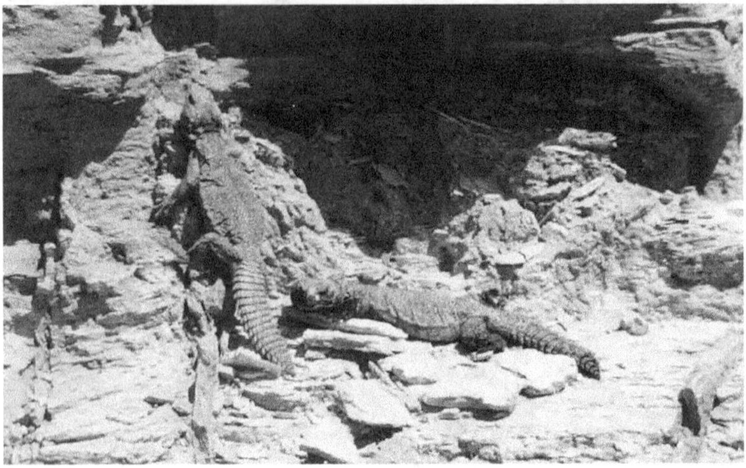

Les ahardas, petits dragons du désert

7 DÉCEMBRE 1956

La bataille contre l'analphabétisme bat son plein. Quatre-vingt-dix-neuf pour cent de la population de Goulmima est totalement analphabète. Le sultan veut que ses sujets apprennent à lire et à écrire.

Des écoles se construisent partout. Même le moindre petit ksar perdu doit avoir une salle de classe.

Mais il y a un manque d'enseignants. De nombreux professeurs français ont quitté le pays. Les enseignants marocains bien formés sont encore rares. Par conséquent, des enseignants auxiliaires sont employés qui ont souvent eux-mêmes à peine achevé leurs études primaires.

Au début, ça nous a choqués. Mais il faut se débarrasser de cette habitude de ne toujours regarder l'Afrique qu'avec des yeux européens. Pour le moment, c'est le seul moyen de transmettre la connaissance des chiffres et des lettres jusqu'au dernier ksar berbère. Et voilà pourquoi c'est une bonne chose. Dans dix ou vingt ans, le bac sera requis pour l'instituteur marocain aussi.

Aujourd'hui, à Tilouine, un de ces assistants-enseignants locaux est venu à la consultation avec toute sa classe.

– Docteur, pourriez-vous examiner la classe, s'il vous plaît. Les enfants ont la maladie du sommeil.

– Qu'est-ce qu'ils ont ?

– La maladie du sommeil.

– Tous ?

– Tous !

– Mon ami, je vais vous décevoir, mais il n'y a pas de maladie du sommeil au Maroc.

– Pourquoi n'y a-t-il pas de maladie du sommeil au Maroc ?

– Parce qu'il n'y a pas de mouches tsé-tsé.

– Il n'y a pas de mouches tsé-tsé au Maroc ?

– Non !

– Même pas une seule ?

– Non !

– Mais il y a tellement de mouches au Maroc.

– Il y a des millions de mouches au Maroc, mais je vous assure qu'il n'y a pas une seule tsé-tsé parmi elles.

– Hum... Et donc il n'y a pas de maladie du sommeil ?

– Non !

Il réfléchit :

– Pourtant, je suis convaincu que les enfants ont la maladie du sommeil.

Il commence à m'énerver :

– Et pourquoi donc ?

– Ils bâillent tout le temps à l'école.

– Combien d'élèves avez-vous ?

– Cent.

– Et tous les cent bâillent ?

– Tous.

– Alors je sais ce que vos élèves ont.

– Qu'est-ce qu'ils ont ?

– Ils s'ennuient.

Il est déçu :

– Impossible !

– Pourquoi impossible ?

– Mon cours est ex-trê-me-ment intéressant.

– Je ne veux pas mettre en doute vos compétences pédagogiques, mais si tout le monde bâille pendant le cours, c'est pour le moins suspect. Vous devriez essayer de le rendre encore plus intéressant.

– Impossible.

– Alors les enfants bâilleront.

– Veuillez examiner les élèves, je suis convaincu qu'ils ont la maladie du sommeil.

– On ne bâille pas quand on a la maladie du sommeil ! Sortez-vous ça de la tête !

– Alors pourquoi est-ce que cela s'appelle la maladie du sommeil ?

– Parce qu'au stade terminal, le patient tombe dans une profonde inconscience semblable au sommeil qui dure souvent des jours.

– Quelles maladies font bâiller ?

– Certaines maladies graves, par exemple une anémie sanguine sévère, ou... certaines tumeurs cérébrales.

– Je suis sûr que les enfants ont des tumeurs cérébrales. Veuillez examiner la classe.

– Mon cher ami, on n'attrape pas une tumeur au cerveau comme on attrape un rhume. La tumeur cérébrale est une maladie rare. Elle n'atteint pas une classe entière.

– Cela pourrait être une coïncidence...

– Non !

Je suis au bord du désespoir, mais il ne se laissera pas démonter.

– Quelle autre maladie vous fait bâiller ?

– Peut-être que les enfants sont fatigués ?

– Ils ne sont pas fatigués.

– Comment savez-vous si les enfants sont fatigués ou non ? Peut-être qu'ils travaillent aux champs chez eux ?

– Ils ne travaillent pas aux champs.

– Peut-être qu'ils ne dorment pas assez ?

– Ils dorment comme des loirs.

– Alors une alimentation insuffisante ?

– On donne de la bonne nourriture à l'école.

– Alors ils bâillent parce qu'ils s'ennuient. Secouez les enfants pour qu'ils se réveillent. Faites de la gymnastique avec eux.

– La gymnastique n'est pas prévue au programme.

– Ça ne fait rien ! Le bâillement non plus !

– C'est vrai.

– Alors, laissez les enfants courir ou faire des mouvements de bras.

– Et si tout le monde ne bâille pas ?

– Quand quelqu'un commence, tout le monde bâille. Le bâillement est contagieux.

– Ah ! C'est exact, docteur. Le bâillement est une maladie contagieuse, n'est-ce pas ?

– Oui, si vous voulez.

– Et vous êtes sûr, docteur, que les enfants n'ont pas la maladie du sommeil.

– Bonté divine ! Laissez-moi tranquille avec votre maladie du sommeil ! Je vous dis qu'il n'y a pas de maladie du sommeil au Maroc !

– Et si quelqu'un commence à bâiller, que dois-je faire ?

– Alors faites-lui faire cinq rotations des bras et trois flexions de jambes.

– Et s'il bâille quand même ?

– Alors laissez-le debout.

– Et s'il s'endort debout ?

– Alors faites-le tenir par quelqu'un pour qu'il ne tombe pas !

Et sur ce je prends la fuite...

15 DÉCEMBRE 1956

Pour Noël, je voudrais appeler ma famille en Autriche. Ils vont en faire une tête ! Un appel du désert ! Mais, techniquement, le projet n'est pas si simple.

Hier, j'ai discuté avec Mafoud, l'opérateur de l'oasis, de la stratégie à adopter pour une communication avec l'Autriche. Une cartouche de cigarettes américaines pour lui s'il peut établir la liaison avec Linz. Il y a aussi les demoiselles à la poste de Ksar-es-Souk et à Meknès. Je connais déjà leurs voix, elles sont sympathiques et rendent volontiers service. Une boîte de bonbons pour chacune, si ça marche, c'est une question d'honneur.

Restent Casablanca et Rabat. Là, je ne connais personne dans ce service, mais ce sont déjà des citoyens du monde, habitués à accomplir l'impossible. Une fois que vous avez la liaison avec Paris, c'est facile. Linz en Autriche n'est alors plus très loin.

Faire la demande trois jours à l'avance. Je suis curieux de savoir comment ça va se passer...

Remarque :

La liaison a marché. Mon appel de l'oasis est arrivé à l'heure et a bien sûr été un événement familial. Nicole et moi étions assis près du téléphone dans l'entrée de notre maison, une couverture sur la tête parce que ça résonnait et qu'au début nous ne comprenions presque rien. Mais au final, tout s'est bien passé. Aujourd'hui, vous composez directement du Maroc vers l'Autriche. Le monde est devenu si petit.

9 JANVIER 1957

Consultation à Tinejdad. Arrive une femme d'une trentaine d'années. Elle est drapée du traditionnel haïk bleu. Il est complètement en loques et laisse la poitrine libre. Mais elle l'arbore avec une sérénité biblique.

La tête haute, elle me regarde avec des yeux vifs et commence alors l'amusant dialogue que voici :

« Qu'est-ce qui ne va pas ? »

La question est en fait superflue, car son teint gris-jaune bien particulier révèle déjà le diagnostic. La réponse est aussi rapide :

« Je mange de la terre. »

« Bon... tu manges de la terre. Et depuis quand tu manges de la terre ? »

« Longtemps. »

« C'est-à-dire ? »

Elle réfléchit : « Depuis une vingtaine d'années. »

« Souvent ? »

« Très souvent, même. »

« Tous les jours ? »

« Au moins. Parfois trois ou quatre fois par jour. »

La patiente est visiblement communicative, ce qui est rare chez les femmes d'ici. Je ne veux donc pas renoncer à une enquête plus approfondie.

« Tu sais sûrement que manger de la terre est nocif ? »

« Je sais bien. »

« Et tu le fais quand même ? »

« Tu fumes bien, toi aussi, Toubib, et tu sais que c'est nocif. »

En quoi elle n'a pas tort.

« Fumer et manger de la terre, c'est pas pareil ! » dis-je, bien conscient d'avoir proféré une ânerie.

« Tu devrais essayer d'abandonner. »

« C'est impossible ! »

« Tout est possible, il suffit de vouloir. »

« J'ai essayé plusieurs fois... Je ne peux pas. »

Il y a une certaine tristesse dans son ton à propos de sa propre faiblesse.

« Manges-tu aussi du pain ? »

« Oui, mais... »

« Mais ? »

« La terre est meilleure. »

« Et de la viande ? »

« J'en mange, mais la terre aussi est meilleure que la viande. »

« Eh bien, tu ne dois pas coûter cher à ton mari. Es-tu mariée ? »

« Oui. »

« Ton mari sait que tu manges de la terre ? »

« Il le sait. »

« Et que dit-il ? »

« Il dit que je suis une dégoûtante. »

« As-tu des enfants ? »

« Quatre. »

« Mangent-ils aussi de la terre ? »

« Non. »

« T'ont-ils déjà vu manger de la terre ? »

« Oui, ils m'ont surprise en train de le faire. »

« Et tu n'as pas eu honte ? »

« Si, très. »

« Et alors ? »

« J'ai quand même continué à en manger. »

« Y a-t-il certains types de sols, jaunes ou noirs, que tu aimes particulièrement ? »

« Je mange toutes les sortes de terre, mais de préférence de l'argile jaune. »

« Aussi du charbon de bois ? »

Je pose la question parce que je sais par expérience que de nombreux mangeurs de terre mangent aussi du charbon de bois, qui est apparemment un nettoyant naturel du côlon.

« Non, je n'ai jamais mangé de charbon de bois. »

« Fais-tu des boulettes de terre pour les consommer ? »

« Non, je la mange comme ça. » Elle me montre comment elle porte simplement la terre à sa bouche avec sa main en coupe.

« Et s'il y a des pierres à l'intérieur ? »

« Alors je les recrache. »

« As-tu déjà mangé de la terre aujourd'hui ? »

« Oui, en venant ici. »

De toute évidence, elle avait quitté la maison avec les meilleures intentions du monde, mais sur le chemin de l'hôpital elle n'a pas pu résister à la tentation de se pencher, de ramasser un morceau de terre et de le manger.

Un problème psychique. Compte tenu de l'esprit vif de la patiente, il vaudrait la peine d'essayer d'établir un véritable contact. Pour la forme, je prescris une série d'injections de calcium et j'essaie de persuader la patiente de se faire admettre à l'hôpital pour un sevrage.

Cela n'est pas possible pour des raisons familiales, me dit-elle ; elle doit s'occuper du mari, des quatre enfants et de l'âne.

À ce moment-là, je vois que Assou lui dit d'un air sévère quelque chose que je ne comprends pas et qu'elle entend visiblement avec inquiétude.

« Que lui as-tu dit ? » je lui demande.

« Je lui ai dit que quand elle aura eu une injection, si elle mange encore la moindre bouchée de terre, elle tombera immédiatement raide morte sur place. »

Psychothérapie à la berbère.

12 JANVIER 1957

Avec un groupe de spéléologues français dans la grotte de Tazougart près de Boudenib, à l'est de Ksar-es-Souk.

Les jeunes scientifiques recherchaient un ver antédiluvien. Au bout de quelques heures, ils ont trouvé ce qu'ils cherchaient dans les profondeurs de la grotte. La grotte est en fait une ancienne rivière souterraine et peut être parcourue presque horizontalement à l'intérieur sur plusieurs centaines de mètres.

La progression est donc ardue, le plus souvent en position penchée ou en rampant sur le ventre dans le sable et la boue. Ce n'est que parfois qu'il y a des salles plus hautes dans lesquelles on peut se tenir debout.

Autrefois, la grotte était sûrement habitée. Il y a des traces de fumée noire, mais pas d'art rupestre.

Au bout d'une heure, j'ai fait demi-tour et j'ai rampé vers la sortie, seul. Dans le sol du talus, j'ai trouvé de magnifiques pièces archéologiques : une hache en pierre taillée, de la taille de celle qu'on appelle hache votive qui servait d'objet funéraire, fait toute ma fierté depuis. Ensuite, des morceaux de coquilles d'œufs d'autruche percées et polies du néolithique et même la pierre rainurée sur laquelle ces coquilles d'œufs ont été façonnées en perles rondes et plates. Ce sont les ancêtres des paillettes métalliques d'aujourd'hui sur les couvertures et les vêtements berbères.

14 JANVIER 1957

Au crépuscule, Assou et moi rentrons de Tadighoust. J'ai profité de l'après-midi pour faire la visite ophtalmo dans les douars berbères isolés en bordure de l'Atlas. En général, l'état des enfants est meilleur que l'année dernière à la même époque. Le trachome est en léger recul. La pommade ophtalmique semble porter lentement ses fruits.

La piste traverse le désert d'argile plat au nord-ouest de Goulmima. Elle est mauvaise, avec des tranchées profondes. Notre voiture glisse dans tous les sens.

J'aperçois un chacal à quelques centaines de mètres de l'oasis. Il nous regarde avec curiosité, à moins de cinquante pas de notre voiture. Comme j'ai emballé mon fusil pour qu'il soit protégé de la poussière, je tire deux fois avec le fusil d'Assou et le rate deux fois. Agacé, je remonte dans la voiture et nous arrivons dans l'oasis en passant par l'ancienne tour de guet de Magamane. Les couronnes des palmiers se balancent dans le doux vent du soir. Des ânes lourdement chargés trottent tranquillement le long de la piste. Ils hochent la tête à chaque pas comme s'ils disaient constamment « oui et amen » à tout. L'âne vaut bien mieux que sa réputation. Il n'est ni stupide, ni paresseux, et certainement pas têtu. Au contraire, il n'y a pas de créature plus patiente et plus gentille que l'âne. Toujours poussé et battu par son impitoyable conducteur, il porte sa charge dans les tempêtes de neige ainsi que dans la chaleur mortelle. Si jamais je devenais millionnaire, je fonderais une maison de retraite pour les ânes âgés. Je les achèterais tous et dans une immense ferme ils passeraient une retraite paisible à l'ombre des arbres !

L'oasis baigne dans la douce lumière vespérale. Ici et là, les paysans irriguent leurs petits champs. Ils disent bonjour quand nous passons devant eux. Presque personne que je ne connaisse. C'est étrange à quel point je me sens chez moi ici.

Le chacal manqué me reste sur l'estomac. Les animaux ont une belle fourrure à cette période de l'année.

Assou prétend que, tôt le matin, ça grouille de chacals près de Tineghir. Il y a quelques jours, alors qu'il allait chercher un malade à Aït Hani, il est passé par cette zone vers cinq heures du matin et a vu au moins trente animaux.

J'ai prévu un voyage dans le Haut Atlas pour demain et nous décidons de partir très tôt pour tenter notre chance.

Remarque :
Malheureusement, je ne suis jamais devenu millionnaire.
C'est pourquoi il n'y a pas de maison de retraite pour les vieux ânes.

15 JANVIER 1957

Mon voyage dans le Haut Atlas est retardé. L'accouchement difficile d'une jeune femme de Tilouine et une plaie ouverte sur le crâne d'un Berbère me retiennent à l'hôpital.

À onze heures du matin, nous sommes enfin prêts à partir. Je resterai trois jours dans le Haut Atlas, visiterai Aït Hani, Assoul et Amellago et tiendrai les consultations dans ces villages de montagne. Je prévois également de visiter les écoles isolées, qui se composent souvent d'une petite salle de classe, et d'examiner les écoliers. Il y a beaucoup de coqueluche dans cette région, mais les parents ne consulteraient jamais le médecin s'il ne venait pas lui-même vers eux. Pour les Aït Hadiddou, la coqueluche fait partie d'une enfance normale.

Le beau temps m'aide dans mon projet. La plupart du temps, il y a de la neige dans les montagnes à cette période de l'année, rendant les pistes inutilisables. Cette année, l'hiver tarde à venir. Il faut en profiter. Quand il commencera à neiger, il me sera impossible de visiter les zones isolées de l'Atlas pendant des semaines, en partie à cause des pistes abîmées, en partie à cause des crues qui bloquent la progression de tous les véhicules lorsque la neige fond. Environ un quart de mon territoire est alors coupé du reste du monde.

Nous installons la famille d'un *mokhazni* dans la voiture, le père, la mère et une fillette de cinq ans qui m'a été amenée d'Aït Hani il y a quinze jours avec une pneumonie. La petite est de nouveau en pleine forme et j'en profite pour ramener la famille à Aït Hani. Il y a aussi dans la voiture un vieux nomade que j'ai eu à l'hôpital pendant huit jours à cause d'une morsure de chien aux parties génitales.

En plus des médicaments, j'emporte aussi un fusil de chasse et des jumelles avec moi au cas où je tomberais sur un chacal, une gazelle ou même un mouflon malgré l'heure tardive. Nicole m'emballe encore de la viande de mouton, du pain, des fruits et mon sac de couchage et c'est parti.

Le voyage se déroule sans aucun incident, mis à part le fait qu'une fois c'est la mère qui est malade, puis l'enfant et elle vomissent alternativement dans une boîte de conserve ronde qu'Assou a mise dans la voiture par précaution pour ces cas-là. Les Berbères n'ont pas l'habitude de l'auto et Assou en a assez de nettoyer la voiture après chaque trajet.

Un doux soleil brille sur la vallée de l'Oued Ferkla. L'oasis de Tinejdad déploie toute sa magie romantique. Des centaines d'oiseaux blancs sont posés dans les champs verts entre les palmiers à la recherche de vers et autres petits animaux.

Une heure plus tard, nous sommes à Tineghir, la grande oasis au bord de l'Oued Todgha. Les massives tours de terre brun-rouge des ksour se découpent sur le ciel d'un bleu profond. Les jeunes filles lavent les vêtements au bord de la rivière. Avec leurs jupes aux couleurs vives relevées, leurs jambes nues et brunes, elles battent le linge mouillé sur des pierres plates. Les couronnes des palmiers se reflètent dans l'eau du Todgha. Au sud, les pics violets du Djébel Saghro nous saluent de loin. Dieu que le monde est beau, pensé-je, jamais, de toute ma vie, je ne pourrai me lasser de ce paysage.

Nous piquons vers le nord ici pour atteindre les plateaux du Haut Atlas près d'Aït Hani via les gorges du Todgha. Nous sommes encore à une vingtaine de kilomètres des montagnes à proprement parler. La piste caillouteuse serpente en montant dans les contreforts dénudés. Bien sûr, il n'y a pas l'ombre d'un chacal à voir à cette heure.

Maintenant, le nomade commence à vomir aussi. Nous faisons une pause dans les gorges du Todgha. Assou profite de l'occasion pour dénicher quelques pigeons sauvages. Le *mokhazni* commence à faire du thé sur un feu improvisé et mon vieux nomade est visiblement heureux de pouvoir laisser la voiture pendant une heure. Complètement épuisé, il s'allonge sur le sol et s'endort instantanément. Je pense qu'une centaine de kilomètres à pied ne l'aurait pas fatigué autant que ce voyage en Land Rover.

Je décide d'explorer certaines des grottes qui se trouvent dans les falaises verticales de cette région. Je suis convaincu que ces cavernes étaient habitées à l'âge de pierre et j'espère tomber sur des vestiges ou des outils en pierre. Mais, même en Afrique, vous ne trouvez pas de hache en pierre polie tous les jours. Rien de spécial à découvrir. Une épaisse couche de terre recouvre le sol de la grotte, mais je n'ai pas ce qu'il faut pour creuser. Je me promets d'être mieux équipé la prochaine fois. Les voûtes des grottes sont noircies par la suie ; sur le sol je trouve des éclats de verre et des ustensiles d'argile cassée qui sont visiblement récents. Ces grottes, souvent profondes de quelques mètres seulement, sont utilisées par les bergers ou les nomades comme abris et refuges pour la nuit. Certaines offrent également de l'espace pour un petit troupeau.

Les nombreuses déjections de chèvre et de mouton prouvent leur utilisation.

L'une des grottes semble s'enfoncer plus loin dans la montagne. Après avoir franchi une chatière, que je passe à quatre pattes et enfin sur le ventre, je peux avancer penché en avant pendant quelques pas et après une dizaine de mètres même marcher debout.

C'est là que soudain ma lampe de poche me lâche.

Je tente une réparation dans l'obscurité totale. Je ne réussis pas à la rallumer. Appeler à l'aide ne sert à rien. Les autres sont à trois cents mètres de l'entrée de la grotte. Le bruit de l'eau là-bas dans la gorge couvrirait tous les sons. Donc je n'essaye même pas de compter sur une aide extérieure, mais plutôt, malgré une sensation désagréable dans mon estomac, de garder mon sang-froid et de retrouver calmement le chemin du retour.

À l'aide de quelques allumettes, qui rendent la grotte encore plus étrange, je trouve enfin l'étroiture et la sortie. J'ai eu chaud ! Une telle imprudence pourrait mal finir.

Que me disait le spéléologue français il y a quelques jours, déjà ? Nous avions parlé des dangers de la spéléologie. « Les accidents n'arrivent que lorsque des personnes inexpérimentées pénètrent seules dans des grottes sans l'équipement nécessaire. » Exactement mon cas. Ça me servira de leçon !

Je m'assois d'abord sur une pierre devant la grotte pour me remettre de ma frayeur. Ensuite, je descends prudemment vers l'oued et je me dirige vers la voiture.

Mon *mokhazni* m'offre un verre de thé à la menthe brûlant. Je le prends avec plaisir ; ça fait du bien d'avoir quelque chose de chaud dans l'estomac.

J'essaye en vain de susciter la sympathie de la petite Aïcha avec un morceau de chocolat. Les injections de pénicilline sont encore trop fraîches dans sa mémoire pour qu'elle veuille bien que je sois son ami. Chaque fois que je m'approche d'elle, elle commence par mettre ses menottes devant ses fesses pour les protéger.

Je m'assois sur une pierre et savoure le thé chaud et mon sandwich. On peut clairement voir ici que l'on est à la porte d'une importante chaîne de montagnes et à une frontière météorologique. Le climat est complètement différent de celui de Goulmima. Même de celui de Tineghir, bien qu'il n'y ait que vingt kilomètres.

Un vent froid balaie la gorge ; des fragments de nuages blancs se poursuivent à travers l'étroite bande de ciel bleu profond que les parois rocheuses laissent au-dessus de nous.

Un peu plus tard, nous continuons à remonter les gorges. Plus on prend de l'altitude, plus le temps devient rude et quand nous atteignons le ksar de Tamtatouchte, il neige. L'hiver nous a rattrapés !

La misérable maison de terre d'un Berbère nous offre un abri. Nous nous réchauffons au maigre feu que l'homme allume dans un petit poêle. Il a construit lui-même ce foyer à partir d'un vieux bidon d'essence et d'un peu d'argile. Un vent glacial souffle à travers les fentes larges comme la main de la porte de fortune. L'habituel thé bouillonne dans la théière. Même le Berbère le plus pauvre a une boisson chaude prête pour l'étranger de passage.

Il n'y a rien de plus désolé que les plateaux dénudés du Haut Atlas en hiver. On se croirait en Sibérie ou en Mongolie.

Reprendre la route ne m'enchante guère, mais il faut y aller. Il reste encore quinze kilomètres pour Aït Hani, notre première destination de la journée, et personne ne sait dans quel état se trouve la piste. Mais elle est meilleure que ce qu'on craignait. Finalement, la couverture nuageuse elle aussi se déchire et le poste militaire solitaire apparaît sous les rayons obliques d'un soleil couchant d'hiver lorsque nous entrons enfin dans la cour d'Aït Hani par le grand portail orné de cornes de mouflons.

Le Poste est comme abandonné. Mon brave Houari, l'infirmier, met longtemps avant d'apparaître, grelottant, à la porte de son habitation. Le froid hivernal semble paralyser toute vie ici. Progressivement, certains *mokhaznis* se montrent, des personnages barbus, enveloppés dans des couvertures rêches, le fusil en bandoulière. Ils ont des bonnets d'épaisse laine grise tirés bas sur leurs oreilles et soufflent sur leurs mains glacées. Je me crois en Russie. Seule la vodka manque.

Je suis heureux de pouvoir entrer dans la maison. La pauvre petite chambre de Houari est presque obscure. Un vague petit feu brûle au milieu de la pièce noircie par la fumée. Un épais nuage de fumée plane à hauteur d'homme sous le plafond. Il serait sage de rester le plus près possible du feu, au sol, pour se protéger les yeux de la fumée âcre. Le thé est fort et il irrite la gorge.

La silhouette puissante d'un jeune Berbère franchit la porte, enveloppée d'un épais burnous brun. C'est Brahim ; il est Chef du poste d'Aït Hani depuis le départ des Français l'an dernier. Il a quelques années de scolarité et parle un bon français.

« Bonjour, Docteur », dit-il d'une voix douce qui contraste étrangement avec sa carrure robuste, « j'espère que vous serez mon invité ce soir et que vous resterez à Aït Hani pour la nuit. Par ce temps de chien, impossible d'aller plus loin. »

« Votre proposition me convient, Brahim. Je n'ai guère envie de me perdre dans le Haut Atlas ce soir et je profiterai volontiers de votre invitation. »

« Soyez le bienvenu », répète-t-il, « on dîne dans une demi-heure. » Quelqu'un l'appelle dans la cour à l'extérieur ; il s'excuse et part.

« Y a-t-il des malades à Aït Hani ? » demandé-je à Houari. « J'aimerais voir les cas urgents encore aujourd'hui, les autres demain matin. »

Je le suis à travers la cour glaciale. Dans une cahute sombre, une jeune femme fébrile, enveloppée dans quelques couvertures, est couchée sur le sol de terre battue. À côté d'elle, un garçon d'environ quatre ans se réchauffe à une bûche incandescente. Une méchante toux secoue la femme, deux yeux étincellent dans le visage rougi. J'essaye en vain de placer le thermomètre sous son aisselle. Elle est terrifiée par l'instrument brillant et résiste comme une enfant. On lui parle et avec nos forces combinées, Houari, Assou et moi arrivons à lui prendre la température. Trente-neuf, sept. Pendant que j'ausculte la femme, une rafale de vent glacial pousse la porte, éteint la bûche et remplit la pièce sombre d'une fumée âcre.

Il n'y a aucun doute sur le diagnostic de pneumonie. Le garçon à côté d'elle a également trente-neuf et une grosse bronchite.

« Où est le mari ? », demandé-je à Houari.

« Il est de garde, Toubib. »

« Amène-le ici, Houari. »

Un peu plus tard, un *mokhazni* entre dans la pièce enfumée. Il pose soigneusement son fusil contre le mur, se frotte les yeux et me serre la main.

« Ta femme doit aller immédiatement à l'hôpital. Et ton enfant aussi. »

« Ma femme ne quittera pas la maison. Mon fils y restera aussi », dit-il calmement.

« Tu ne sais pas de quoi tu parles. Ta femme est gravement malade. »

« Elle ne quittera pas cet endroit. »

« Et si elle meurt ? »

« Allah seul décide du sort des gens. Si tu peux la guérir ici, Toubib, alors c'est bien. Sinon, Allah l'aura voulu. »

Il n'y a rien à faire. Je prescris de la pénicilline, des médicaments circulatoires et contre la toux, des cataplasmes apaisants. Houari retourne chez lui chercher la seringue. Un peu plus tard, la patiente reçoit sa première injection, non sans se débattre violemment.

Le soir, je suis assis avec Brahim sur le tapis de sa maison. Entre nous, sur une basse table ronde, le tagine fume. Dans le coin, il y a un beau feu qui crépite dans un vrai poêle et pour la première fois depuis que je suis à Aït Hani, j'ai chaud. Pour Brahim, un Berbère évolué, l'ameublement a une certaine importance : il y a une vraie table dans la pièce, mais une pile de tapis et d'oreillers est posée dessus. Comme toujours, nous mangeons par terre. Il n'y a pas de chaises, mais un poste de radio. Des matelas et des tapis sont étalés le long de trois côtés de la petite pièce, et en face de nous, sur le quatrième mur, une photo du sultan au-dessus de la porte.

Le tagine est vraiment excellent. De gros morceaux de viande de mouton baignent dans la sauce chaude, parfumée, rouge-jaune avec des œufs durs, des pommes de terre et des raisins secs. La femme de Brahim sait cuisiner.

À peine avons-nous commencé à tremper un morceau de pain dans la sauce et à détacher la viande avec nos doigts, que la porte s'ouvre. Entre d'un pas lourd Moha, le Caïd de Tamtatouchte, suivi de deux jeunes Berbères. Le Caïd porte la djellaba blanche, un fusil militaire à la main.

« Salam aleikum. »

« Aleikum salam », réponds-je en lui serrant la main.

Il appuie soigneusement son mousqueton contre le mur à côté de lui, s'assoit sur le tapis en face de moi et commence à manger. Les deux jeunes hommes sont également armés. Ils restent en arrière et s'assoient par terre dans un coin sans lâcher leurs fusils posés sur leurs cuisses.

Le repas est taciturne. Ni le Caïd ni Brahim ne semblent d'humeur à parler. Les quelques mots prononcés sont sérieux et mesurés. Je ne comprends pas un mot du dialecte Aït Hadiddou et je suis trop fatigué pour entamer une conversation. Mais d'une manière ou d'une autre, j'ai un mauvais pressentiment. Le sentiment d'un danger imminent.

Au moment du thé, je remarque que Brahim quitte la pièce trois fois. Chaque fois le Caïd le suit, le fusil à la main.

Pendant que nous sommes seuls, Assou bricole la radio. On apprend que le ministère de l'Intérieur à Rabat a désigné toute une série de nouveaux Caïds pour le Tafilalet. Ils devraient prendre leur poste dans les prochains jours. Le message ne dit pas si le Caïd de Goulmima est également parmi les rappelés.

Brahim apparaît à nouveau à la porte. « Docteur, j'ai fait préparer la chambre d'hôtes pour vous. Vous êtes sûrement fatigué du voyage. »

C'est plus une mise à la porte qu'une amabilité. Il y a encore du thé dans nos verres. Ou bien veut-il être seul avec moi ?

« Eh bien, » dis-je, « allons dormir. »

Je prends mon sac de couchage et mon bagage et nous traversons la cour déserte jusqu'au bâtiment où vivait autrefois l'officier français. Il me conduit à travers deux ou trois pièces vides. Je connaissais ces chambres quand le confort européen les occupait encore. J'ai passé des soirées entières ici avec le jeune lieutenant alsacien. Comme moi, il aimait les fossiles et possédait la plus belle collection de trilobites que j'aie jamais vue. Maintenant, tout est vide. Les meubles manquent même dans la chambre d'hôtes. Un cadre de lit en fer contre un mur, sur le sommier en grillage se trouve une vieille couverture grise.

Une bûche solitaire brûle dans un coin de la cheminée avec une petite flamme. Il fait un froid glacial dans la pièce. Nous restons accroupis devant le feu et tendons nos mains vers la flamme vacillante.

« La soirée me rappelle la nuit froide et étoilée que nous avons passée ici ensemble l'hiver dernier. Vous vous souvenez, Brahim ? »

Il regarde pensivement la flamme. « Oui, Docteur. Je me souviens bien. C'était une belle nuit. Une nuit pleine d'espoir... »

« Vos espoirs ont-ils été déçus ? »

« Ils l'ont été, oui. Vous savez, Docteur, que tout au Maroc ne se passe pas comme nous l'avions espéré. »

« Patience, Brahim, patience ! Ce pays est indépendant depuis moins d'un an. Il y a un manque de formation et d'expérience partout. Ce peuple a besoin de temps. Ce que nous vivons, ce sont les maladies infantiles d'un jeune pays. »

« Qui peut aussi mourir de maladies infantiles. »

« Vous êtes pessimiste, Brahim. »

« J'ai toutes les raisons de l'être, Docteur. »

« Dans dix ans, vous rirez des difficultés actuelles de votre pays. Nous les Européens, techniciens, médecins, professeurs, sommes là pour vous aider. Ayez confiance en nous, en vous et en votre pays. »

« Vous voulez notre bien, Docteur, mais ce peuple est divisé et déchiré. »

« Il y a des divergences d'opinions partout. »

Que veut-il dire ? Pourquoi retient-il sa langue ?

Il réfléchit un instant, puis dit lentement : « Savez-vous qu'il y a des problèmes entre notre gouverneur de Ksar-es-Souk et le gouvernement de Rabat ? »

Bon, pensé-je, ce n'est pas la fin du monde. Pourquoi ces cachotteries ?

« J'... en ai... entendu parler », dis-je vaguement, afin d'en apprendre davantage. Ça ne doit pas être bien grave. Je sais qu'il est lui-même un protégé d'Addi ou Bihi, le gouverneur de Ksar-es-Souk.

Pas un mot n'est prononcé pendant de longues minutes. Nous regardons tous les deux pensivement le feu devant nous.

Soudain, il tourne son large visage vers moi, me regarde de ses grands yeux sombres et dit lentement : « Écoutez, Docteur, si ces problèmes ne peuvent être résolus à la dernière minute, alors... le sang coulera, et il y aura la guerre civile dans le pays, vous comprenez ! »

Les secondes passent. Est-ce que ce serait vraiment grave à ce point ? J'essaie de dédramatiser : « Brahim », dis-je, « j'ose espérer que vous noircissez trop le tableau. Je suis convaincu qu'une solution sera trouvée à Rabat. Une guerre fratricide serait terrible. J'adore ce pays et j'aurais probablement des amis des deux côtés. Outre le fait que les guerres n'ont jamais résolu un problème. Il ne sert à rien de se tirer dessus. »

« J'ai bien peur que cela ne puisse pas être évité. »

Malgré le feu, je frissonne de froid et la perspective d'une guerre civile ne fait rien pour me remonter le moral. Néanmoins, nous restons assis ensemble encore un bon moment.

Brahim me parle de sa jeunesse. Il a passé son enfance à Goulmima. À l'époque, les pigeons étaient sa plus grande passion : il en avait trente et les chérissait avec fierté et amour. Chaque jour, il allait à l'Aghenbo (NdT : plateau bordé de falaises au nord de Goulmima) chercher des œufs de pigeon. À propos, il y a des grottes cachées là-bas que lui seul connaît. Il me les montrerait quand il viendrait me rendre visite à Goulmima.

Les dernières braises se consument dans la cheminée. Malgré mon sac de couchage, je m'attends à passer une nuit très froide et je suis content lorsque Brahim dit : « Vous allez geler dans cette glacière. Si vous préférez dormir chez moi... ? »

Au souvenir de la pièce chaleureuse avec le poêle, je suis volontiers d'accord. De toute évidence, il voulait juste être seul avec moi pour la conversation que nous venions d'avoir.

Nous retournons par la cour jusqu'à sa maison. Il est une heure du matin. Une nuit d'hiver claire et glaciale. Il y a de la neige sur les sommets autour d'Aït Hani. La glace craque sous nos pas. Brahim me serre la main.

« Bonne nuit, Docteur. Dormez bien. Vous êtes en sécurité absolue ici. »

J'entre dans la pièce où nous avons dîné. Dans un coin, un jeune Berbère dort par terre, enroulé dans un tapis, son fusil à côté de lui.

Fatigué, je me glisse dans mon sac de couchage et m'allonge près du poêle. Étrange, me dis-je encore, que voulait-il dire par là ? « En toute sécurité. » Qu'est-ce que cela signifie ? Sur ce, je m'endors.

Remarque :

À ce moment-là, je ne savais pas deux choses. Premièrement, que j'étais dans la maison d'un chef rebelle et, deuxièmement, que dans la pièce voisine quarante Berbères, armés jusqu'aux dents, profitaient des dernières heures de repos avant de partir pour une rébellion ouverte.

16 JANVIER 1957

Un matin d'hiver limpide et glacial. Aït Hani s'étend sous un ciel bleu profond, solitaire et abandonné comme toujours. Les chaînes de l'Atlas sont blanches, comme poudrées de sucre.

Assou s'évertue pendant une demi-heure à faire démarrer notre Land Rover. Le véhicule du désert ne semble pas plus habitué au froid que nous.

J'en profite pour examiner quelques autres *mokhaznis* légèrement malades. Il n'y a rien de spécial. Quelques tire-au-flanc qui veulent éviter d'être de garde, quelques rhumes et rhumatismes, un berger de la montagne avec une ancienne fracture de la jambe mal guérie. Il boitera toute sa vie.

Vers dix heures du matin nous finissons par prendre la route. Brahim me serre la main et dit : « Au revoir, Docteur. Et pensez à notre conversation d'hier soir. Prenez soin de vous ! »

Nous nous dirigeons d'abord vers les ksour des Aït Hadiddou, qui sont au nord-ouest d'Aït Hani le long de la route d'Imilchil. On ne voit presque personne ici non plus. La région semble inhabitée. En hiver, le Berbère ne quitte ni maison ni foyer. Puis nous reprenons la route vers Assoul. Assou a parfois du mal à garder la voiture sur la piste. Le ciel commence à s'assombrir. Les sommets des montagnes disparaissent derrière des volutes de brouillard ; la zone semble encore plus hostile et rébarbative que d'habitude.

À Assoul, c'est jour du souk. Des groupes d'hommes, enveloppés dans d'épaisses couvertures, se tiennent ensemble, frigorifiés, et tournent la tête vers nous. Il y a depuis peu une école à Assoul. Je fais le tour des salles de classe avec le maître d'école, un jeune Berbère de la région : les trois quarts des enfants souffrent de bronchite, plus quelques cas de coqueluche manifestes. Les enfants sont mal habillés, seuls quelques-uns ont des chaussures aux pieds.

Un traitement collectif est effectué au dispensaire, impeccablement tenu par Rami. Chaque enfant qui tousse reçoit du sirop d'eucalyptol, de l'aspirine, un badigeon pour la gorge et des gouttes nasales. Quiconque a de la fièvre a également droit à de la pénicilline. Rami, mon infirmier, poursuivra systématiquement le traitement pendant trois jours.

Bien sûr, je suis conscient des problèmes liés à une telle médecine standardisée, mais elle a fait ses preuves. Rami a une magnifique tête biblique, mais ne sait ni lire ni écrire. Je ne peux lui laisser aucune instruction écrite pour des cas individuels. C'est pourquoi je simplifie le plus possible le traitement des enfants. Mieux vaut une simple prescription qui est effectuée qu'un traitement compliqué qui reste théorique. Je ne serai certainement pas de retour dans ces régions éloignées avant un mois. Avec ce traitement de groupe, j'évite au moins les complications graves.

Ai-je raison de faire ce que je fais ? Quelqu'un a-t-il quelque chose de mieux à me conseiller ?

Dans l'après-midi, nous nous dirigeons vers Agouraï. L'endroit est à environ neuf kilomètres d'Assoul, dans une vallée secondaire entre les collines de l'Atlas. Aucun rayon de soleil ne tombe ici en hiver. La piste est à la limite de l'impraticable ; on n'avance qu'au pas. À côté d'un petit ksar à moitié délabré, il y a la salle de classe dans une maison basse en pisé. C'est incroyable le nombre d'enfants dans la petite pièce. J'en compte quarante.

Presque tous ont une bronchite, une coqueluche, une grippe, un nez qui coule. Leur traitement est particulièrement difficile, car il n'y a pas d'infirmier dans le ksar et il n'y a pas de voiture à Assoul. Je demanderai un cheval pour Rami au Caïd à Goulmima afin qu'il puisse visiter cette école de temps en temps depuis Assoul et soigner les enfants.

Un peu découragé, je rentre à Assoul. Dans ces zones montagneuses sans routes, que je ne peux atteindre, quand Amced est en eau, que par un détour de deux cent quarante kilomètres supplémentaires, une surveillance sanitaire efficace est pratiquement impossible. Du moins avec mes moyens. J'aurais besoin de dix fois plus de personnel et dix fois plus de temps. Un hélicoptère serait nécessaire, mais faut pas rêver...

Au crépuscule, nous descendons la vallée de Taghia jusqu'à Amellago. Dans ce coin, nous sommes surpris de voir autant de monde. De nombreux Berbères, à cheval, trottinent le long du lit étroit de la rivière. Presque tous, me semble-t-il, sont armés. Ils retiennent leurs chevaux fougueux lorsque nous passons devant eux et nous tournent le dos pour ne pas effrayer les animaux. Juste avant d'atteindre Amellago, dans la vallée en contrebas, je vois un camion avec des hommes tourner sur la piste vers Rich et disparaître dans l'obscurité.

Au portail du poste, je suis accueilli par Moha, un jeune Berbère qui est juge et chef de poste ici à Amellago et dont je suis l'hôte de ce soir. Il vient de Goulmima et c'est celui que j'apprécie le plus parmi les jeunes appelés à prendre la relève dans ce pays, un garçon calme et réservé avec un bon niveau scolaire. À l'occasion de ma visite, il a fait égorger un canard et après le dîner nous bavardons encore longtemps ensemble.

Pas un mot n'est prononcé sur la situation politique dans le pays. Bien sûr, il voudrait un dispensaire avec un infirmier à Amellago. Rami à Assoul, Djilali à Tadighoust, sont loin. Je peux bien le comprendre, mais ce n'est pas pour demain...

Quand il me conduit à ma chambre, qui est en face de la sienne, tard dans la soirée, il me serre la main et dit, un peu gêné : « Dormez bien, Docteur, vous êtes complètement en sécurité chez moi. »

Au cours des dernières heures, je suis devenu chatouilleux sur le mot « sécurité ». Sur des centaines de kilomètres, je suis le seul Européen dans ce coin. Ma vie est-elle vraiment en danger au point que chacun se sente obligé de m'assurer de sa protection personnelle ?

À part les paroles mystérieuses de Brahim hier soir et des Berbères armés dans les gorges d'Amced, je n'ai rien vu qui indiquerait un danger imminent. Que le Caïd de Tamtatouchte soit venu dîner armé ? C'était peut-être une coïncidence. Ou bien... ?

En tout cas, je rentrerai directement à Goulmima demain matin. Nicole est seule dans l'oasis. S'il y avait un soulèvement, je ne pourrais certainement pas passer les gorges d'Amced. Je dois à tout prix éviter cela. Je m'endors sur cette pensée.

Remarque :

Encore une fois, à ce moment-là je ne savais pas certaines choses que je n'ai découvertes que plus tard : que dans le camion que j'ai vu passer devant le poste, il y avait Brahim d'Aït Hani, mon hôte d'hier. Le capuchon de son burnous rabattu sur son visage, il se rendait au quartier général de la rébellion à Kerrando à la tête de ses partisans lourdement armés. Je ne savais pas que mon hôte d'aujourd'hui était sur la liste noire établie par les rebelles et qu'il devait être le premier à être liquidé. Et pour finir, je ne savais pas non plus qu'autour d'Amellago, cachés dans les montagnes, des dizaines de rebelles armés attendaient des ordres pour prendre d'assaut Amellago, mener à bien leur mission et tuer Moha, mon hôte...

17 JANVIER 1957

Dès sept heures du matin, nous rentrons à Goulmima. Nous perdons rapidement de l'altitude. Il fait beaucoup plus chaud ici qu'hier sur les plateaux. Le soleil est déjà doux dans les gorges d'Amced. Juste avant la source sacrée, je fais encore une petite visite dans une grotte, mais après mes expériences d'avant-hier, je n'ose pas aller trop loin sans lumière.

Nous arrivons à Tadighoust en début d'après-midi. Ici il n'y a plus de risque d'être coupé de Goulmima. Bien que ma visite ait été annoncée, pas un seul malade ne se trouve devant le dispensaire. Il y a un silence presque inquiétant. Un silence avant la tempête.

Je gravis lentement une colline au nord de l'oasis. J'ai promis à Nicole de ramener du gibier à la maison si possible et je tire quelques pigeons sauvages. Malheureusement, aucune perdrix en vue. Je m'assois sur une pierre plate. L'Oued Ghéris coule en dessous de moi, bordé par le ruban mouvant des palmiers. Tel un serpent vert, l'oasis suit les méandres de la rivière dans la plaine et finit par se perdre dans le désert. Très loin au sud, j'arrive encore juste à voir le début de l'oasis de Goulmima. Les montagnes noires du Djébel Ougnate ferment l'horizon.

Un paysage typiquement africain : ocre brun le sol caillouteux, vert le toit de palmier des oasis, bleu profond le ciel. Quel merveilleux pays. Simple dans ses lignes, superbe dans ses couleurs, sans limites dans son étendue.

Une mince colonne de fumée monte du milieu de l'oasis en dessous de moi dans le ciel bleu. Peut-être que des Berbères sont assis là autour d'un feu, tenant un conseil de guerre, prêts à répandre meurtres et incendies sur ce merveilleux pays. Car la paix qui règne sur ce paysage est trompeuse. J'en suis conscient. Ça fermente à l'intérieur de ce peuple. Les problèmes attendent leur solution. Ils se régleront par les armes.

« Ohnohr est malade », dit Nicole après le baiser d'accueil, « il n'a rien mangé depuis hier et sa tête tremble. » Elle confectionne une chemise pour Tassilo sur la machine à coudre. Je réponds : « Hmmm... »

Elle voit bien que la nouvelle me laisse assez indifférent. Elle lève les yeux de son travail et me regarde inquiète :

« Qu'est-ce que tu as ? Tu es malade ? »

C'est toujours sa première question, bien que je n'aie vraiment pas tendance à tomber souvent malade.

« Je vais très bien. » Je ne veux pas l'inquiéter et lui dis d'un air dégagé :

« Une fois de plus, les Berbères roulent des mécaniques. Peut-être que nous devrions être un peu plus vigilants dans les prochains jours. »

Je me souviens bien de l'automne 55, quand nous étions allongés la nuit sur le lit avec nos chaussures pendant des semaines, prêts à défendre nos vies à tout moment. Je n'aimerais pas revivre ça.

Nicole est confiante. « Nous n'avons pas besoin d'avoir peur. Nous n'avons pas d'ennemis dans l'oasis. »

« Ce n'est pas encore très clair. Mais en tout cas, des préparatifs sont en cours pour un vrai combat. »

Un appel de Touroug. Un homme est, paraît-il, gravement malade. On pense qu'il s'agit de la syphilis. Eh bien, le bonhomme devra attendre un jour de plus. Je ne veux pas laisser Nicole seule une autre nuit avant que la situation politique ne soit clarifiée. Surtout pas dans son état. Je ne veux pas non plus envoyer Assou avec la voiture maintenant.

Je voudrais garder ma liberté de mouvement. Demain, après la consultation à Tilouine, je ferai les quinze kilomètres jusqu'à Touroug et examinerai l'homme.

Le soir, je démonte ma lampe de poche. La cause de la panne est facile à trouver : le porte-ampoule est rouillé, la batterie est morte. Apparemment, de l'eau est entrée dans la lampe dans la grotte de Tazougart l'autre jour. Je vais acheter une lampe à carbure.

18 JANVIER 1957

À neuf heures du matin, je rends visite au Caïd de Goulmima dans son bureau. Il a l'air très nerveux et préoccupé. Le Cheikh Moha ou Ali est assis à sa gauche, une mitraillette sur l'épaule droite. Ce que je lis dans ses yeux n'est pas exactement du miel. Depuis quand est-on armé au bureau ?

Je fais semblant de ne rien remarquer, vais vers le Caïd, lui serre la main, lui raconte mon voyage dans le Haut Atlas et lui demande s'il peut me prêter un cheval pour Rami, l'infirmier d'Assoul, pour aller soigner les écoliers d'Agouraï.

Il est d'accord immédiatement, ce qui m'étonne, car jusqu'à présent je n'ai jamais pu obtenir la moindre décision de sa part sans qu'il demande d'abord au gouverneur Addi ou Bihi à Ksar-es-Souk. « D'accord, » dit-il fermement, « votre infirmier aura le cheval et un *mokhazni* pour l'accompagner. »

Je ne suis pas habitué à une telle aide de sa part. Il regarde distraitement le sol pendant quelques secondes, puis lève soudain la tête, me regarde et demande : « Sinon, tout va bien pour vous, docteur ? »

« Tout va pour le mieux, Caïd. »

Il sourit, mais je n'aime pas son regard. Je le connais, c'est aussi un protégé du gouverneur. Et aussi un faux jeton. Est-il déjà en train de défendre son bureau avec des armes ?

« Assou, ramène la voiture, on y va. » La consultation à Tilouine est réglée en dix minutes. Quelques vieilles femmes sont accroupies devant le dispensaire, sinon personne n'est visible. On continue vers Touroug, chez les Aït Atta. Tout semble calme ici. Le pittoresque ksar s'étale paisiblement sous le soleil éclatant et on pourrait penser que c'est l'été. Mais au loin, à travers les cimes des palmiers, les sommets enneigés de l'Atlas se rappellent à nous.

Nous voyons rarement des différences climatiques aussi flagrantes dans une aussi petite zone en Europe. Manifestement, c'est le manque de végétation qui en est la cause ici. Au Tafilalet, il n'y a guère de transition du désert à la neige.

Enfin, sur le toit plat d'une maison, je trouve mon patient atteint soi-disant de syphilis. Presque tout son corps est couvert d'ulcères, le visage et la muqueuse buccale en particulier sont une seule plaie purulente et suintante. Il n'a pas mangé depuis des jours et est en piteux état. Nous l'amenons à la voiture et rentrons à Goulmima.

Dans l'après-midi, je vais à Ksar-es-Souk pour apprendre, si possible, plus de détails sur les choses qui se préparent dans notre dos. Pour rien. Il n'y a pas de médecin à l'hôpital et les quelques Européens que je rencontre semblent n'avoir aucune idée de quoi que ce soit.

Au crépuscule, je retourne à Goulmima à travers le désert. Soixante kilomètres sans une maison, sans un arbre, sans rien. Sans une maison, ce n'est pas tout à fait exact. Il y a une maison sur cette route au milieu de nulle part, mais une seule. Une sorte de cube blanc à mi-chemin entre Ksar-es-Souk et Goulmima, non loin d'un ancien cimetière de la Légion étrangère. (NdT : au carrefour de Tarda.) Je n'ai jamais vraiment su si elle était habitée ou non. Parfois, quand j'y passais, je voyais des gens franchir sa porte, d'autres fois même quelques poulets caquetaient près du mur blanc et grattaient le sable. Et puis, de nouveau, elle était solitaire et abandonnée pendant des semaines, voire des mois. Le jour, elle se languit dans la plaine dénudée ; mais la nuit, lorsque les phares de la voiture tombent soudainement sur ses bas murs blancs, alors vous savez que vous avez fait à peu près la moitié du trajet. Pour moi, elle a toujours été l'incarnation de la solitude.

Mais aujourd'hui, en approchant du petit bâtiment, je vois qu'une bonne cinquantaine d'hommes se trouvent devant lui. Des Berbères, peut-être des nomades, en longs burnous, capuchons rabattus sur leurs visages. Ils sont assis par groupes autour de petits feux, à côté et devant la maison et chacun d'eux porte un long fusil en bandoulière. Des silhouettes sauvages et barbues. Certains se lèvent et font quelques pas vers la route lorsqu'ils voient ma voiture.

La rencontre ne me plaît guère. Ce genre de chose, ça s'appelle tout bonnement « bandes armées ».

Je réfléchis un instant. Encore une bonne trentaine de kilomètres jusqu'à Goulmima. Je suis seul et sans arme. J'enfonce un peu plus l'accélérateur...

19 JANVIER 1957

Normalement, je suis censé aller à Aghbalou et tenir une consultation. Mais je n'en ai aucune envie. J'ai ramené un gros rhume de l'Atlas et je préfère rester à Goulmima. Je ne veux pas non plus laisser Nicole seule, car depuis hier soir j'ai clairement conscience que quelque chose est en train de se préparer. Des bandes armées qui rôdent entre Goulmima et Ksar-es-Souk, ce n'est pas sans raison.

J'envoie Assou à Aghbalou seul avec la voiture et je lui adjoins Ali pour soigner les malades. Dix minutes plus tard, la Jeep s'arrête à nouveau devant ma porte de jardin. Ali et Assou en sortent et s'approchent de la maison.

« Déjà revenus ? » dis-je en rigolant sans encore penser à mal. Puis je lis l'inquiétude sur leurs visages.

Ils entrent dans la maison en silence et attendent que je ferme la porte derrière eux.

« Nous n'avons pas pu aller à Aghbalou. La route est barrée par des hommes armés à la sortie de l'oasis. »

Merde, c'est pas bon, ça, pensé-je...

« Par des hommes armés ? »

« Oui. »

« Des *mokhaznis* ? »

« Des *mokhaznis* et des civils ».

« Vous leur avez parlé ? »

« Oui, ils ont ordre de ne laisser passer aucun véhicule. »

« Ordre de qui ? »

« Du Caïd. Celui qui quitte l'oasis, c'est les pieds devant. »

Je siffle doucement entre mes dents. Il ne manquait plus que ça...

« Et vous avez vu le Caïd ? »

« On était chez lui. »

« Et qu'est-ce qu'il a dit ? »

« Personne ne quitte l'oasis. »

« Même pas l'ambulance ? »

« Pas même le Toubib, a dit le Caïd. »

« Bon... D'accord... même pas le Toubib », répété-je lentement et je réfléchis à ce qu'il reste à faire à présent. Donc, je suis piégé dans l'oasis avec Nicole.

La situation n'est pas faite pour me rassurer. Surtout l'armement de la population civile. Ainsi la guerre civile a éclaté cette nuit et avant même qu'on sache de quoi il s'agit, qui exactement se bat contre qui, nous sommes déjà prisonniers du Caïd, qui est apparemment en train de fournir aux civils des fusils et des mitraillettes depuis des jours. La situation est pour le moins délicate, c'est peu de le dire... Les autochtones sont toujours imprévisibles, mais je n'ai pas peur d'eux tant que je suis maître de mes décisions. Je m'imagine que je peux « flairer » les dangers à l'avance et les éviter au dernier moment. Mais cette restriction de liberté me dérange. J'ai le sentiment d'être exposé sans défense aux événements.

Nous tenons un conseil de guerre devant la cheminée du salon : Nicole, le petit Ali, mon fidèle Assou et moi. Haddi apporte du thé brûlant.

Assou raconte : « Addi ou Bihi, le gouverneur du Tafilalet, a déclaré la guerre au gouvernement de Rabat. Il arme la population civile et isole sa province du reste du Maroc. Il ne reconnaît plus le gouvernement et s'est allié aux Français pour établir son propre royaume dans le Tafilalet. »

Cette nouvelle, aussi imprécise soit-elle, est loin d'être réjouissante.

Le Tafilalet est la partie saharienne du pays. Il est séparé du reste du Maroc par l'Atlas. Sa population est majoritairement berbère, contrairement au Nord arabe. Sa surface est un sixième de celle du Maroc.

Depuis un an, cette province est administrée par Addi ou Bihi, le gouverneur du sultan, un homme de style féodal à l'ancienne, qui ne sait ni lire ni écrire. Il a mis en place un régime despotique au Tafilalet. Il était le dirigeant absolu de son territoire, cruel et capricieux. Un prince berbère dans le style du siècle précédent. Peut-être le dernier du genre, un guerrier qui n'a peur de rien. Pas même de la mort. Et encore moins du gouvernement de Rabat et du ministre de l'Intérieur, auquel il rend compte directement en tant que gouverneur. Toutes les institutions modernes à caractère politique ou social que le nord du Maroc a mises en place depuis l'indépendance sont restées lettre morte au Tafilalet. Elles n'ont jamais franchi la barrière de l'Atlas. Addi ou Bihi les a simplement bannies. Ses moyens d'action étaient les *mokhaznis*, dont il avait le commandement, et les prisons, qui étaient pleines à craquer. Il ne se souciait pas des lois adoptées par Rabat. Au Tafilalet, il n'y avait qu'une seule loi, qui s'appelait Addi ou Bihi, adulé, détesté et craint à la fois par ses Berbères.

Neuf fois de suite, le ministre de l'Intérieur a envoyé un Caïd à Goulmima, au cours de l'année écoulée. Neuf fois Addi ou Bihi l'a renvoyé et a finalement mis un homme à lui, Haddou ou Mimoun, à ce poste.

Rabat a retiré le pouvoir judiciaire à l'autorité administrative et installé des juges. Addi ou Bihi a continué à jeter en prison, tous ceux qu'il n'aimait pas, aussi longtemps qu'il le voulait - quand il n'oubliait pas tout simplement de les libérer - sans procès, sans aucune formalité, sur un simple mot.

Alors Addi ou Bihi est devenu un problème. Il incarnait le Maroc féodal, mais cent ans trop tard. Des hommes courageux du Tafilalet ont interpellé le gouvernement. À leur retour de Rabat, ils ont été envoyés en prison. Le gouvernement, en particulier le ministre de l'Intérieur et le ministre de la Justice, ont fermement protesté contre lui devant le sultan. Mais Addi ou Bihi, le « Lion du Sahara », est resté au pouvoir. Un survivant d'une époque cruelle révolue depuis longtemps.

Personnellement, je m'étais habitué à lui, bien que la coopération entre un médecin européen et un despote berbère ne se soit pas toujours déroulée sans heurts. Pour moi, il représentait un anachronisme vivant qui allait bien avec ce pays haut en couleur. Vu de loin, c'était amusant, une curiosité historique. Il valait mieux éviter sa proximité pour ne pas s'exposer à ses caprices. Pourtant, une fois, assis sur un tapis, nous avons mangé un méchoui ensemble. Il m'a même appelé son ami à l'époque et m'a dit que sa maison m'était ouverte à tout moment. Mais je n'en ai jamais profité...

Quand Addi ou Bihi partait à la chasse, il emmenait trois cents soldats avec lui comme rabatteurs. Dans son fief de Kerrando, au nord de Ksar-es-Souk, les gens parlent de festivités au cours desquelles on servait cent cinquante moutons.

Dans chaque oasis du Tafilalet, il y a une maison vide au cas où Addi ou Bihi voudrait y passer la nuit. Question femmes, il bat tous les Maharajahs.

Voilà donc Addi ou Bihi, gouverneur du Tafilalet depuis un an. Et depuis hier soir, Addi ou Bihi est devenu un rebelle, prêt à entrer dans Rabat avec ses Berbères armés et à chasser le gouvernement. Peut-être même à chasser le sultan du trône et s'y asseoir lui-même. Qui sait ?

Pour nous qui vivons dans le Tafilalet, la situation est extrêmement grave. Principalement parce que, en tant que médecin au ministère de la Santé à Rabat, je ne peux et ne veux naturellement pas rejoindre une entreprise aussi folle. En tant que fonctionnaire du gouvernement, je ne dois pas me laisser instrumentaliser par la rébellion. Mais Rabat est loin, les routes sont bouclées et les Berbères ne rigolent pas.

« Allez à l'hôpital et attendez-moi, dis-je à Ali et Assou. « Je vous appellerai dans quelques minutes. Assou, tu viendras alors me chercher avec la voiture. »

Les deux hommes quittent la maison et s'en vont.

Je veux être seul avec Nicole pendant quelques minutes. Nous réfléchissons à la marche à suivre. S'échapper de l'oasis est impossible pour le moment. Si le soulèvement se limite au Tafilalet, on peut espérer que dans quelques jours l'un ou l'autre parti sera victorieux. Mais si le soulèvement berbère concerne tout le Maroc, il y aura un bain de sang inimaginable.

J'appelle l'hôpital. En vain : la liaison téléphonique est interrompue. Nous sommes bel et bien coupés du monde entier. Je ne peux donc pas joindre Assou et je dois marcher jusqu'à l'hôpital. Nicole me demande de rester, mais je ne peux pas. Rien ne serait plus dangereux avec les Berbères que de se cacher.

Alors je pars. Ce n'est pas loin. Longer la caserne des *mokhaznis*, puis traverser la place, l'affaire de trois minutes.

Mais ces trois minutes me paraissent longues. Juste à côté de la porte de mon jardin, je tombe sur les premiers hommes armés. Ce sont des hommes du ksar de Goulmima. J'en connais certains. Ils me saluent.

Je ne connais pas les autres. Ils portent tous des fusils de chasse. Les poches de leurs djellabas sont lourdes de cartouches.

Je ne reconnais plus Goulmima. Ma paisible oasis est devenue un piège sournois du jour au lendemain. La place du village de Goulmima est pleine de monde. Ils portent tous des armes. Il règne une incroyable excitation. Chacun veut trouver une place sur un camion prêt à quitter l'oasis en direction du nord, apparemment pour rejoindre la grande armée d'Addi ou Bihi, qui doit isoler, au niveau de la montagne, le Tafilalet du reste du Maroc.

Deux *mokhaznis* se tiennent devant mon hôpital, armés jusqu'aux dents. Je leur serre la main et leur dis comme pour plaisanter :

« J'espère que vous prendrez bien soin de moi. » Même si, en fait, je n'ai aucune envie de rire.

Les premières nouvelles à l'hôpital sont bouleversantes. Assou me prend à part et me chuchote à l'oreille : « Ben Naceur et Si Aïssa ont été arrêtés cette nuit. Prends garde ! »

Tous deux étaient employés comme juges à Goulmima, des gens calmes et aimables, que je connaissais très bien. En tant que fonctionnaires du ministère de la Justice, ils avaient, comme moi, été nommés par Rabat. Apparemment, dans la situation actuelle, cela suffit pour se retrouver derrière les barreaux.

Ali apporte la mauvaise nouvelle : « Mafoud vient d'être arrêté. » Mafoud est l'opérateur téléphonique de l'oasis. Il n'a jamais fait de mal à une mouche. Jour après jour, il était assis dans le vieux bureau de poste obscur sur un fauteuil branlant derrière son tableau, sortait les minces prises des fils téléphoniques aux couleurs vives des trous cloutés de laiton pour les mettre dans d'autres. Il n'y a pas beaucoup de numéros à Goulmima... Il faisait de son mieux pour garder l'oasis connectée au monde et tout le monde était content de lui. Pourquoi va-t-il en prison ? Juste parce qu'il est dans la fonction publique ? Il semble régner une anarchie totale.

« Assou, conduis-moi immédiatement chez moi. » Je veux informer Nicole de l'incident et me préparer à mon éventuelle arrestation.

En toute hâte, je rédige trois télégrammes que Nicole devra essayer d'envoyer dès qu'une opportunité se présentera si jamais je suis arrêté. Un au ministre de la Santé à Rabat, un au consul d'Autriche à Casablanca, un à l'ambassade à Rabat. J'ai conscience que tout cela est illusoire, car toutes les communications avec le nord du pays sont actuellement coupées. Nicole est le calme même ; elle prend les télégrammes comme s'il s'agissait d'une commande de légumes.

Je saute dans la voiture et retourne à l'hôpital. À mi-chemin, je vois Sidi Moha, le secrétaire de l'Istiqlal (parti indépendantiste du Maroc) se faire arrêter par un homme à cheval. C'est un bon ami à moi.

« Tous les membres de l'Istiqlal sont arrêtés », me dit Ali lorsque j'entre dans ma salle de consultation. « Nous n'aurons pas à attendre notre tour longtemps. » Il est membre de l'Istiqlal. De même qu'Assou.

La corde se resserre lentement autour de mon cou. D'une part, je cours des risques parce que je suis membre du ministère de la Santé. La rébellion semble être dirigée principalement contre les pouvoirs publics légaux. D'autre part, presque tous mes bons amis appartiennent à l'Istiqlal. La raison en est simple : il y a deux ans, lorsque le Maroc a accédé à l'indépendance, il n'y avait qu'un seul parti à Goulmima. Les amis que je me suis faits à l'époque en faisaient donc partie. Depuis, j'ai entendu dire que d'autres partis étaient créés et cherchaient des adhérents, mais cela m'intéressait personnellement assez peu. En tant qu'étranger, je veille à rester à l'écart des problèmes politiques internes du Maroc. Mais si la rébellion est dirigée contre le parti, cela peut suffire à un Berbère lambda, juste parce qu'il m'a vu une fois assis sur un tapis prendre le thé avec un de ses adversaires, pour me considérer comme son ennemi.

Plus question de consultation : il n'y a plus de malades. En revanche, la place devant l'hôpital a été transformée en camp militaire. Le Cheikh de Goulmima, d'après ce qu'on dit ennemi acharné de l'Istiqlal, passe à deux pas de moi, mitraillette à la main. Il ne me connaît plus. Je l'ai soigné il y a trois mois et j'ai mangé chez lui. C'est comme ça que ça se passe quand des analphabètes s'engagent dans la politique, me dis-je avec tristesse.

N'importe quel irresponsable met une mitraillette entre les mains de cet homme. Résultat : il ne me connaît plus. Comme le caractère de l'homme change dès qu'il a une arme à feu dans la main !

Il est midi moins cinq. Je décide de me jeter dans la gueule du loup et de parler au Caïd. Je marche à pas lents jusqu'à son bureau qui est à moins de cent mètres en face de l'hôpital.

L'entrée grouille d'hommes armés. On pourrait se croire dans l'antichambre d'un petit état-major sur le front. Je suis le seul à ne pas porter d'arme. Quelques jeunes Berbères, apparemment les gardes du corps rebelles, me mettent triomphalement un pistolet mitrailleur sous le nez.

« Attention, jeune homme, c'est un jouet dangereux », dis-je à l'un d'eux qui s'approche dangereusement de moi et je repousse doucement le canon sur le côté. Il sourit d'un air penaud et abaisse l'arme.

« Le Caïd est là ? » demandé-je en pointant la porte du doigt.

« Il est là, entre. »

Je frappe et ouvre la porte. La première chose que je vois, ce sont les canons de deux pistolets, tous deux pointés sur moi. Le Caïd est assis derrière le bureau, un 7,65 dans chaque main. Il me regarde les yeux écarquillés. On dirait le rigolo d'un film de western. Il n'a pas la tête de l'emploi. Je le connais, c'est un froussard. Mais ce sont justement les froussards qui sont particulièrement dangereux dans de telles situations.

« Bonjour, Caïd ! » dis-je un peu plus fort que d'habitude.

« Bonjour, Docteur. »

« Je viens discuter de la situation à l'hôpital et du service de santé avec vous. »

« Docteur, la situation est extrêmement grave… » commence-t-il et il veut manifestement se lancer dans un long discours. Comme il ne semble pas vouloir poser ses pistolets, je l'interromps : « Excusez-moi, Caïd, mais ces deux trucs-là me dérangent. Je suis médecin et donc non armé. »

Il est visiblement nerveux et gêné. Docilement, il pose ses armes sur la table, se lève et commence à arpenter la pièce. Puis il reprend distraitement le fil : « Docteur, comme je viens de vous le dire, la situation est extrêmement grave. Un certain parti au Maroc tente de chasser le sultan de son trône. Nous avons l'obligation de protéger le trône et la vie de Sa Majesté. Pour cette raison, nous avons dû procéder à des arrestations cette nuit. Au fait… » Il s'arrête, reprend son pistolet et essaie de changer le chargeur. Ses mains tremblent et il n'y parvient pas. Comme je vois qu'il se prépare à continuer ce jeu dangereux tout en parlant, je dis sèchement : « Vous seriez aimable, Caïd, si vous posiez ce pistolet. Ça part facilement et cela ne ferait que nous causer des ennuis à tous les deux. »

Sur la table, il y a au moins dix ou quinze chargeurs pleins et une pile entière de munitions. Il met distraitement le pistolet de côté et poursuit : « Au fait, deux de vos employés sont sur la liste. Ce sont Ali ou Assou, votre infirmier, et Assou, votre chauffeur. J'ai ordre de les arrêter, mais pour le moment je les laisse en liberté, car nous pourrions encore avoir besoin d'eux. »

« Hum… » pensé-je en moi-même.

« Mais dites à ces deux-là, ainsi qu'à votre personnel habituel, qu'ils doivent rester à l'hôpital. Toute tentative de fuite est vaine. L'oasis est verrouillée par mes hommes. Quiconque essaie de passer est soumis à la loi martiale. »

« Est-ce que cela s'applique aussi à moi ? »

« À tout le monde. »

À ce moment, la porte s'ouvre derrière moi et le geôlier de Goulmima entre. Maintenant, je vais être arrêté, pensé-je, mais rien ne se passe. De toute évidence, il veut simplement être présent à notre réunion. Des secondes d'un silence oppressant s'écoulent.

« Vous savez, Caïd, que d'une part je suis étranger et que d'autre part je suis fonctionnaire du gouvernement marocain à Rabat. »

« Vous et votre femme devez rester à l'hôpital ou chez vous. Si vous voulez, je peux vous fournir des hommes armés. »

Comme si j'avais besoin de ça, me dis-je. Me placer sous la protection d'un chef rebelle ! Vous ne savez jamais si vous êtes protégé ou emprisonné. Je préfère garder le champ libre et me débrouiller seul.

« Je vous remercie, Caïd, mais je n'ai pas besoin de protection. »

« Quant au gouvernement… Vous n'avez plus à tenir compte du gouvernement de Rabat. Désormais, vous êtes subordonné au gouverneur Addi ou Bihi. »

On en est vraiment là ? Je n'arrive pas à y croire. Je vois dans ses yeux qu'il ment. Et je vois autre chose : qu'il a peur ! Peur du feu qu'il est sur le point d'allumer. Peur de la rébellion dont il est l'exécutant. Il est un valet d'Addi ou Bihi. Il doit déclencher la révolution dans l'oasis de Goulmima et est responsable devant son chef. Mais ce n'est pas l'homme qu'il faut pour ce boulot. Il a peur, peur de ses propres partisans.

Ce constat me donne un nouvel élan. J'ai bien fait de refuser sa protection.

« Je suivrai vos instructions, Caïd », dis-je en m'apprêtant à partir. Il me retient.

« Encore une chose, Docteur ! Un de vos employés possède un fusil de chasse. C'est Assou, le chauffeur. Il est dangereux. Il doit être désarmé. Demandez-lui son fusil et apportez-le-moi. »

Que je lui prenne son fusil de chasse ? Celui que j'ai personnellement choisi pour lui dans le magasin de Meknès ? Qu'il s'est payé après avoir économisé sou par sou ? Après toutes les chasses que nous avons faites ensemble et comme deux amis ? Jamais ! Même pas en rêve ! Le lâche !

Je sens la moutarde me monter au nez. « Assou est mon subordonné professionnellement, mais pas politiquement. Si vous pensez que c'est dangereux de lui laisser son fusil de chasse, je dois vous demander de vous en occuper vous-même. Je suis médecin et je n'ai rien à voir avec les armes à feu. C'est Vous, le Caïd de Goulmima et c'est Vous qui êtes responsable de tout ce qui se passe dans l'oasis. »

Je prononce la dernière phrase lentement et avec emphase. Il me regarde du coin de l'œil pendant une seconde. Il est furieux contre moi, mais ne veut pas le montrer. Puis il dit : « Très bien, docteur, je m'en occuperai moi-même. »

Je quitte la pièce. Pour être honnête, je suis heureux de m'en tirer à si bon compte. Les entretiens avec les chefs berbères en présence de geôliers et de pistolets chargés ne sont pas des parties de plaisir.

Remarque :

À ce moment-là, je ne savais pas que le geôlier était un adversaire secret du Caïd, qui jouera plus tard un rôle décisif dans la libération des prisonniers.

Je retourne à l'hôpital où mon personnel m'attend.

« Je dois vous rapporter les ordres du Caïd. Tout le monde reste à l'hôpital et vaque à son travail. Il est interdit de quitter l'oasis. Quiconque tente de s'échapper est soumis à la loi martiale. Je compte sur votre bon sens pour obéir à ces ordres et attendre de voir comment les choses évoluent. »

Nicole m'attend pour manger.

« Quoi de neuf ? » demande-t-elle avec un regard inquiet.

« Je viens juste de chez le Caïd. »

« Et que dit-il ? »

« Que Madame est priée de ne pas quitter la maison. »

« Cela équivaut à une arrestation. »

« Soi-disant une mesure de protection. »

« Ridicule. S'ils veulent nous assassiner, ils le feront aussi bien dans la maison que dans la rue. »

« Je suis entièrement d'accord avec toi, Nicole. Mais nous ne devons pas être imprudents maintenant. Pour le moment, toute évasion est impossible. Toutes les sorties de l'oasis sont gardées. »

Le bruit d'un moteur attire notre attention.

« Des avions ? »

Je me précipite dehors. En effet, un avion militaire, manifestement d'origine française, tourne à une centaine de mètres au-dessus de l'oasis.

« Qu'est-ce que ça veut dire ? » demande Nicole.

« Aucune idée. »

Le plus désagréable dans notre situation, mis à part l'armement de la population civile, c'est l'absence totale de nouvelles. Nous voyons que l'oasis déborde soudainement d'armes, que toutes sortes d'individus louches traînent avec des mitraillettes, mais nous ne savons toujours pas de quoi il s'agit réellement.

À cet instant le téléphone sonne. Apparemment, la ligne est rétablie.

À Ifegh, à cinquante kilomètres de Goulmima sur la route d'Aghbalou, il y a un homme grièvement blessé. Coup de hache sur le crâne.

Quel sac de nœuds...

J'appelle le Caïd.

« Ma voiture doit aller à Ifegh. Faites libérer le passage. »

Il ne sait pas trop quoi faire. Il est sur le point de désobéir à son maître. Il hésite, puis demande : « Vous avez confiance dans votre chauffeur ? Il va pas s'enfuir avec la voiture ? »

« Si vous voulez, envoyez un de vos chauffeurs. Mais je vous dis que si j'envoie mon Assou chercher un blessé, je sais qu'il reviendra avec. »

« Bon ! Voie libre pour votre voiture. »

Je vais dans le jardin pour appeler Assou. À ce moment-là, je vois que quatre hommes armés sont en train de lui prendre son fusil de chasse. Il va se fâcher.

« Sois raisonnable, Assou, » lui dis-je, « pas de résistance ! »

Il me fait de la peine. Ce fusil était toute sa fierté et sa joie et il pourrait ne jamais le revoir.

Puis il monte dans la voiture et part chercher le blessé. Assou est un bon gars. Je sais qu'il reviendra avec, bien que s'enfuir serait un jeu d'enfant pour lui maintenant.

Des avions survolent l'oasis tout l'après-midi. C'est inquiétant. Nous sommes tous à l'hôpital. Seule Nicole est restée à la maison et tricote un gilet pour Tassilo. Je pense qu'il y a une bonne part de nervosité dans ce travail manuel qui n'en finit jamais. En tout cas, elle est courageuse et ne veut pas montrer sa peur.

Assou revient d'Ifegh avec le blessé. Nez cassé par coup de hache. Il est soigné et mis au lit.

La soirée se passe en silence. Nicole tricote, j'écris.

Chacun est perdu dans ses pensées. Autour de nous s'étend la nuit noire du Sahara. Nous sommes coupés du monde entier. Dès que nous quittons la maison, les bouches métalliques des canons des fusils sont pointées sur nous. Les avions tournent sans cesse dans le ciel nocturne au-dessus de l'oasis.

20 JANVIER 1957

Sombre dimanche matin. La sensation d'être prisonnier dans l'oasis ne me laisse pas traîner au lit. Je me lève et m'habille lentement. Sans envie, comme quand on se lève un jour d'examen, avec un léger mal au ventre. J'imagine que la situation n'a pas changé en notre faveur pendant la nuit et j'en ai assez de voir des habitants hostiles passer devant moi avec leurs fusils prêts à tirer.

C'est insupportable de se dire qu'un bain de sang se prépare en toute tranquillité.

Les Aït Morghad sont détestés par toutes les autres tribus du Tafilalet. Aït Morghad signifie : « Les fils du flot d'acide ». Leur nom vient des temps obscurs de l'Afrique ancienne. Le chemin que cette tribu suit reste brûlé, comme par un acide corrosif.

Mon Houssein, qui vient du ksar Aït Guetto, dans la partie amont de l'oasis, m'a récemment dit que son vieil arrière-grand-père l'avait toujours averti de ne pas fréquenter un Aït Morghad : « Si tu traverses le désert avec un Aït Morghad, alors c'est comme si tu avais un morceau de braise dans ta poche. Tu n'y fais pas attention. Tu ne vois pas de flamme. Mais pendant que tu poursuis ton chemin sans méfiance, il brûle doucement sous ta djellaba et en ronge le tissu. Et si un Aït Morghad t'invite à manger chez lui, fais attention de ne pas lui faire voir que tu as une pièce de monnaie dans ton burnous. S'il la remarque, il te donnera à manger et à boire jusqu'à ce que tu sois rassasié et fatigué. Mais après le repas, il te raccompagnera et t'assassinera pour te prendre la pièce de monnaie. »

Et dire que j'ai choisi ces gens-là comme patients ! me dis-je en me rasant devant le miroir et sans pouvoir réprimer un petit sourire ironique.

Comme la vie peut parfois être étrange. Il a fallu que je quitte Linz pour Goulmima, le Danube pour l'Oued Ghéris, pour être finalement retenu captif dans une oasis par un Caïd berbère au lieu de simplement prendre mes skis ce dimanche de janvier et d'aller skier comme n'importe quel Autrichien normal !

Et tout à coup j'éclate de rire en me voyant dans la glace, comme s'il n'y avait rien de plus drôle au monde que moi à cet instant. Ça fait du bien de pouvoir rire de soi dans des situations difficiles. Ça a un effet libérateur et vous aide à vous remettre sur pied.

« Voyons voir ce que font mes braves Berbères », me dis-je en essuyant le savon sur mon visage et je pars pour l'hôpital.

Il ne semble pas que la situation se soit améliorée. Partout où je regarde, des groupes d'hommes, tous en armes. Un barrage a été dressé sur la route de Ksar-es-Souk et une quinzaine de Berbères, lourdement armés, montent la garde devant. Quelques-uns sont assis par terre et boivent du thé, d'autres traînent à côté de la lourde chaîne et fument. Les haillons crasseux qu'ils portent font un contraste frappant avec les mitraillettes toutes neuves.

À l'hôpital, on ne parle qu'à voix basse. Assou me chuchote rapidement les noms de ceux qui ont été arrêtés pendant la nuit. Tous mes amis, sur l'influence desquels j'aurais pu compter en cas de besoin, sont en prison. Les représentants de l'ordre public en prison.

Goulmima est dirigée par un groupe de drôles de « gentlemen » qui me sont hostiles. Non pas parce que je leur ai fait quelque chose, non, mais parce qu'ils sont mal disposés envers tout ce qui sent l'ordre, la sécurité et la fonction publique. La foule révolutionnaire est la même en tout temps et dans tous les pays.

Pour l'instant, je suis encore en liberté, si on peut dire. Je ne suis pas encore en état d'arrestation. Je peux encore me déplacer dans l'oasis, du moins entre ma maison et l'hôpital. Pas par gentillesse - je n'ai aucune illusion - mais parce qu'on a besoin de moi. Le Caïd me l'a dit assez clairement hier lors de notre entretien.

À gauche de l'hôpital, à la pompe à essence, un bruit se fait entendre. Je sors pour voir ce qu'il y a.

Une centaine de Berbères veulent monter tous en même temps à bord d'un camion qui quitte l'oasis en direction de Ksar-es-Souk. Ils se disputent les places. Ceux qui ont réussi à atterrir sur la plateforme agitent leurs fusils en l'air et crient : « Yahia-l-malik ! » Vive le roi ! Ils sont censés rejoindre l'armée d'Addi ou Bihi.

Quatorze mille hommes armés se seraient déjà rassemblés à Kerrando, le quartier général du gouverneur, de pauvres diables qu'on a trompés et qui répondent à l'appel de leur gouverneur. Ils ne se doutent pas que celui qui les appelle est devenu un traître à leur pays.

Le vieux Moha Ouidani lui aussi porte un fusil sur son épaule. Il s'approche de moi, me serre la main et me dit : « Dieu nous aidera dans la lutte pour le sultan. » Il a les meilleures intentions du monde et n'a aucune idée de ce dont il s'agit. Le peuple est induit en erreur. C'est un crime de mettre une arme entre les mains de ces gens-là.

Des hommes comme le vieux Ouidani ne sont pas à craindre. Un brave cœur bat sous sa ceinture de cartouches. Je le sais parce que je le connais. Mais il y en a d'autres...

Et parmi ceux-ci, il y en a un qui me glace le sang dans les veines quand je le vois : Moha ou Ali, l'homme à l'anneau à l'oreille. Comme jailli du sol, il se tient soudain devant moi.

Moha ou Ali est un sale type avec un passé trouble. Il a débarqué dans l'oasis il y a environ un an, en provenance du nord, où il avait travaillé dans un hôpital comme portier et avait été renvoyé pour vol. À ce moment-là, il a essayé de se faire embaucher dans mon hôpital. Je connaissais sa vie passée et je l'ai refusé. Il a commencé à m'apporter du lait chez moi tous les jours - et le lait est une rareté précieuse dans l'oasis - pour me faire changer d'avis. Je lui ai interdit de m'apporter du lait. Un jour, il a été surpris en train de voler la chemise d'un pauvre tâcheron alors que celui-ci se lavait à une source et a été jeté en prison. À ce moment-là, il a essayé de me soudoyer pour que je le déclare malade afin qu'il puisse dormir à l'hôpital parce qu'il avait peur dans sa cellule la nuit. Je l'ai mis à la porte. Il y a environ trois semaines, le Caïd m'a appelé à l'hôpital et m'a dit qu'il y avait un homme dans son bureau qui voudrait travailler pour moi à l'hôpital. Si je pouvais faire quelque chose pour lui... J'ai répondu que les postes à l'hôpital étaient attribués par le ministère de la Santé à Rabat et que je ne pouvais pas intervenir. Cinq minutes plus tard, l'homme était devant ma porte : c'était Moha ou Ali. Il m'a mis sous le nez un papier sur lequel il était écrit de la main du Caïd : « C'est l'homme qui veut travailler chez vous. J'attire votre attention sur le fait qu'il est un protégé du gouverneur. » Cette façon maladroite d'essayer de faire pression sur moi m'a énervé.

« Cet homme est un voleur et c'est pour ça que je ne l'engage pas », ai-je écrit au dos du billet et l'ai renvoyé au Caïd. Moha ou Ali m'a juré une éternelle vengeance à ce moment-là et il ne l'a pas oublié.

Et voilà qu'il est maintenant à moins de deux pas devant moi.

Un rictus moqueur autour de sa bouche ; il ne dit pas un mot, mais une haine sauvage jaillit de ses yeux mauvais et étroits. D'un seul coup, il arrache son fusil de son épaule, comme pour me tuer. Ses doigts agrippent le bois de la crosse au point que les phalanges deviennent blanches.

Je ne dis rien et regarde directement son visage qui me défie. Nous nous faisons face ainsi pendant quelques secondes. Sans un mot, sans un geste, immobiles. Puis il remet soudain son fusil sur son épaule, se retourne et s'en va.

Je le suis du regard pendant un bon moment. Pourquoi n'a-t-il pas appuyé sur la détente ? J'étais sans aucune défense. Rien n'aurait été plus simple. Le moment ne lui semblait-il pas encore venu ?

Quand le peuple se soulève, une vie coûte peu. Ces gens n'ont-ils pas tué un ancien médecin de Goulmima avec des pelles et des pioches il y a moins de deux ans ? Et mon prédécesseur immédiat, dans la voiture et en compagnie duquel je suis arrivé à Goulmima en juillet 1955, ne l'ont-ils pas à moitié lapidé à Meknès il y a quelques mois avant de lui trancher la gorge avec un poignard ? Est-ce que je serai le suivant sur la regrettable liste des médecins de Goulmima ?

En tout cas, je sais maintenant où j'en suis. Tant que Moha ou Ali a un fusil sur l'épaule, je ne suis pas sûr de ma vie.

Je suis sur le point de retourner à l'hôpital quand quelqu'un me prend par le bras. Je me retourne et vois Hammou, le geôlier. Il y a une profonde tristesse dans ses yeux, les coins de sa bouche tremblent. Il se penche vers moi et me chuchote : « C'est terrible ! Je l'ai vu ! Toubib, tu ne nous as fait que du bien ! »

« Oui, Hammou, dis-je, c'est terrible. Je suis triste pour ton pays que j'aime. »

« Que Dieu te protège, Toubib ! » murmure-t-il.

« Va, maintenant, tu es un brave garçon, Hammou, tu ne dois pas être vu ici avec moi », dis-je rapidement et je retourne à l'hôpital.

Après un repas sommaire - Nicole n'a pas envie de faire une grande cuisine et je peux la comprendre - nous sommes assis ensemble dans le salon et réfléchissons. Des flocons de neige épars volent contre les fenêtres et fondent à la chaleur des vitres.

Nicole n'en finit pas de me surprendre par son courage. Elle est convaincue que je trouverai un moyen de sortir de l'oasis à la dernière minute et d'échapper à la violence des rebelles.

« Ils ne peuvent pas faire plus que nous tuer », dit-elle. Et elle recommence à tricoter quelque chose pour Tassilo.

Je réfléchis. Il est évident que, dans ces circonstances, chaque heure passée dans l'oasis nous met en danger de mort.

Mais rien ne serait plus dangereux pour le moment qu'une tentative de fuite loupée. Pour l'instant, mieux vaut attendre. Il y a encore des *mokhaznis* armés dans l'oasis, comme les derniers vestiges d'une certaine discipline. Ils me sont favorables, je le sais. J'ai encore une voiture disponible. Je suis toujours médecin et on a besoin de médecins quand il y a des tirs.

Soudain, nous entendons un bruit de moteur, comme celui de véhicules lourds. Je me précipite dans le jardin pour regarder. Venant de Ksar-es-Souk, des camions traversent l'oasis. Véhicules militaires occupés par des soldats. Ils portent des treillis et des casques en acier. Même avec les jumelles, je n'arrive pas à distinguer s'il s'agit de Marocains ou de Français.

L'armée royale du sultan serait-elle déjà à Goulmima ? Notre cauchemar prendrait-il fin ?

Il y a au moins une vingtaine de véhicules qui tournent lentement au carrefour et quittent l'oasis au sud en direction de Tinejdad.

Je n'ai pas la patience de rester plus longtemps dans mon jardin ; je saute dans ma Jeep et roule vers l'hôpital. C'est plus proche de la route principale et je vois mieux.

Mais ce sont des visages blancs qui nous regardent depuis les camions, immobiles sous les casques d'acier.

Deux minutes plus tard, je rejoins Nicole dans la chambre. « Ce sont tes compatriotes, la glorieuse armée française ! » dis-je.

Pour la première fois, je vois que Nicole a peur. Elle est Française. Elle a été traitée de traîtresse parce qu'elle s'occupait de petits Berbères pauvres, parce qu'elle réconfortait les mères dont les fils étaient en prison, parce qu'elle était l'épouse du Toubib qui traitait les prisonniers politiques comme des êtres humains et leur fournissait du thé chaud et des couvertures. C'est ridicule. C'est le petit monde de l'oasis qui se venge de nous, un monde que nous ne connaissions pas, nous qui sommes venus d'Europe.

Je n'oublierai jamais cette soirée. Je me trouve à la porte de notre jardin. Une armée passe devant moi, calme, sereine, sûre d'elle-même. Ordonnée et bien équipée, elle nous entoure d'un ruban de fer, à la cadence régulière du bruit des moteurs. Sans hâte, mais avec une écrasante précision.

Pendant une minute, la couverture nuageuse se déchire à l'ouest. Entre les volutes de brouillard, les montagnes de l'Atlas deviennent visibles, très proches et couvertes de neige jusqu'à leur pied, comme un mur sombre et froid qui nous coupe du monde de façon menaçante. Le soleil couchant projette quelques rayons jaunâtres sur Goulmima et baigne les couronnes des palmiers dans une étrange lumière rouge orangé. Un ciel noir et lourd s'étend sur l'oasis. Ça sent la fin du monde. Frissonnant, je rentre dans la maison, m'assois près de la fenêtre et me prends la tête dans les mains.

La responsabilité que j'ai envers Nicole me pèse. C'est moi qui l'ai mise dans cette situation. C'est moi qui n'ai pas voulu quitter Goulmima quand on m'a proposé un emploi à Tiznit il y a quelques mois. J'aurai ça sur la conscience si quelque chose lui arrive. Parce que je suis un fou qui s'imagine qu'il doit vivre dans une oasis, parmi les Berbères, dans la partie la plus sauvage du Maroc.

J'essaye en vain d'attraper des nouvelles du Tafilalet à la radio. Le problème est trop petit, le monde n'en parle pas. Parce que quelques misérables oasis sont occupées par des rebelles ? Qu'est-ce que c'est, finalement, dans l'infini du Sahara ?

21 JANVIER 1957

Personne à la consultation ce matin, bien que d'habitude la plupart des malades viennent se faire soigner le lundi, puisque c'est le jour du souk, le marché hebdomadaire. À part ça, l'image de l'oasis n'a pas changé. Peut-être y a-t-il un peu moins d'hommes armés dans la rue qu'hier. La plupart d'entre eux ont déjà quitté Goulmima pour aller « au front » dans l'Atlas. Mais les pires, comme je le remarque rapidement, sont restés. Ils ne laissent pas passer l'occasion d'une vengeance personnelle contre des adversaires sans défense dans l'oasis.

Moha ou Ali, l'homme à l'anneau à l'oreille, se pavane, triomphant, devant l'hôpital. Il n'y en a plus pour longtemps et aucun Toubib au monde ne lui interdira d'entrer dans cette maison, surtout pas celui qui l'a traité de voleur.

Le *chaouch* distribue des cartouches sous nos yeux à ses partisans, donne des ordres aux passants d'une voix retentissante, petit Napoléon de province gonflé d'importance. Il y a huit jours, il m'a léché la main quand j'ai soigné son enfant malade.

Il n'y a pas un seul soldat français en vue, mais on me dit que toutes les routes et pistes en dehors de l'oasis sont surveillées par l'armée.

Des *mokhaznis* se tiennent dans tous les coins, fusil au pied.

Je ne pense pas qu'ils me tireraient dessus d'emblée. Sauf s'ils en recevaient l'ordre direct. Un ordre est un ordre. C'est comme ça chez les soldats. Si c'était le cas, mes Berbères non plus ne feraient pas exception.

À dix heures, je vais au souk pour inspecter la viande, comme tous les lundis. Je sais qu'il n'y a pas de viande aujourd'hui, mais le souk est à l'extrémité sud de l'oasis sur la route de Tinejdad et je peux donc jeter un coup d'œil discret sur les barrages routiers. Huit hommes lourdement armés se tiennent de chaque côté de la chaîne de fer qui s'étend d'un côté à l'autre côté de la route. Quatre soldats et quatre civils qui m'inspirent peu confiance. Vouloir passer par là est quasi impossible. D'ailleurs il n'y a aucun intérêt à quitter l'oasis par le sud. Nicole et moi ne survivrions pas trois jours dans le désert sans ravitaillement.

Mon plan est établi. Dans l'après-midi, j'essaierai en tout cas de forcer le barrage au nord de l'oasis et de me diriger vers Ksar-es-Souk. Là, je pourrai en apprendre davantage sur la situation et, surtout, clarifier la question cruciale de savoir où se trouve le centre de la rébellion et si seul le Tafilalet est dans la tourmente ou bien tout le Maroc.

Je ne dis pas un mot à Nicole de mes projets pendant le déjeuner, pour ne pas l'inquiéter inutilement.

J'attends jusqu'à 14 heures, puis j'appelle Assou.

« Prépare la Jeep, conduis-la jusqu'à l'hôpital, mets la femme du *mokhazni* d'Aghbalou dans la voiture et amène-la à la porte de mon jardin. Et que personne ne te demande ce que tu fais ! » Assou hoche la tête en silence. Il sait ce que je mijote. La femme d'Aghbalou a de légers saignements. Elle arrive à point nommé, comme envoyée par le ciel. Même aux yeux d'un rebelle, il n'y a rien de plus anodin qu'une femme qui saigne.

C'est là que Nicole réalise de quoi il s'agit. « Tu es fou d'aller à Ksar-es-Souk ! »

« Nicole, on n'a pas le choix. Je dois aller à Ksar-es-Souk, je dois y aller ! » Et je lui explique mon plan en quelques mots. Elle reconnaît que c'est le meilleur moment et se déclare prête à rester seule dans l'oasis jusqu'à mon retour.

« Ne fais pas un pas hors de la maison », lui dis-je alors que je fonce à travers le jardin jusqu'à la porte.

Voilà Assou avec la voiture. J'y monte en blouse blanche. Je ne la porte généralement jamais dans la voiture, mais cette fois je compte sur son effet psychologique sur les Berbères au barrage. Les médecins s'en sortent plus facilement...

Nous roulons.

Au loin, je peux voir le barrage devant nous. Chaque seconde nous en rapproche. Des poteaux en bois ont été plantés des deux côtés de la piste, entre lesquels pend une lourde chaîne. De chaque côté, il y a une dizaine d'hommes armés, en partie des civils, mais aussi des *mokhaznis*. Ils sont bien disposés envers moi. Ce qui est moins bien, cependant, c'est que la route continue en ligne droite sur environ 300 mètres après le barrage. L'arrière d'une voiture constitue une cible idéale sur cette route.

Nous sommes au barrage. Assou arrête la voiture. Mes nerfs sont tendus à se rompre. Les Berbères s'approchent de nous des deux côtés.

« Dégagez la route », crié-je au premier. « Cette femme doit aller à l'hôpital de Ksar-es-Souk. Elle saigne. »

Il ne semble pas vouloir obéir et me sourit effrontément. Un autre s'avance, prend son fusil de son épaule et dit : « Le Caïd a interdit... » « Salopard ! » je lui crie, « Tu veux laisser cette femme se vider de son sang ? » Les hommes se regardent, indécis. À ce moment, un *mokhazni* qui était resté sur le bord de la route décroche la chaîne. Elle glisse lentement vers le sol.

Assou accélère. Nous sommes passés.

« Conduis lentement », lui murmuré-je, car je suppose qu'un garde dupé est plus susceptible de tirer sur une voiture qui roule trop vite que sur une voiture qui se déplace lentement à la vitesse normale d'une ambulance.

J'ai raison. Aucun coup de feu n'est tiré. Je regarde par la fenêtre. Ils se tiennent ensemble en gesticulant ; deux d'entre eux attrapent par le col le *mokhazni* qui a abaissé la chaîne. De toute évidence, ils ne sont pas d'accord sur le point de savoir s'ils ont bien agi ou pas. Cela nous laisse le temps de nous éloigner de la dangereuse ligne droite. Nous prenons le virage et nous dirigeons vers l'Oued Ghéris sous le couvert des palmiers. Il n'y a personne ici. La rive nord de la rivière est également inoccupée.

Il reste encore les Français qui ont, paraît-il, pris position sur l'Aghenbo au nord. En montant la côte, je vois les premiers casques en acier sur la gauche au-dessus de nous entre les rochers. Puis quelques canons de mitrailleuses dépassent de la paroi rocheuse dans notre direction. Mais rien ne se passe. Sans le moindre incident, nous roulons le long de leur ligne et atteignons le plateau. Après tout, nous avons la Croix-Rouge sur notre véhicule.

Nous ne rencontrons plus personne jusqu'à Ksar-es-Souk. La bande désertique de soixante kilomètres de large est complètement vide.

« Curieux de savoir si l'atmosphère est tendue à Ksar-es-Souk », dis-je à Assou en passant devant Djébel Aferdou. Il hoche simplement la tête en silence, ses yeux fixant la route rectiligne devant lui.

Mais l'atmosphère à Ksar-es-Souk n'est pas tendue. Elle est même remarquablement détendue. En un mot, il ne se passe rien. Pas de barrages routiers, pas d'hommes armés, rien.

« Comment est-ce possible, Assou ? Il y a une paix totale ici ! Comment tu t'expliques ça ? »

Il n'y a pratiquement personne dans la rue. Seul un vieil homme aveugle est accroupi contre un mur. La grande oasis est complètement calme et déserte.

À l'hôpital, j'apprends ce que je veux. Il y a des nouvelles de Rabat. Addi ou Bihi a concentré son armée au nord de Ksar-es-Souk dans les montagnes de l'Atlas et occupe la route de Meknès. Le reste du Maroc est complètement calme et le gouvernement de Rabat a envoyé des négociateurs au QG du gouverneur insurgé. S'il refuse de se soumettre, l'armée royale, dirigée par le prince Moulay Hassan, entrera en action.

Il s'agit donc de mettre Nicole à l'abri en prévision des dernières heures dangereuses. On ne peut plus attendre. Dans une rébellion, la dernière heure est la plus dangereuse. Ce sera le moment où les soldats du prince s'approcheront de Goulmima et où Haddou ou Mimoun verra qu'il a perdu la partie. L'heure H. Nicole ne doit en aucun cas être dans l'oasis à ce moment-là.

Je retourne donc à Goulmima pour préparer notre évasion. Nicole doit quitter l'oasis cette nuit et être amenée à Ksar-es-Souk.

Il commence lentement à faire nuit. Un voile gris tombe sur le désert et le fait paraître encore plus solitaire, tandis qu'Assou et moi filons le long de la route toute droite vers le sud en direction de Goulmima. Personne ne dit mot.

Soudain, une voiture dans la direction opposée. Une Opel. À fond la caisse. La voiture du Caïd. Il arrive sur nous à une vitesse insensée, mais j'aperçois des femmes voilées et plusieurs enfants sur sa banquette arrière.

« Il s'arrête ! Stoppe ! » dis-je à Assou.

Effectivement, l'Opel s'arrête à environ 150 mètres derrière nous. Lahcen, le chauffeur du Caïd, saute de la voiture et court vers nous. Il est fou d'excitation. « Toubib, crie-t-il, ne retourne pas à Goulmima ! On tire déjà à Boudenib et Talsinte. Il y a des combats de rue à Erfoud ! Le Caïd met sa famille en sécurité. N'y va pas ! »

« Je dois y retourner. »

« Ça peut péter à tout moment à Goulmima. Le Caïd fait tirer sur tout le monde ! »

« Ma femme est toujours dans l'oasis », dis-je et je fais signe à Assou de démarrer. C'est donc sérieux. Le Caïd met sa famille à l'abri. Il doit savoir pourquoi !

Assou conduit à fond. Notre Jeep tremble de toutes ses pièces. Encore 30 kilomètres jusqu'à Goulmima. Si tout se passe bien, nous pouvons être dans l'oasis dans 20 minutes. Quinze minutes pour faire nos valises, ça fera 35 minutes. Dans 35 minutes Nicole peut être sauvée si aucun coup de feu n'est tiré d'ici là et qu'on arrive à passer le barrage.

Encore vingt kilomètres à parcourir, puis dix. Des nuages lourds et humides pendent bas dans le ciel. À point nommé, car ils apportent une obscurité précoce. Un vent violent souffle de l'Atlas et courbe les cimes des palmiers dans le ciel du soir.

Lorsque nous atteignons l'oasis, il fait pratiquement noir. Tendus, nous regardons vers l'avant pendant que nous abordons les premiers palmiers au bord de l'oued. Comment allons-nous retrouver Goulmima ? Nicole sera-t-elle vivante ou arriverai-je trop tard ?

Là, le barrage. Dans l'obscurité, nous ne pouvons pas dire si la chaîne est toujours tendue à travers la route ou non. « Va doucement, Assou, c'est pas le moment d'avoir un accident ! »

Les freins grincent. Des hommes armés à droite et à gauche de la voiture. Burnous marron, djellabas blanches, canons de fusil brillant dans les phares. Plus un seul *mokhazni*. Mais plus de chaîne non plus.

« *Kaïn Toubib* ! » (C'est le médecin !) crié-je aux types dans le noir.

Assou dépasse lentement le barrage entre les hommes.

Personne ne nous arrête. Nous sommes de retour dans l'oasis.

Et maintenant vite. D'abord à l'hôpital. Je trouve mes infirmiers rassemblés, à la lueur d'une bougie. L'ambiance est plus que sombre.

« Les *mokhaznis* ont été désarmés », me murmure Ali. C'est une mauvaise nouvelle. Donc, les derniers hommes sur l'aide desquels je pouvais peut-être compter ont été désarmés. Le pouvoir est entre les mains de la foule armée. On sait ce que cela signifie en Afrique.

Un instant, je me demande si je ne devrais pas envoyer Nicole seule avec la voiture et rester moi-même dans l'oasis. Mais Ali me le déconseille fortement. « Ne crois pas, Toubib, que tu pourras t'occuper des blessés. Chez les Berbères, quiconque se penche sur un blessé est considéré comme un ennemi. »

« Qu'est-ce que tu vas faire, Ali ? » demandé-je.

« J'attends que le premier tombe et je prends son fusil. »

Dans ces conditions, il ne sert à rien de rester.

Je tombe sur un *mokhazni* sous le portail. Il fait presque nuit dans la cour, mais il me connaît. Il est sans arme et il s'approche très près de moi. Je vois son visage, il est pâle, pâle et gris comme la pierre.

« Sauve-toi, Toubib », me chuchote-t-il rapidement. « Tous ceux qui ne sont pas pour le Caïd doivent être fusillés cette nuit. Tu es sur la liste. Nous n'avons plus d'armes. Sauve-toi ! »

Il n'y a plus un instant à perdre. Il faut agir maintenant. Chaque minute perdue peut signifier la mort.

Je saute dans la voiture. « Assou, à la maison, on fout le camp, vite ! »

Nous roulons le long de la caserne, tournons vers notre maison, entrons dans le jardin. Nous laissons la porte du jardin ouverte.

Je me précipite dans la maison. « Nicole ! »

Elle vient vers moi de la cuisine dans le couloir sombre.

« Nicole, tu as un quart d'heure pour faire tes valises. Allez ! »

« Qu'y a-t-il ? »

« Ne demande pas ça maintenant. Je t'expliquerai tout dans la voiture. On fiche le camp ! » Pourvu qu'elle ne me fasse pas un malaise maintenant, me dis-je. Mais Nicole est loin de faire un malaise. Au contraire ; comme toujours, elle est courageuse et intrépide.

Deux valises sont bouclées à la hâte. Linge, appareil photo, photos, mon fusil de chasse, nos papiers, argent et bijoux. Vite encore la machine à coudre de Nicole ! En quelques minutes, tout est dans la Jeep. Encore une couverture ; j'aurais regretté de la laisser derrière nous, c'est une pièce d'artisanat berbère rare.

Assou met également sa famille en sécurité. Haddi me demande d'emmener sa femme et son enfant avec moi. « En voiture ! » Enfin, nous sommes tous casés : quatre enfants, trois femmes, Assou et moi. Ohnohr et Gfundi sautent tout excités autour de la voiture et aboient après nous. Ils sentent que quelque chose se passe. Les reverrai-je ? Pour la dernière fois, je passe ma main sur la douce fourrure d'Ohnohr. Il m'a toujours été fidèle. Il nous gardait toujours. Et maintenant nous le quittons. Il saute sur moi et je me sens comme un scélérat quand je le repousse tendrement. Mais ce n'est pas le moment de s'attendrir. Qui sait si nous serons encore en vie dans quelques heures, dans quelques minutes ?

Je donne les dernières instructions à Assou. Cette fois, nous n'avons pas de femme malade dans la voiture. Impossible de feinter. Les gardiens verront que nous sommes en fuite, ça ne fait pas un pli. Nous misons tout sur une seule carte et nous devons passer coûte que coûte sinon nous sommes perdus.

« Écoute-moi bien ! On roule directement de la porte du jardin à la sortie de l'oasis. Devant le barrage, tu fais semblant de t'arrêter. Au dernier moment, tu mets les gaz et on passe ! Essaye, si possible, de ne blesser personne, mais si quelqu'un se met en travers du chemin, alors c'est pas bon ! »

Assou hoche la tête. Il a compris et voit bien le tableau. S'ils nous arrêtent et qu'un des gardes regarde dans la voiture, nous sommes perdus. Ce n'est pas une ambulance. Un enfant le verrait.

On y va...

Nous fixons l'endroit où, dans l'obscurité, nous savons que se tiennent les hommes armés. Maintenant, nos phares les éclairent. Des civils seulement. Fusils et mitraillettes brillent. Ils viennent vers nous, de gauche et de droite. Assou freine. Ils sont très proches de la voiture, mettent la main sur la portière, demandent d'ouvrir une fenêtre. La chaîne repose sur le sol.

« Toubib ! » crié-je. Le vieux mot magique va-t-il encore une fois m'aider à sortir du pétrin ?

Alors Assou écrase soudain l'accélérateur. La voiture fait un bond en avant. Le moteur rugit. Nous avons passé le barrage !

Secondes d'angoisse dans la ligne droite avant le virage. Tireront-ils ou pas ? Assou roule à fond. Instinctivement nous baissons la tête.

Voilà le virage... les palmiers. On vire à droite, Assou ralentit. Un haut talus à notre droite avec des buissons nous protège. Nous sommes sauvés. Nous traversons lentement le lit de l'Oued Ghéris, tournons à nouveau à droite, remontons l'autre rive, gagnons les hauteurs de l'Aghenbo et le haut plateau du Tahashmit.

Personne ne dit un mot. Même les enfants ne pleurent pas. J'ai le petit Mohamed, le fils aîné d'Assou, sur les genoux. Il a trois ans et me regarde de ses grands yeux noirs. Il se demande pourquoi le Toubib l'emmène se promener aujourd'hui. Nicole tient Abdelkader, le deuxième enfant d'Assou, dans ses bras. Ftouma s'occupe de Fatiha, sa cadette. Elle n'a même pas quatre semaines.

Hoacha, la femme d'Haddi donne le sein à son petit Moha.

Nous roulons ainsi dans la nuit vers Ksar-es-Souk.

C'est une nuit d'encre, sans lune. De sombres pensées me traversent. Maintenant, Nicole et moi sommes en fuite... fuyant pour sauver nos vies... de cette oasis que nous aimions tant, où nous avons travaillé depuis des années, que nous croyions pleine d'amis.

Mais c'est l'Afrique, l'Afrique glorieuse, cruelle et meurtrière. Tout cela a-t-il un sens ? Est-il logique de sacrifier son travail, sa santé, son avenir, sa vie à ces gens-là ? Pour qu'un jour ils te tuent comme un chien ? Juste parce qu'ils ne peuvent pas comprendre que tu les aimes vraiment ?

Une heure plus tard, Nicole est allongée sur le lit blanc d'une sobre chambre de malade de l'hôpital de Ksar-es-Souk, entourée de valises et de couvertures. Ali, un infirmier couleur charbon, apporte du thé et des tartines. Fatiguée, Nicole se repose sur des oreillers moelleux. Repos bien mérité, enceinte de cinq mois !

Mais moi je ne trouve pas de repos. J'ai mauvaise conscience et la même pensée me hante encore et encore. Dans la précipitation de la fuite, j'ai oublié d'avertir la famille Bonnet et de lui expliquer la situation. Les Bonnet sont français. Les seuls blancs en dehors de nous qui vivent à Goulmima depuis des mois.

Monsieur Bonnet a travaillé sous les Français en tant qu'employé chez les officiers et a été intégré par les autorités marocaines après l'indépendance du Maroc. Madame Bonnet est enseignante à l'école primaire. Les Bonnet vivent modestement, isolés dans une petite villa à l'autre bout de l'oasis. On se voit rarement. Monsieur Bonnet est un ardent chasseur et Madame a beaucoup à faire avec ses trois enfants.

Les Bonnet sont désormais seuls dans l'oasis. Cela signifie qu'ils peuvent d'un moment à l'autre être tous les cinq en danger de mort. Si on les trouve demain avec la gorge tranchée, ce sera indirectement aussi de ma faute.

Je ne sais pas ce que pense M. Bonnet du Caïd ; mais quand les Berbères sentent le sang, alors coupable ou innocent, ami ou ennemi, peu importe. Alors on tue. Les femmes enceintes sont éventrées comme à Oued-Zem, on joue au foot avec des têtes d'enfants, comme à Meknès il y a quelques semaines...

Je réfléchis pendant une demi-heure. Puis ma décision est prise : il faut que je retourne encore une fois à l'oasis. Je dois exfiltrer les Bonnet. Nicole n'est pas très enthousiaste.

« Je serai de retour dans deux heures », dis-je d'un ton plus convaincu que je ne le suis. Elle finit par comprendre l'urgence. Il est impossible de laisser un couple avec trois enfants seul dans l'oasis. De plus, les Bonnet ne sont pas des gens particulièrement dégourdis... Je ne pense pas qu'ils pourraient se débrouiller seuls si la foule se déchaînait.

« Sois sur tes gardes et reviens sain et sauf ! »

Je récupère Assou dans ses quartiers et lui dis que nous retournons à Goulmima une fois de plus. Du coup, il me traite carrément de fou. Mais il y va. Mieux encore : alors que nous roulons dans la nuit, il me dit soudain : « Toubib, je veux rester à Goulmima. »

Maintenant c'est à mon tour de le traiter de fou. Mais il continue calmement : « Je sais que mes enfants sont en sécurité, ça suffit. Rentre à Ksar-es-Souk avec ton Opel. Moi, je reste dans ta maison. Et le premier qui y entre cette nuit, c'est un homme mort. »

« Non, Assou, je ne veux pas que tu te sacrifies pour des choses matérielles. »

« C'est bon, Toubib ! Je connais l'oasis mieux que toi. Ils ne m'auront pas si facilement que ça. »

Voilà bien Assou el Ferdioui, mon chauffeur, mon fidèle compagnon dans toutes les situations !

« Le salopard qui m'a pris mon fusil… », grogne-t-il en colère.

« Dans ma chambre il y a un poignard accroché au mur… »

Nous roulons en silence. On s'approche de Goulmima. Quelques minutes après minuit, nous entrons dans l'oasis. Tout est calme. Il y a le barrage, mais ici aussi, c'est calme. Pas un seul homme armé en vue. « Étrange ! », dis-je à Assou, « Où sont passés les types ? »

« Dieu seul le sait. Mais ils doivent pas être loin. »

Nous traversons la place, dépassons l'hôpital, jusqu'à l'autre bout de l'oasis. De temps en temps, nos phares éclairent des silhouettes qui se cachent immédiatement derrière un coin de mur ou le tronc d'un palmier.

Je fais à pied les 50 derniers mètres jusqu'à la maison des Bonnet, car le chemin est trop étroit pour la Jeep. Il fait tout noir, les graviers craquent un peu sous mes chaussures. Entourée de buissons et de palmiers, la villa de plain-pied se découvre par un pâle clair de lune. En quelques bonds rapides, je suis à la porte et je frappe. Monsieur Bonnet ouvre, habillé à la hâte. Deux minutes plus tard, il est au courant.

« Merci, docteur, nous partons dans dix minutes. » C'est tout ce qu'il répond. La porte se referme rapidement. Je retourne à la Jeep en courant. Nous évitons de traverser à nouveau la place et passons par le chemin étroit derrière l'école jusqu'à notre maison.

Alors que nous tournons le coin, les phares balayent le mur de notre jardin. Ils éclairent trois hommes en *djellaba*, tous trois armés de fusils. Ils se collent rapidement contre le mur. Le faisceau de nos phares ne tombe sur eux qu'une seconde. Aveuglés, ils mettent leur main devant leur visage, mais il me semble qu'un anneau d'or brille à l'oreille de l'un d'eux...

Les vautours encerclent leur proie. De l'autre côté de ma porte de jardin, il y a également trois silhouettes sombres. Elles aussi portent des armes. Mon peloton d'exécution ?

Nous conduisons lentement dans le jardin sombre. Je saute de la voiture et je contourne furtivement la maison. Il ne semble pas y avoir d'hommes armés dans le jardin. Puis j'entre dans la maison par l'arrière, en passant par la cuisine. Je peux peut-être encore trouver quelque chose de valeur.

À la lumière de la lampe de poche, je traverse rapidement les pièces. Mais je suis trop nerveux pour fixer mes yeux sur quoi que ce soit en particulier. Alors le faisceau de ma lampe tombe sur mon bureau : mes découvertes préhistoriques sont étalées ici. Hachettes, grattoirs en silex, perles de coquilles d'œufs d'autruche, tessons de poterie. Combien d'efforts, combien de joie représente tout cela ! Je mets ma hache en pierre polie de la caverne de Tazougart dans ma poche. « Tu devrais me porter chance ! », pensé-je.

Assou m'attend dans le jardin. Haddi est là aussi, enveloppé dans une couverture sombre, une hache à la main. Ils ont déjà élaboré un plan.

« Toubib, le garage mène directement à l'extérieur. Tu démarres la voiture dans le garage. Au dernier moment, nous ouvrons la porte et tu sors à plein régime. »

Nous entrons dans le garage par une petite remise à bois dans le jardin. Éclairé par la lampe de poche, je monte dans mon Opel.

Assou et Haddi sont à la porte. Ils ont ouvert la serrure, mais laissé les vantaux fermés.

« Au revoir, vous deux ! »

« Bonne route, Toubib ! »

Démarrage à fond, pleins phares. Assou ouvre le portail. La voiture bondit. Première, deuxième, troisième vitesse. Je pousse mon Opel au maximum. Je traverse la place. Deux secondes plus tard, j'arrive au barrage abandonné. Encore quelques secondes et je suis au virage qui me soustrait à la vue. L'oasis est derrière moi.

Il est minuit et quart. J'ai définitivement échappé à mes bourreaux. Mon moteur ronronne tranquillement le long de la route toute droite vers Ksar-es-Souk. La couverture nuageuse s'est déchirée dans la fraîcheur de la nuit, une lune pâle apparaît entre des lambeaux de nuages blancs.

Les yeux des animaux brillent dans l'obscurité de la nuit. Des chacals, puis, un peu plus loin, des gazelles. Une fois, trois gazelles s'approchent si près de la voiture que je dois passer en première. D'autres continuent à apparaître dans les phares. Jamais depuis que je suis à Goulmima je n'ai vu autant de gibier sur cette route qu'aujourd'hui. Bien sûr, parce que je n'ai pas de fusil de chasse et que j'ai autre chose en tête !

À une heure du matin, je m'arrête devant l'hôpital de Ksar-es-Souk. Cinq minutes après moi, M. Bonnet entre également sa voiture dans la cour de l'hôpital. Les trois enfants dorment paisiblement sur la banquette arrière.

Nicole pousse un soupir de soulagement lorsque j'entre dans sa chambre.

22 JANVIER 1957

Empereur en exil... D'humeur maussade, je me glisse hors de ma couverture vers huit heures du matin. Nicole est toujours profondément endormie. Les émotions de ces derniers jours l'ont fatiguée. Je me lève lentement et m'habille. Je descends à la cantine de l'hôpital et sirote une tasse de café noir. Le soleil est déjà haut dans le ciel quand je mets le nez dehors. Il souffle un vent frais et des lambeaux de nuages gris viennent de l'ouest. Il ne semble pas que le temps soit sur le point de s'améliorer.

Un peu perdu, je me promène sur la grande place déserte de Ksar-es-Souk ; sans but réel et juste pour tuer le temps, parce que je ne sais pas quoi faire de moi-même. Être soudainement arraché à son travail, à sa sphère d'activité, n'est pas agréable. Quelque part au fond de mon cœur, je suis désolé d'avoir quitté mon oasis bien-aimée. Mais c'était nécessaire. Déjà à cause de Nicole.

Les rues poussiéreuses sont calmes et désertées. Devant les basses maisons rouges, des enfants jouent dans le sable, et çà et là un âne attend patiemment, attaché par une corde au montant de la porte. Le bruit des meules à grains et les commérages des femmes parviennent par les portes étroites. Un chien efflanqué est recroquevillé, tremblotant de froid, à la station-service, et dort. Apparemment, plus de voitures au Tafilalet.

Ksar-es-Souk n'est pas un bel endroit. Mais ça sent encore un peu les chercheurs d'or, les pionniers et les aventuriers, et c'est ce qui fait son charme. Je prends tranquillement à gauche et descends vers l'oued. Là non plus, il n'y a pas foule. Seules quelques femmes en robes aux couleurs vives lavent leurs vêtements dans l'un des nombreux filets d'eau qui se fraient un chemin entre les cailloux et les bancs de sable. Je les observe un moment, puis je rebrousse chemin et vais au « Roi de la Bière » pour boire un verre de rouge.

Le restaurant étroit et haut de plafond, avec ses petites fenêtres, ses miroirs sur les murs nus badigeonnés en bleu, ses innombrables bouteilles derrière l'immense bar, ses fleurs en papier dans des vases en verre biscornu, son ventilateur toujours en rotation au plafond, respire encore une authentique ambiance de Far West, notamment à cause de ses habitués. On dit que des touristes séjourneraient également au « Roi de la Bière ». Je n'y ai jamais vu un touriste. Je n'ai pas vu de touriste dans tout le Tafilalet ces deux dernières années, et encore moins au « Roi de la Bière ». La clientèle régulière ici est composée d'Européens qui travaillent dans les mines autour de Ksar-es-Souk, d'aventuriers et, surtout, d'anciens légionnaires étrangers qui sont restés coincés ici pour d'obscures raisons, une faune humaine typique qui se caractérise par une voix forte, une remarquable capacité à picoler, un cœur d'or et un passé sombre.

Malgré l'heure matinale, quelques Français sont debout au bar, verre à la main, fumant et discutant. J'en connais un. Il était aide-géomètre dans une entreprise française et je l'avais vu une fois dans une maison berbère du Haut Atlas où j'examinais un enfant malade. Il était en train de cuver dans un coin, s'était laborieusement extrait de sa couverture, avait passé ses doigts dans ses cheveux emmêlés et m'avait taxé d'une cigarette. Il aurait eu une relation avec la mère de l'enfant. Le père, un Berbère de la région d'Amellago, était parti en ville il y a des mois et n'était jamais revenu. La société du jeune Français a quitté le Maroc pour retourner en France. Mais lui est resté au Tafilalet. Dieu sait de quoi il vit maintenant. Il m'accueille d'un geste jovial et m'invite à prendre un verre de vin rouge. Impossible de refuser. Noblesse oblige...

J'apprends que Ksar-es-Souk n'aurait des vivres que pour trois jours et qu'il est prévu de ravitailler la population européenne par avion si le conflit devait durer plus longtemps. Une sorte de pont aérien au-dessus de l'Atlas. Tout le monde s'attend à ce que ça dure plusieurs semaines, à moins que la rébellion ne devienne carrément permanente. Un Tafilalet indépendant du Maroc, comme l'imaginent Addi ou Bihi et quelques Français plus malins que les autres qui croient que l'Histoire peut faire marche arrière. Voilà ce que je retiens des mots prononcés lors de cette tournée matinale enfumée et alcoolisée. La plupart des copains ne semblent pas opposés à une telle solution, aussi aventureuse soit-elle. De vraies âmes de mercenaires, plus la situation se détraque, plus ils se sentent à l'aise.

Je ne peux pas croire que cela se passera de cette façon. D'après mes calculs, l'armée royale devrait être au Tafilalet dans trois ou quatre jours au plus si la révolte ne se propage pas au reste du Maroc. Si c'était le cas, ce serait grave. Pas près d'en voir la fin...

Ceci étant, je commande une deuxième tournée. Après la deuxième, une troisième. Au quatrième verre, chacun est devenu un petit officier d'état-major ; après le cinquième un général méconnu, génial et éloquent. Personne ne remarque que je pense à autre chose. Qu'est-ce qu'il se passe à Goulmima ? Mes amis sont-ils toujours en vie ? Ont-ils survécu à la nuit ? Était-ce judicieux de quitter l'oasis ? Pour Nicole, oui. Cela ne fait aucun doute. Mais pour moi ? J'étais le seul à avoir encore une certaine liberté de mouvement. Peut-être qu'un heureux hasard m'aurait permis d'aider également ceux qui se trouvaient en prison. J'aurais peut-être été tué avant. Très probable même. Mais rien n'est certain. Jusqu'où vont les devoirs d'un médecin du bled et où finissent-ils ? Où commence le droit de sauver sa vie ? Doit-on se laisser abattre comme un chien par des sauvages ? Doit-on se laisser frapper à mort avec des pelles comme mon prédécesseur le Dr Fischbacher ? En tant qu'Européen, il ne faut pas se mêler des problèmes des Marocains. On risque d'être pris dans l'engrenage, ce qui n'est bon pour personne.

En tout cas, pour l'instant, il faut attendre et voir. Nicole est en sécurité pour le moment. C'est le principal.

« Depuis ce matin, il y a un mètre de neige dans le Haut Atlas », crie, en se frottant les mains, un jeune Français qui franchit la porte du restaurant. Tout le monde le regarde avec intérêt : la neige en montagne pourrait soudainement changer la donne. Je pense que les chutes de neige sont possibles, car l'hiver a commencé exactement avec la rébellion. « Les Berbères qui sont depuis des jours là-haut dans les montagnes pieds nus ou en simples sandales vont finir par avoir les pieds gelés ! » crie l'un d'eux et tout le monde rit. « Malgré tout l'amour pour Addi ou Bihi, une nuit dans l'Atlas enneigé, avec seulement une mince *djellaba* sur le dos, ce n'est certainement pas une partie de plaisir ! »

Mais l'armée du prince, elle aussi, serait entravée dans son avance, le cas échéant. Manquerait plus que le front se fige là-haut dans les montagnes. Alors on serait coincés ici pendant des semaines.

Je paie et je retourne à l'hôpital pour voir ce que fait Nicole.

Dans le couloir, j'entends une voix excitée et familière, le puissant organe du Dr Lafourcade. Elle peste parce que son ambulance n'a pas été autorisée à se rendre à l'oasis de Rich. Ils ont été contraints de faire demi-tour par des civils armés. Rich est situé à environ 65 kilomètres au nord-ouest de Ksar-es-Souk dans le Haut Atlas, directement sur la route principale qui relie le Tafilalet à Meknès. Je peux me figurer que les rebelles gardent cette route comme la prunelle de leurs yeux, car c'est la porte d'entrée du Tafilalet et est donc de la plus haute importance stratégique.

Mais le Dr Lafourcade ne se soucie pas de considérations tactiques. « Même les Boches (une insulte pour désigner les Allemands pendant la guerre) laissaient passer les ambulances sur le terrain, mais il n'y a rien à faire avec ce peuple débile ! Ils ne connaissent même pas la Croix-Rouge. »

Touché par cette comparaison, je lui crie : « Mais ma chère consœur, où est votre proverbiale affection pour le peuple berbère ? »

« Amour-haine, mon cher Pellegrini, pur amour-haine ! » hurle-t-elle en gesticulant et en balançant son stéthoscope au-dessus de sa tête. Tout le monde ici sait à quel point elle aime ce pays et ses habitants, qu'elle ne voudra jamais quitter et qu'elle ne pourrait vivre nulle part ailleurs. « Vous avez oublié, ma chère consœur, de lire à Addi ou Bihi la Convention de Genève avant qu'il n'appelle ses Berbères à la guerre civile ! Comment pourrait-il la connaître ? Vous savez bien qu'il ne sait ni lire ni écrire. »

Nous rions et descendons d'un étage pour essayer d'entendre, dans le bureau de la sage-femme, quelque chose à la radio sur les événements. Radio Rabat rapporte qu'Addi ou Bihi a été destitué en tant que gouverneur du Tafilalet et remplacé par un commandant de l'armée royale. Les partisans d'Addi ou Bihi ont l'ordre de déposer les armes immédiatement, faute de quoi ils devraient s'attendre à l'intervention de l'armée. Le Palais Royal semble donc avoir la situation en main. Il faut cependant noter que la jeune armée marocaine n'a que deux mois, est très petite et à peine équipée.

L'après-midi, je ne tiens pas plus longtemps à Ksar-es-Souk et décide de retourner à Goulmima pour voir de mes propres yeux la situation dans l'oasis. Je parviens à rassurer Nicole, qui a peur pour moi.

Je connais des endroits cachés sur les hauteurs au nord de Goulmima, d'où je peux voir l'oasis sans être vu et apercevoir aux jumelles s'il y a encore des civils armés qui traînent autour des maisons. S'il y a des tirs dans l'oasis, je peux encore repartir.

Je pars à trois heures de l'après-midi.

Un pâle soleil d'hiver plane sur le désert. Les sommets du Haut Atlas sont couverts d'épais nuages gris. Il doit neiger là-bas. Il a plu ici aussi, mais la route est à nouveau sèche.

À mi-chemin de Goulmima, je croise des véhicules militaires. Une Jeep d'abord, dont je ne peux pas voir plus précisément les occupants, puis deux camions avec des hommes, tous lourdement armés.

Je ne suis pas tout à fait à l'aise en les voyant et je commence à me demander s'il était sage d'aller à Goulmima maintenant, en plein jour.

Un peu plus tard une deuxième colonne arrive en sens inverse et cette fois il n'y a plus de doute : je reconnais les soldats du roi à leurs bérets verts ! L'armée a donc déjà dépassé Goulmima et est en route pour Ksar-es-Souk ! Ça, c'est du bon boulot ! Je pousse un soupir de soulagement.

Une des voitures s'arrête. Un sous-officier sort, s'approche de moi, me salue militairement et me demande qui je suis et ce que je fais ici.

« Docteur, vous pouvez aller à l'oasis en toute sécurité ; tout est calme. Nous revenons justement de Goulmima. Le peuple est désarmé. » Voilà une bonne nouvelle !

Tout content, je reprends la route. Je rencontre encore et encore des militaires. Une demi-heure plus tard, je suis dans l'oasis.

Il y a beaucoup de joyeuse agitation sur la grande place. Les gens se tombent dans les bras et s'embrassent. Les enfants traversent la place en chantant et agitent des drapeaux rouges et verts. Des hommes sont assis sous les arbres, boivent du thé et discutent des horreurs de ces derniers jours. Partout, on voit des visages radieux, des amis qui se retrouvent, des femmes qui revoient leur mari, une véritable ambiance de libération. Tout le monde est soulagé et heureux que le cauchemar soit terminé.

À l'hôpital, tous les infirmiers et les patients, leurs parents et leurs enfants prennent le thé, assis sur des tapis étalés.

Ali ou Assou me raconte ce qui s'est passé depuis que je me suis échappé de l'oasis.

Ce soir-là, le Caïd avait désarmé les *mokhaznis* et remis leurs fusils à ses partisans civils. L'oasis était désormais entièrement entre les mains des rebelles. Vers minuit, un ordre est venu de Rabat, d'un officier de l'armée royale, comme quoi le *Chaouch*, le chef des *mokhaznis*, devait désarmer et arrêter le Caïd. Mais ce *Chaouch* était un partisan d'Addi ou Bihi. Il a ignoré l'ordre et a informé le Caïd qu'il était sur le point d'être arrêté.

Alors le Caïd est devenu dingue. Il a donné l'ordre d'abattre ses adversaires dans l'oasis, qui étaient tous en prison sauf moi. Il a envoyé une poignée d'hommes armés à la prison comme peloton d'exécution et trois autres avec la même mission chez moi ; mais on avait déjà vidé les lieux à cette heure.

L'unique but de cet ordre de tuer était de protéger ses arrières, car lui-même s'est enfui avec le *Chaouch* et trois *mokhaznis* dévoués en direction sud-ouest jusqu'à Ifegh et de là, par une piste pratiquement inutilisée, le long de la montagne en direction de Tineghir et ensuite jusqu'à Ouarzazate. Il évitait ainsi Tinejdad, qui aurait pu être dangereuse pour lui, car la route y était bouclée par des rebelles qui auraient certainement été surpris de voir leur chef en fuite. De cette façon, il évitait une rencontre embarrassante avec ses propres hommes qu'il avait laissés dans le pétrin.

Lorsque le peloton d'exécution est arrivé à la prison, ils sont tombés sur le gardien, qui était un adversaire secret du Caïd et un ami de ses propres prisonniers, en particulier de son juge. Il s'est débrouillé pour faire reporter l'exécution des prisonniers sous prétexte qu'un ordre écrit était requis. Le temps de l'obtenir, il a permis à ses prisonniers de s'échapper de la prison au moyen d'une échelle et les a rejoints aussitôt lui-même, car il n'avait rien de bon à attendre du Caïd. Ils ont discrètement quitté l'oasis et ont pris le chemin vers le sud-est, où ils ont atteint Touroug la nuit même.

Il est donc avéré aujourd'hui qu'au cours de la nuit tous les acteurs avaient quitté l'oasis et s'étaient enfuis à l'insu les uns des autres : le Caïd et ses partisans au sud-ouest, ses prisonniers et leur geôlier au sud-est, et moi avec Nicole au nord-est. Une histoire typiquement marocaine !

Assou et Haddi m'accueillent chez moi. Tous deux rayonnent de joie et Assou brandit triomphalement son fusil de chasse. Ohnohr et Gfundi vont bien aussi et se frottent à mes jambes en remuant la queue, comme s'ils comprenaient tout.

Le Caïd a été arrêté par le gouverneur de Ouarzazate alors qu'il était en fuite et ramené à Goulmima ligoté. Un contingent de *mokhaznis*, qu'il avait lui-même désarmés il y a quelques heures et qui portaient à nouveau les armes, était nécessaire pour le protéger de la colère et de la vengeance de la population. Ses sbires ont été désarmés et placés en garde à vue par l'armée royale. Au total, l'armée a saisi dix camions avec des fusils et des centaines de milliers de cartouches. De quoi garder toute la région de Goulmima sous l'oppression et la terreur pendant des jours.

Le prince Moulay Hassan, en bon stratège, avait tendu un piège à Addi ou Bihi. Au lieu de tenter une percée vers le Tafilalet dans l'Atlas près d'Azrou dans des conditions difficiles, il avait fait passer son armée à travers les montagnes au sud de Marrakech. De là, il a basculé vers l'est via Ouarzazate et a atteint le Tafilalet près de Tinejdad sans combats et sans neige. Il est ainsi tombé sur les arrières d'Addi ou Bihi et l'a pratiquement encerclé dans les hautes montagnes enneigées. Sa défaite définitive ne tardera pas à venir.

Le soir, je vais chercher Nicole à l'hôpital de Ksar-es-Souk et à dix heures, nous sommes de nouveau tranquillement dans notre maison. Des soldats de l'armée royale patrouillent dans notre jardin. Goulmima est libérée des rebelles. Nous sommes en sécurité.

Nicole tricote à nouveau un gilet pour Tassilo, je m'installe confortablement dans mon rocking-chair et pour fêter cette journée je fume une pipe sculptée que Nicole m'a offerte en cadeau un jour à

Gmunden (NdT : ville d'Autriche). Ohnohr profite de notre bonne humeur et dévore, ce qu'il n'est pas autorisé à faire d'habitude, un morceau de sucre après l'autre. Et Gfundi, de nouveau pleine, est couchée sur la peau de mouflon près de la cheminée et ronfle.

À la radio, nous entendons : « L'ex-gouverneur du Tafilalet, Addi ou Bihi, s'est rendu à Rabat pour offrir à Son Altesse Royale, le Prince Moulay Hassan, son inconditionnelle soumission. » La rébellion du « Lion du Sahara » s'est définitivement effondrée.

Je vais chercher une bouteille de vin rouge et en verse un verre à Nicole et à moi. Nous sommes plongés dans nos pensées. Il ne fait aucun doute que nous devons nos vies à toute une série de circonstances heureuses. Une vie dangereuse, mais belle et pas du tout routinière.

« Est-ce que tu voudrais retourner à Paris, toi ? » demandé-je à Nicole.

« Et toi, est-ce que ça te tente, un hôpital en Europe ? »

« Ce serait plus sûr... »

« Mais certainement plus monotone. »

Nous portons un toast à notre nouvelle vie.

Remarque :

Addi ou Bihi a été jugé et condamné à la réclusion à perpétuité pour rébellion armée. En raison de ses bonnes relations avec le Sultan - il avait, très jeune, permis de déjouer une tentative d'assassinat contre lui - sa détention a été commuée en assignation à résidence. Il l'a passée dans sa villa à Rabat, où il est mort d'un cancer de l'estomac quelques années après.

Ce n'est que quelques années plus tard que j'ai appris le funeste sort qui m'attendait pendant la rébellion par une Européenne qui faisait alors partie du cercle le plus proche d'Addi ou Bihi. Il voulait me faire fusiller pour trois raisons :

Tout d'abord ce sont les fonctionnaires de l'État employés par Rabat – ils n'étaient que cinq ou six et j'en faisais partie – qui devaient être liquidés.

Deuxièmement, quelques mois plus tôt, j'avais refusé sa proposition, faite lors d'un dîner chez lui, de quitter la fonction publique et de devenir son médecin personnel. Je n'ai pas pris la conversation au sérieux à l'époque. Mais il ne connaissait que des amis ou des ennemis.

Troisièmement, la raison la plus grave : l'ennuyeuse « Affaire du thé et des couvertures » de septembre 1955. Les prisonniers de l'époque appartenaient tous à l'Istiqlal. Raison suffisante pour Addi ou Bihi de considérer ces garçons et moi comme ses ennemis mortels.

Il ne faut pas grand-chose en Afrique pour perdre la vie. Il suffit d'un rien. Ça va vite…

La présence de l'armée française dans le Tafilalet, que nous avons constatée le 20 janvier, était une aventure militaire de certains officiers supérieurs qui voulaient incorporer le « Tafilalet indépendant sous Addi ou Bihi » à l'Algérie, qui était alors encore française. Ce plan fut rapidement contrecarré par le commandement de l'armée française. Les troupes ont reçu l'ordre de retourner en Algérie.

Le prince Moulay Hassan, devenu roi Hassan II, a empêché des effusions de sang certaines dans le Tafilalet grâce à son intervention rapide et à sa tactique habile de frapper Addi ou Bihi dans le dos depuis le sud.

Pendant la rébellion du 15 au 22 janvier 1957, bien sûr, je n'ai pas été en mesure d'écrire dans mon journal. Mais j'ai pris des notes tous les jours. Sur la base de ces notes, le présent rapport détaillé a été rédigé quelques jours plus tard.

5 FÉVRIER 1957

Au courrier, la lettre suivante :

« … nous vous prions donc de nous faire parvenir un extrait du registre des décès de votre hôpital pour confirmer le décès de l'ancien *mokhazni* Mohamed ben Didi, prétendument à l'hôpital de Goulmima début 1943, faute de quoi les demandes de pension de ses ayants droit survivants devraient être rejetées. »

Il va sans dire qu'aucun registre des décès n'a été tenu à Goulmima en 1943. Alors, comment prouver la mort de Mohamed ben Dídi pour aider sa femme et ses enfants ? Je vérifie avec mon personnel. Les héritiers ont de la chance ; Houssein se souvient de Mohamed ben Didi. À cette époque, il était déjà infirmier à Goulmima et me raconte exactement les circonstances de sa mort.

Grâce à ses informations, je m'assois pour écrire le « certificat médical » suivant, probablement le plus insolite que j'aie jamais rédigé :

Objet : Décès de Mohamed ben Didi

Référence : Votre lettre du...

En ma qualité de médecin-chef de l'hôpital de Goulmima, je certifie ce qui suit :

Un registre des décès de 1943 n'est pas disponible à l'hôpital local.

Mon infirmier Houssein, qui était déjà employé dans cet hôpital en 1943, se souvient du susdit Mohamed ben Didi et affirme avoir été témoin oculaire de sa mort. Ce dernier a heurté avec sa tête, par inadvertance, un morceau de viande accroché au plafond. Conséquemment, il a été châtié par des esprits mauvais, a perdu la parole et a été conduit à l'hôpital de Goulmima dans un état inconscient et paralysé, où il est décédé peu de temps après.

À mon avis, il s'est agi d'un A.V.C..

Signé : Dr P.

18 FÉVRIER 1957

Hier un meurtre a bien failli se produire à l'hôpital de Goulmima ! Une vieille nomade... mais je vais raconter l'histoire depuis le début...

Imloul Sidi Moha, mon infirmier à Tilouine, m'a fait savoir l'autre jour par l'intermédiaire d'un cavalier - il n'y a pas de téléphone dans cette oasis - qu'une vieille femme nomade avait été agressée et grièvement blessée près de Tilouine et que je devrais envoyer Assou avec l'ambulance pour la conduire à l'hôpital de Goulmima.

Assou est parti et est revenu avec la vieille femme deux heures plus tard. Une femme nomade d'environ soixante-dix ans, extrêmement sale, un parangon de laideur. Quelques bouts de vêtements étaient attachés avec des cordons autour de son corps maigre et émacié qui dégageait une terrible odeur de crasse. Elle avait une plaie en travers du crâne qui saignait beaucoup. En réponse à ma question sur l'origine de cette blessure, elle m'a raconté l'histoire suivante qui ne manque pas de piquant :

Elle était seule dans sa tente. Les hommes étaient dehors avec les troupeaux. Soudain, un jeune homme inconnu est entré dans la tente et l'a approchée dans une intention indécente. Elle a essayé de lui expliquer qu'elle était trop vieille pour lui, mais il a persisté dans son intention et s'est préparé à la violer. Alors qu'elle se débattait, il l'a frappée à la tête avec un bâton. Malgré la grave blessure, cependant, elle n'a pas cédé, mais lui a jeté une cruche de terre au visage, de sorte qu'il s'est enfui en saignant.

Vu l'aspect « appétissant » de la dame, l'histoire prenait tout son sel ! J'ai soigné la plaie, donné à la vieille du sérum antitétanique et de la pénicilline, lui ai dit qu'elle était une courageuse petite bonne femme et l'ai mise au lit pour huit jours. La première fois qu'elle voyait un lit de sa vie.

Le coupable a été recherché dans toute la région à l'époque, mais n'a pas été retrouvé. Jusqu'au jour où, oui, jusqu'au jour où un beau jeune homme est venu me voir et a cherché à être admis à l'hôpital. Il a montré une blessure mal guérie sur l'arête de son nez et a affirmé qu'une mule l'avait frappé. J'ai diagnostiqué une fracture du nez, mis un pansement et je l'ai hospitalisé au service des hommes. Mais le gars était un patient compliqué. Il voulait absolument être transféré à Meknès ou au moins à Ksar-es-Souk. Il n'y avait aucune raison médicale immédiate à cela et ce matin le pot aux roses a été découvert dans la cour de l'hôpital !

Il venait de me redemander une fois de plus de l'envoyer plus au nord quand par hasard la vieille femme elle aussi est entrée dans la cour.

« Le voilà, ce salaud ! » cria-t-elle furieuse, « Battez-le à mort, ce chien. » Elle a sauté vers le garçon, a ramassé une pierre sur le sol et l'a frappé à nouveau si vite et fort sur le nez déjà cassé que nous n'avons pas pu l'empêcher et qu'il a pris la fuite en saignant de nouveau.

Maintenant, je réalisais aussi pourquoi le garçon était si pressé de quitter le Tafilalet.

J'ai appelé le Caïd et dix minutes plus tard le coupable était en prison, où son nez deux fois cassé est soigné en ambulatoire.

Remarque :

Le lecteur peut se demander où trouver une pierre si rapidement dans une cour d'hôpital. Qu'il consulte mon texte du 8 juin 1956 !

24 FÉVRIER 1957

Nous passons encore nos soirées au coin du feu, mais à midi la chaleur devient déjà presque insupportable. Prendre le café sur la terrasse sud-est dès à présent impossible.

Tout le Maroc prie pour la pluie. À l'exception d'une faible précipitation le mois précédent, au moment de la rébellion, aucune goutte n'est tombée à Goulmima depuis septembre de l'année dernière. S'il ne pleut pas dans les deux prochaines semaines, il faudra compter avec des récoltes catastrophiques au Tafilalet. Jour après jour, le même ciel bleu profond, l'éternel soleil. Parfois, je me surprends à désirer un vrai « temps de chien » : de l'humidité qui pénètre lentement à travers vos chaussures, du brouillard par une sombre matinée de novembre, un trottoir avec de la neige fondante, où chaque pas laisse une empreinte brun sale - on peut avoir la nostalgie de choses bizarres...

18 MARS 1957

Il ne reste presque plus d'Européens au Tafilalet, mais il y a encore un prêtre catholique, le Père Jean, successeur du Père Joseph.

Le Père Jean est venu à Goulmima hier après-midi pour dire la messe. Il s'intéresse également à la préhistoire et nous nous sommes rendus ensemble dans la région de Tinejdad, où je soupçonne une culture de l'âge de pierre sur une colline tabulaire à la sortie de l'oasis. Nous avons effectivement trouvé des lames de silex taillées et découvert quelques tombes d'origine inconnue.

L'après-midi passa en un clin d'œil. De retour à la maison, nous avons bavardé pendant un moment et avons décidé que le père Jean resterait dormir chez nous et dirait la messe ce matin. Nicole posa un poulet pané et une bouteille de vin sur la table ; l'air frais nous avait donné faim et nous nous sommes servis copieusement.

Le père Jean est éclectique et plein d'esprit. Il a passé les douze dernières années entre les dunes et a des choses intéressantes à raconter sur les gens du grand désert de sable. C'est un adepte du short et, à première vue, il fait plus globe-trotter que prêtre. Il s'y connaît en littérature moderne aussi bien qu'en inscriptions rupestres du Sud algérien ; nous avons discuté depuis les textes bibliques jusqu'à Françoise Sagan. Le Père Jean combine une profonde piété avec une grande ouverture d'esprit et il était bien plus de minuit quand nous sommes enfin allés dormir avec cette agréable fatigue qu'une soirée réussie et riche en conversations stimulantes laisse derrière nous.

Haddi avait déjà dressé la table du petit-déjeuner lorsque nous nous sommes retrouvés ce matin dans le salon. Nous avons constaté que Nicole et moi étions les seuls dans l'oasis à assister à la messe, et le père Jean a décidé de la dire dans notre salon sur le buffet plutôt que dans la chapelle abandonnée à l'autre bout de l'oasis.

« Si le tableau de Paris vous dérange, je l'enlève », dit Nicole en regardant, un peu gênée, l'aquarelle au-dessus du buffet. Elle montre une vue d'une île de la Seine et un groupe de danseurs, un souvenir de notre séjour à Paris. « Au contraire, Madame », répondit galamment le père Jean, « je trouve le retable extrêmement charmant. Laissez-le donc où il est. »

Il enfila sa chasuble, prit une nappe blanche dans sa petite valise, l'étala sur le buffet, y posa la croix et le calice et commença son office.

À ce moment-là, la porte s'ouvre et mon brave Haddi entre sans méfiance avec une pile d'assiettes de la veille dans les mains, avec l'intention de les ranger dans le buffet. Il nous croyait déjà au petit-déjeuner et est terrifié de voir le père Jean, qu'il ne connaissait qu'en short, soudain en tenue d'apparat. Il ouvre grands la bouche et les yeux – j'ai déjà peur pour les assiettes – nous regarde impuissant, Nicole et moi, marche vers le buffet, ne sachant pas trop quoi faire tellement il est troublé, pousse le calice sur le côté, pose la pile d'assiettes à sa place sur la nappe d'autel et, complètement confus, disparaît aussi vite qu'il le peut dans la cuisine.

Pendant un instant, nous avons eu du mal à ne pas éclater de rire tous les trois, puis le père Jean a écarté discrètement les assiettes et Nicole les a rangées dans le buffet.

Dès lors, tout s'est bien passé et le Père Jean a dit la messe sans incident, sur le buffet, à côté de la table dressée pour le petit déjeuner et sous le tableau de l'île Saint-Louis à Paris.

16 AVRIL 1957

Une matinée sur les pistes de l'Ougnate. J'ai donné une consultation à Mellab, mais il n'y avait que peu de malades, probablement à cause du Ramadan.

Les Aït Atta sont extrêmement stricts à ce sujet. Il est interdit de manger et de boire pendant le mois sacré tant que le soleil est dans le ciel. Peu de temps après le coucher du soleil, tout le monde se précipite vers le bol plein de *harira*, une soupe aux légumes fortement épicée typique du Ramadan. Le Berbère passe ensuite la majeure partie de la nuit à festoyer. À minuit, il prend une sorte de collation et vers quatre heures du matin, il mange pour la troisième fois. C'est pourquoi le Berbère n'a pas seulement faim pendant la journée, mais il est aussi somnolent, ce qui n'aide pas à améliorer son humeur.

Comme ils considèrent les médicaments comme des aliments, les Berbères consultent rarement un médecin pendant le Ramadan. Badigeonner la gorge alors que le soleil est dans le ciel est impensable, car une goutte de bleu de méthylène pourrait couler dans l'œsophage. Même les injections sont refusées ou tout au plus tolérées la nuit.

Le trachome a tout loisir de prospérer pendant le Ramadan car, selon mes Berbères, les gouttes ophtalmiques et la pommade passent également de l'œil directement dans l'estomac et sont donc interdites.

Il y a quelques années, à Goulmima, des personnes qui violaient la loi du jeûne étaient publiquement lapidées à mort et même pas enterrées, mais jetées aux chacals et aux hyènes pour être dévorées. Personnellement, je n'en ai vu aucun cas.

Nous sommes allés à Aït Oulhou (NdT : au sud de Mellab) pour soigner les enfants, car ils sont dispensés de jeûne. Aucun enfant n'a des yeux sains à Aït Oulhou. J'ai tenu la consultation à l'extérieur sous un palmier, car il n'y a pas de salle. Assou a posé la boîte avec les médicaments sur le sol et avec hésitation les petits sont venus se faire soigner. Les hommes nous ont aidés et ont amené les enfants par la main. Ils ont refusé un traitement pour eux-mêmes. La population de cette région est encore très farouche. Les femmes se tenaient sur le côté, le visage caché, et nous regardaient avec crainte derrière les plis de leurs voiles bleus.

Nous sommes rentrés lentement à Goulmima. La piste est épouvantable et Assou a dû changer deux fois de pneus. Heureusement, nous avions des pneus de rechange avec nous, car nous étions loin de toute présence humaine.

Je n'avais pas envie de manger parce que j'étais trop fatigué et n'avais qu'une seule idée, m'allonger et dormir.

Et voilà le téléphone !

Une femme de Tinejdad veut venir à Goulmima pour accoucher. J'envoie Assou avec la voiture pour la chercher.

Une heure plus tard, il m'appelle de l'hôpital :

– Docteur, je viens de rentrer.

– Bien, et la femme ?

– Elle est morte.

– Quoi ?

– Elle est morte dans la voiture à deux kilomètres de Goulmima.

Je vais à l'hôpital. Le corps de la femme en couches gît dans l'ambulance dans la cour. Un vieux Berbère est assis par terre, enveloppé de haillons, et regarde avec indifférence devant lui.

Je ne peux en tirer que quelques vagues renseignements. Il est le père de la morte. Son mari a quitté la maison il y a trois mois pour s'occuper de moutons et n'est pas revenu. L'accouchement a commencé il y a quatre jours, mais ça n'a pas vraiment avancé. Au début, il ne s'est pas trop inquiété. Lorsque les gémissements de sa fille se sont affaiblis cet après-midi, il est allé voir mon infirmier à Tinejdad, qui m'a appelé. Et la femme est décédée dans la voiture.

Dois-je me fâcher ? Contre qui ? Dois-je tenir le vieil homme pour responsable de la mort de sa fille et de son petit-fils ? Il ne pouvait pas savoir.

« Il faut enterrer la morte », dis-je à Ali et Houssein, qui restaient plantés à côté de la civière et se rongeaient les ongles, ennuyés. Mais j'allais apprendre qu'il n'est pas si simple d'enterrer quelqu'un à Goulmima. Surtout s'il a la malchance de mourir pendant le Ramadan.

Il y a d'abord la toilette mortuaire. Selon la coutume berbère, le cadavre est enterré sans cercueil dans un linceul blanc. Ce linge est à la charge de la famille. Mais le vieil homme n'a pas d'argent. Quand je lui ai demandé, il a juste secoué la tête de manière bourrue et a regardé au loin. J'ai sorti une pièce de ma poche et l'ai mise dans ma main gauche. Puis je suis passé de l'un à l'autre : Ali, Houssein, Assou ont laissé tomber leurs aumônes dans ma main. Un jeune Berbère qui passait par là a ajouté la sienne. Quelques curieux qui se trouvaient dans la cour ont suivi son exemple.

De ma vie je n'oublierai jamais la scène où je suis allé faire la quête à côté du cadavre de la femme enceinte. Je ne la connaissais pas, je ne lui avais jamais parlé, et des inconnus me donnaient une pièce de monnaie pour acheter son linceul. J'ai rapidement rassemblé le montant et l'ai donné au vieil homme. Il a pris l'argent sans dire un mot et s'est rassis sur le sol à côté du cadavre. Aucun des spectateurs ne semblait vouloir faire quoi que ce soit.

- Qu'est-ce qu'il vous manque encore? ai-je demandé à Houssein.

– Quelqu'un pour creuser, fut sa réponse laconique.

– Ça doit se trouver. Il n'y a pas de fossoyeur à Goulmima ?

– Il y en avait un.

– Et qu'est-ce qu'il est devenu ?

– Il ne creuse plus pour les morts.

– Pourquoi ?

– Il n'a plus envie.

– Et qui enterre les morts depuis ?

– Le frère.

– Le frère du fossoyeur ?

– Non, le frère de celui qui est mort.

– Et s'il n'a pas de frère ?

– Quelqu'un de sa famille.

– Et s'il était le dernier de sa famille ?

– Personne n'est mort à Goulmima depuis longtemps sans avoir de famille...

Difficile de garder son calme devant tant d'entêtement berbère. Je me disais que si quelque chose m'arrivait dans ce pays, je serais probablement laissé pour compte dans l'espoir que quelqu'un de ma famille d'Autriche vienne m'enterrer.

– Mais vous ne pouvez pas laisser la morte sur la civière simplement parce qu'elle n'a pas de famille !

– Elle doit être enterrée aujourd'hui. C'est la coutume, intervient Ali d'un ton sérieux.

– Bon, alors, Houssein, va chercher le fossoyeur !

Houssein est parti, visiblement mécontent de sa mission. Dix minutes plus tard, il est revenu et m'a dit que le fossoyeur était trop fatigué pour enterrer qui que ce soit aujourd'hui, mais qu'il y avait un homme à l'autre bout de l'oasis qui pourrait peut-être accepter de le faire.

J'ai donc envoyé Houssein chez l'homme à l'autre bout de l'oasis pour lui demander s'il était prêt à enterrer la morte. Le père de la défunte était toujours assis par terre, le dos contre un arbre et faisait comme si toute l'histoire ne le regardait pas. Comme il n'était pas de Goulmima, mais de Tinejdad, il était hors de question pour lui d'organiser des funérailles à Goulmima. Pas plus pour sa fille que pour quelqu'un d'autre.

Finalement, Houssein est revenu et a dit : « J'ai trouvé un homme qui est prêt à creuser un trou. »

J'ai cru que cela avait résolu le problème et j'ai dit : « Alors tout va bien. » Mais je me trompais. Houssein a froncé les sourcils et dit avec une lenteur énervante : « Non, non, Toubib, c'est pas tout ça ! Il faut encore trouver une femme pour laver la morte et des hommes pour la porter au cimetière. Ce sera difficile de trouver quelqu'un pour cela maintenant. »

J'ai perdu mon sang-froid. « Et tu ne veux pas aussi que je porte la morte sur mon dos au cimetière ? » lui criai-je.

Houssein restait imperturbable. Il a méticuleusement ajusté son turban et dit calmement : « Non, je ne veux pas, docteur, que tu la portes sur le dos au cimetière, mais il sera quand même difficile de trouver quelqu'un pour le faire. C'est le Ramadan et en ce moment tout le monde dort dans l'oasis. »

J'appelle le Caïd et lui dis qu'il y a un problème difficile à résoudre. Il y a une morte dans la cour de l'hôpital. Le linceul est prévu. Le fossoyeur aussi. Il manque encore une femme pour la laver et des hommes pour la porter au cimetière. Je peux fournir de l'eau chaude pour le lavage.

Le Caïd, successeur de Haddou ou Mimoun, le Caïd arrêté, me promet son aide et peu de temps après une femme arrive effectivement, qui a accepté de faire la toilette et de chercher le linceul. Et encore un peu plus tard, deux hommes sont venus et ont emmené la morte.

17 AVRIL 1957

La série noire continue. Quand je suis arrivé à l'hôpital ce matin, on m'a dit qu'à Waqa, un ksar de l'oasis de Goulmima, un homme était gravement malade depuis hier soir. J'ai envoyé Assou avec la voiture pour le chercher, mais l'homme était déjà mort quand il est arrivé à l'hôpital.

Après l'expérience d'hier, j'ai immédiatement appelé le Caïd pour garantir les funérailles. Mais il n'y avait pas lieu de s'inquiéter : l'homme avait heureusement une famille, donc ses funérailles n'étaient pas un problème.

Il pleut et il fait remarquablement frais pour la saison. Il neige en montagne. Personne n'aurait pensé cela. C'est une bénédiction pour les Berbères du Tafilalet. La récolte semble sauvée.

18 AVRIL 1957

Le problème des nourrissons – manque d'hygiène et diarrhée – me préoccupe de plus en plus. Pour le moment, on ne peut pas faire grand-chose contre le manque d'hygiène des enfants nomades. Les points d'eau sont souvent à plusieurs heures de marche des tentes. Les femmes partent parfois à trois heures du matin pour rapporter l'eau de cuisson à la tente dans des cruches d'argile sur leurs épaules. Il va sans dire qu'il ne reste plus beaucoup d'eau pour la toilette. Ce n'est pas le cas au ksar. Ici, les plus petits pourraient être baignés. Il faut juste éduquer les mères.

Au sujet de l'alimentation des nourrissons : les femmes ne savent pas sevrer. Il n'y a pas de transition entre le lait maternel et l'alimentation adulte. L'enfant mange ce qu'il trouve. Il faudrait apprendre aux mères à sevrer. Bien sûr, il ne peut être question d'aliments pour bébé ; il n'y a pas d'argent pour cela. Mais un peu de bouillie de céréales serait possible. Il faudrait juste que les femmes le sachent.

Dans le cas de la diarrhée, la déshydratation rapide du nourrisson est la principale cause de décès. Nous administrons des doses élevées de sérum physiologique par voie sous-cutanée dans la paroi abdominale. Cela seul ne suffit pas. Il faudrait que le nourrisson malade boive beaucoup d'eau de riz bouillie. On peut en trouver ici aussi. Il faudrait également suspendre des serviettes mouillées dans la pièce et les laisser sécher. Les serviettes apportent de l'humidité et les enfants se déshydratent moins rapidement. On fait ça aussi à l'hôpital, et je préfère ça à n'importe quel climatiseur parce que les enfants ne prennent pas froid.

Tout cela, il faut d'abord l'apprendre aux femmes berbères. Personnellement, en tant qu'homme et Européen, je ne peux pas le faire. Le fossé est trop grand. Mes infirmiers ne pourront pas non plus.

J'aurais besoin de jeunes filles marocaines avec une formation appropriée. Une sorte de Centre Maternel berbère. L'idée est aventureuse, mais je vais en parler au ministre de la Santé.

Remarque :

Quelques semaines plus tard, le ministre a fait preuve d'une grande compréhension. Les procédures administratives ont été menées et on a fini par trouver des filles qui ont accepté de prendre leur service dans le sud du pays, seules et séparées de leur famille.

Elles sont arrivées à Goulmima le 25 novembre 1957. Cinq filles de l'école d'infirmières de Meknès. Plus une camionnette Citroën 2 CV avec un chauffeur ; il était à moitié aveugle, mais pour circuler dans l'oasis il faisait l'affaire.

Une maison a été louée à Goulmima, avec l'accueil mère-enfant au rez-de-chaussée, et le logement des filles au premier étage. La chef de groupe s'appelait Amina, une très jolie fille de vingt ans. Les quatre autres étaient un peu plus jeunes, toutes très ouvertes d'esprit et enthousiasmées par leur travail. Elles avaient été officiellement choisies par la directrice de l'école d'infirmières et étaient vraiment fières de faire ce travail.

Les difficultés sont apparues dans un tout autre domaine.

Je ne m'attendais pas à ça !

Messieurs les Berbères de l'oasis ont très mal compris le rôle des filles. Pour eux, une maison avec cinq belles jeunes filles ne pouvait être qu'une maison de tolérance. C'est dans ce sens qu'ils se présentaient la nuit et exigeaient avec plus ou moins de rudesse d'être admis.

Les filles se sont réfugiées chez moi dans notre villa. Le Caïd a été averti. À partir de ce jour, un mokhazni armé a monté la garde devant la maison des filles. Mais cela n'a fait qu'empirer les choses parce que lui aussi voulait utiliser sa position, et cette fois même l'arme à la main, pour son plaisir personnel.

Une fois de plus, les filles se sont enfuies dans la nuit. Encore une fois, le Caïd a été appelé à l'aide. On précisa explicitement que ces cinq jeunes filles étaient là pour s'occuper uniquement des mères et non des pères de Goulmima.

Sur le coup, le calme est revenu. Les filles faisaient vraiment du bon travail. Selon un planning fixe, elles visitaient quotidiennement un ksar différent dans l'oasis et montraient aux mères comment baigner un bébé. Elles leur apprenaient à sevrer, à préparer de la bouillie de millet, à soigner les petites plaies et à faire boire beaucoup d'eau de riz contre la diarrhée. Je n'étais pas peu fier de mon Centre Maternel. Il n'y avait jamais rien eu de tel à Goulmima auparavant.

La suite, nous en parlerons plus tard.

21 AVRIL 1957

Dimanche de Pâques. Il fait frais. Plus frais qu'à Pâques en Europe. Météo assez inhabituelle à cette latitude.

Le matin, Nicole m'a expliqué que j'étais vraiment trop vieux pour chercher des œufs de Pâques et qu'elle n'avait donc pas caché d'œufs colorés dans le jardin.

L'après-midi, nous sommes allés dans les romantiques gorges de l'Oued Ziz, au nord de Ksar-es-Souk. Certains endroits particulièrement pittoresques feraient d'excellents décors pour un western.

Remarque :

Les romantiques gorges de l'Oued Ziz n'existent plus ; à leur place se trouve désormais un lac de barrage. La route parcourant les gorges, construite par la Légion étrangère française à l'époque, passe désormais un peu plus haut, le long de la rive droite du lac, mais c'est beaucoup moins romantique.

22 AVRIL 1957

Lundi de Pâques. Visite chez un confrère français qui travaille comme médecin à Rich, à environ 125 kilomètres au nord de Goulmima. Il me dépanne parfois dans ma circonscription lorsque la gorge d'Amced est impraticable en raison des crues et qu'Amellago et Aït Hani ne sont pas accessibles à partir de Goulmima.

On a passé une bonne petite heure à papoter et quand nous nous sommes dit au revoir, il m'a fait cadeau d'une belle et grande ammonite qu'il avait trouvée dans sa région.

Quand on est rentrés à neuf heures du soir, j'ai trouvé un gamin mort à l'hôpital. Il avait environ douze ans et était tombé d'un rocher dans la matinée. Quand Assou a essayé de l'emmener à l'hôpital, le père de l'enfant a refusé pendant des heures qu'il soit hospitalisé. Finalement, le Caïd a envoyé un *mokhazni* armé pour évacuer de force le garçon.

Le garçon est mort quelques minutes avant son admission, probablement d'une hémorragie interne. Une intervention immédiate l'aurait peut-être sauvé. Le troisième cas en une semaine...

24 AVRIL 1957

Le matin, une atrésie anale chez un enfant de deux jours de Tadighoust. Il s'agit d'une malformation congénitale qui empêche la formation d'un anus. Une obstruction intestinale congénitale, pour ainsi dire. Une opération est hors de question dans les circonstances présentes. Mort après quelques heures.

Dans l'après-midi : un garçon de dix ans de Tinejdad avec une fracture du tibia, un corps étranger dans l'œil d'une jeune fille et un col du fémur chez un vieil homme de Touroug tombé d'un âne.

Il pleut.

28 AVRIL 1957

« Fais-lui la piqûre dans le cœur, Toubib, la piqûre dans le cœur ! » Haddi était hors de lui, surexcité par l'envie de tuer. Il balançait l'animal d'avant en arrière au bout d'une ficelle tenue entre le pouce et l'index.

« Comment tu as eu cet *aharda* ? » ai-je demandé.

« Mon neveu l'a attrapé pour toi, Toubib. Fais-lui la piqûre ! »

Les *ahardas* sont de magnifiques animaux. Couchés sur des pierres chaudes, l'avant du corps étrangement redressé, ces lézards longs de près d'un demi-mètre rompent, par leurs couleurs aussi magnifiques que surprenantes, la monotonie gris-brun de la steppe. Avec leur crâne effrayant, leur collerette épineuse, leur corps trapu et leur queue hérissée d'épines, on croirait de vrais petits dragons, assis tête haute au soleil, aux teintes vert acide, jaune citron, rouge, noir, ou moucheté d'orange selon leur humeur. Pourtant ce sont des créatures totalement inoffensives qui ne font de mal à personne.

Les Berbères attrapent les *ahardas* et les mangent. Soit cuits, soit séchés et réduits en poudre. Les *ahardas* sont des remèdes magiques. Il paraît qu'ils augmentent la virilité. Une bonne raison pour les exterminer.

Ceci dit, mon prédécesseur à Goulmima avait le hobby de la taxidermie. Haddi était autorisé à tenir les pauvres victimes quand elles recevaient la piqûre mortelle dans le cœur. Il adorait ça et pensait qu'il nous ferait très plaisir à tous les deux en m'apportant un animal pour que je le tue.

Je regardais l'*aharda* et l'*aharda* me regardait et en un éclair je savais une chose avec certitude : pour rien au monde je ne pourrais tuer cet animal !

Les gamins avaient - comme c'est l'habitude - cousu la bouche du lézard et en laissant dépasser un bout de ficelle au bout de laquelle on pouvait laisser se débattre le malheureux ou même le faire tourner en cercle. Une horrible cruauté envers les animaux. Mais allez donc expliquer à un Berbère ce qu'est la cruauté envers les animaux ! Il n'aurait pas de mot pour cela ni la moindre possibilité de comprendre. Haddi voyait mon hésitation.

« Tu ne vas pas le tuer ? » demanda-t-il, profondément déçu.

« Pas maintenant. »

Je devais gagner du temps. Je ne savais pas encore comment je pourrais sauver la vie du pauvre animal sans perdre la face pour toujours.

« Mets-le donc dans une vieille marmite ; on verra demain. »

Secouant la tête d'un air contrarié, Haddi me suivit. Il n'y comprenait plus rien. Un si bel animal… L'*aharda* s'est retrouvé dans un vieux faitout dont le couvercle restait juste suffisamment ouvert pour qu'il ne s'asphyxie pas.

C'était l'heure du dîner. Haddi l'a servi et est rentré chez lui. Sa journée de travail était terminée. Mais je n'avais pas envie de manger. L'*aharda* me restait sur l'estomac. Pareil pour Nicole. « Pendant que nous dînons ici, la pauvre bête est dans la marmite, la bouche cousue fermée, » dit-elle. J'ai opiné du chef. « On devrait le libérer. On pourrait couper la ficelle. Il n'est vraiment pas nécessaire que… »

Nicole s'est levée et a apporté des ciseaux à ongles. Deux minutes plus tard, l'*aharda* pouvait au moins respirer à nouveau librement. Il m'a regardé avec gratitude de ses yeux de reptile, comme s'il voulait me dire que malgré son air terrible il n'était qu'un très, très petit dragon et, de plus, complètement inoffensif.

Soirée sans une parole. Nous étions assis sur la terrasse et écoutions de la musique. Bien sûr, j'aurais pu tuer l'animal et l'envoyer à mon lycée en Autriche. Pour autant que je me souvienne, il n'y avait pas d'*aharda* dans le laboratoire de sciences naturelles là-bas. Meilleures salutations au Directeur… votre ancien élève… et ainsi de suite. Mais cette pensée ne m'enthousiasmait pas. Elle était plutôt idiote. Le directeur avait changé depuis longtemps. Il ne me connaissait même pas. Gloriole personnelle de ma part, rien d'autre.

Un moment après, Nicole demanda : « Qu'est-ce que ça peut bien manger, un *aharda* ? »

« Tu veux le nourrir peut-être ? – Aucune idée de ce que ça mange. Peut-être des mouches. Peut-être aussi des plantes. J'en sais rien. »

J'étais énervé. L'ambiance était fichue. Nicole ne m'a pas trouvé drôle et est allée dormir.

J'étais seul avec mon *aharda*. Et avec mes pensées. Je ne savais vraiment pas ce qu'un *aharda* mangeait. Je n'y connaissais absolument rien en *ahardas*. Je ne connaissais même pas son nom latin ! Je ne pouvais pas écrire à mon proviseur : « En pièce jointe, un animal. Ce qu'il mange et comment il s'appelle, aucune idée. » Seuls les Berbères disent *aharda*. Et peut-être seulement dans la région de Goulmima. Je les ai aussi entendus dire « dib », dib avec un « D » emphatique étrangement vocal. (NdT : en fait, dob, en arabe) C'est tout ce que je savais. Je m'intéresse beaucoup trop peu à ce pays. À part mes malades, je ne connais presque rien !

À chaque fois, ça me plaisait de voir un de ces mini-dragons couché sur une pierre au bord de la route quand je passais devant lui, avec son avant-corps fièrement dressé ; mais son nom latin, aucune idée !

Mais il y a autre chose que je savais déjà avec certitude : mon *aharda* dans la marmite vivrait ! On ne lui piquerait pas le cœur. Il vivrait et serait à nouveau heureux. Est-ce qu'un *aharda* se souviendrait de ça plus tard ? Quoi qu'il en soit, il aurait la vie et la liberté.

Restait à savoir comment. Le lâcher dans le jardin et dire demain matin hypocritement qu'il s'est barré était absurde. Un tel animal a besoin de son habitat habituel. J'ai réfléchi.

Une heure plus tard, ma décision était prise : je libérerai l'*aharda* sur la route de Ksar-es-Souk. J'en avais souvent vu là-bas. C'était une steppe pierreuse ; là il se sentirait chez lui et serait heureux. Restait le problème du transport. Bon, je le mettrais dans ma sacoche et j'irais en voiture à quelques kilomètres de l'oasis sur le plateau pierreux. L'idée de la sacoche était bonne. Je devais passer le poste de garde à la sortie de l'oasis. Pour un Berbère, à minuit, un médecin avec une sacoche dans la voiture est certainement moins suspect qu'un médecin avec une marmite et un *aharda* dedans. Alors l'*aharda* a déménagé de la marmite dans la sacoche. Ça n'a pas été facile du tout, mais la fermeture éclair du sac a permis d'éviter que l'animal terrifié s'échappe déjà dans ma cuisine.

Le garde m'a demandé : « Encore en visite à cette heure-là, Toubib ? »

« Juste pour prendre un peu l'air. ». N'importe quoi. Personne ne prend l'air à minuit sur la route entre Goulmima et Ksar-es-Souk ! Je ne sais pas mentir. Mais devais-je lui dire que je conduisais un *aharda* dans le désert dans ma sacoche ? Il m'aurait pris pour un fou.

Au bout de quelques kilomètres, j'ai fait demi-tour et je me suis arrêté. La lune brillait. Ça remuait dans ma sacoche. Patience, mon cher *aharda*. Ça ne va pas tarder. Je ne veux que ton bien ! Haddi en fera une tête demain matin quand la marmite sera vide. Je vais prendre un air innocent. Peut-être même l'accuser. Le Bon Dieu des *ahardas* me pardonnera mon pieux mensonge… Je suis descendu, suis allé derrière la voiture et ai ouvert la mallette. Deux secondes plus tard, l'*aharda* était libre.

Je suis vite remonté en voiture et suis parti, le plus heureux du monde. Mais après quelques mètres, je me suis arrêté pour voir ce que faisait mon *aharda*. Peut-être était-il déjà assis joyeusement sur une pierre ou se livrant à un premier repas tardif. Je n'aurais pas dû, car ce que j'ai vu a gâché toute ma joie : mon *aharda* était sur la route, aplati et mort ; je l'avais écrasé avec la roue arrière droite.

Remarque :

Maintenant, je connais aussi le nom latin : Uromastíx acanthinurus. En français, Fouette-queue. Vit de petits insectes, mais aussi de plantes.

6 MAI 1957

Grande émotion dans la maison de Haddi ! Moha, son fils de deux ans et toute sa fierté, va être circoncis.

C'est un jour de fête pour toute la famille. Les femmes portent leurs plus beaux vêtements et de lourds bijoux en argent. Leurs visages sont ornés de larges lignes ocre jaune qui vont d'une joue à l'autre de chaque côté du nez. Le menton et le front sont également peints en jaune, les yeux soulignés de khôl.

Au son des tambours et des gaïtas, la procession va de notre jardin, où Haddi a sa maison, à l'hôpital, où Ali ou Assou fait la circoncision. Haddi est blanc comme un linge, ou comme le mur de la salle de soins, lorsque Mouloud pose le petit Moha, orné d'un ruban jaune autour du front, sur la table.

Dehors, devant l'hôpital, il y a un bruit assourdissant. Les femmes et les filles chantent et dansent pendant qu'Ali accomplit le sanglant rite sacré. Une des femmes a du mal à tenir debout, tellement elle est émue : c'est Hoacha, la femme d'Haddi. Elle a peur pour son unique enfant.

Mais Ali est un maître dans son domaine. Dans sa vie, il a déjà circoncis des centaines de petits garçons à Goulmima. Sans anesthésie. Il y a une poignée de sable sur la table. Telle est la coutume. Le sang doit imprégner la terre du Maroc...

Tout est fini en deux minutes. Hurlant, le petit Moha est enveloppé dans une écharpe et mis sur le dos d'une fillette d'à peine dix ans, une parente de Hoacha. Le cortège se met en marche. Sous les youyous des femmes, le bruit des tambours et le son des gaïtas, le petit Moha est emporté dans le ksar Igoulmimene. Là-bas on festoie toute la journée dans la maison des parents d'Haddi.

À ce moment-là, je vois qu'Ali emballe soigneusement le prépuce du gamin, qui vient d'être sectionné, dans un morceau de papier et le met dans sa poche.

« Qu'est-ce que tu en fais ? » lui demandé-je.

Ali sourit malicieusement. « Pour les femmes qui n'ont pas d'enfants ou seulement des filles, on met les prépuces en cachette dans leur soupe pour qu'elles puissent avoir des garçons. »

Remarque :

Quelques mois plus tard, Nicole devait découvrir cette coutume d'une manière assez personnelle. Notre premier enfant était une fille. Le printemps suivant, Ali circoncit le fils d'un notable dans l'oasis. Nicole et moi étions aussi invités. Il y avait une soupe spéciale pour les femmes. Ça me semblait bizarre. Nicole a sagement mangé son potage, y compris la garniture.

Après la fête, Ali m'a discrètement pris à part et m'a dit d'un ton convaincu : « Tu verras, Toubib, ton prochain enfant sera un fils. »

Il avait raison. En 1960, notre fils Marcus est né à Marrakech.

Magie ou coïncidence ?

8 MAI 1957

La visite d'un hôte important est annoncée. On m'a appelé de Meknès pour me dire qu'un dignitaire catholique du nord du pays traversait le Tafilalet et serait à Goulmima demain dans la soirée. Pourrait-il passer la nuit chez moi ? Bien sûr qu'il le peut ; il dînera avec nous et notre chambre d'hôtes sera à sa disposition pour la nuit. Ce sera un plaisir.

Nicole et Haddi discutent immédiatement du menu. De bon matin, Nicole achète une magnifique langue de veau au souk. Il n'y a pas de boucher à Goulmima. Pour le dîner, il y aura de la langue de veau sauce aux câpres. Les petits plats dans les grands pour cette occasion.

L'après-midi, je suis un moment seul dans la cuisine. En fait, pas tout à fait seul : Ohnohr est avec moi. La langue de veau précuite est posée dans un plat sur la table près de la cuisinière. Haddi nourrit la gazelle dans le jardin, Nicole, au salon, choisit les nappes et les serviettes pour la soirée.

Soudain un coup de klaxon, et la cloche du portail qui retentit. Le visiteur de marque est là ! Alors que je me lève pour me précipiter vers le portail, je vois Ohnohr, sur ses pattes arrière, attraper en un éclair la langue sur le plat et disparaître derrière la maison par la porte de la cuisine.

Je salue Monseigneur à la porte du jardin. Un accueil extrêmement cordial. Mon visiteur est visiblement heureux de trouver l'hospitalité après le pénible voyage et je ne peux m'empêcher de rire en pensant que le bon Père ne se doute pas que Ohnohr a déjà dans sa gueule la langue de veau qui lui était destinée.

Nicole manque de s'évanouir à la vue du plat vide. Pendant que je fais visiter l'hôpital à mon hôte, après un premier rafraîchissement, elle essaie désespérément de trouver un morceau de viande correct dans l'oasis. En vain. Pour le dîner, il y a une soupe de haricots en boîte et des sardines.

Ohnohr est resté invisible toute la soirée.

12 MAI 1957

C'est dimanche et je décide de rester au lit plus longtemps que d'habitude. Mais Djilali frappe à ma porte et me dit qu'ils ont besoin de moi pour un accouchement.

Je m'habille, je vais à l'hôpital et je trouve une femme qui se tord de douleur sur le lit d'accouchement. Elle n'est plus jeune et c'est sa huitième naissance. Depuis trois jours, les sages-femmes d'Agamou, un ksar du nord de l'oasis, ont essayé de mener à bien cet accouchement. Enfin ce matin, le quatrième jour, le mari a décidé de mettre sa malheureuse épouse sur un âne et de l'amener à l'hôpital.

J'examine. Un enfant de taille normale, dans une position normale, mais plus de battements de cœur. Un peu plus tard, je tiens un garçon mort dans mes mains et je le montre à sa mère.

Elle regarde l'enfant sans réagir, avec ce fatalisme résigné si incompréhensible pour nous Européens et qui est si caractéristique des Africaines.

Aujourd'hui, en Europe, les gens célèbrent la fête des Mères.

15 MAI 1957

La prise en charge de l'hôpital d'Erfoud est un énorme fardeau pour moi. Le ministre m'a promis que ce ne serait qu'une mesure temporaire. Inch Allah.

En principe, il y a deux possibilités pour aller de Goulmima à Erfoud en voiture. Soit j'emprunte la route nord par Ksar-es-Souk et la source bleue de Meski, en traversant la Chaabat-al-Lham, soit je prends la route sud par Touroug, puis la Gara Mdouwwar, jusqu'à Rissani, puis Erfoud.

Je prends généralement la route du sud le matin, car il ne fait pas encore trop chaud. Avant d'arriver à Rissani, la Gara Mdouwwar est à gauche de la piste. C'est une montagne tabulaire caractéristique, qui a une entaille profonde du côté sud. Celle-ci est fermée par un puissant mur. De chaque côté de l'entaille, des restes d'habitations fortifiées sont clairement visibles sur les deux versants. La région sent l'archéologie... Avec Assou, j'ai dégagé du sable à la pelle les restes d'une grande jarre à huile. La fonction historique de la Gara Mdouwwar n'est pas claire. Le plus probable est qu'il s'agissait d'une station relais fortifiée sur l'ancienne route des caravanes de Fès à Tombouctou, où les voyageurs pouvaient nourrir les chameaux ou en échanger.

L'hôpital d'Erfoud compte une centaine de lits et est en grande partie en sous-sol à cause de la chaleur qui règne là. La région est sans médecin depuis des semaines. Les maladies oculaires sont prédominantes. Je consacre un jour et demi par semaine à l'hôpital. Avec la meilleure volonté, impossible de faire plus. Quand j'assure une consultation à Erfoud, je suis à 350 km d'Assoul, situé à l'ouest de ma région ! Comment faire un travail d'une quelconque efficacité avec des distances pareilles...

Je rentre chez moi par la route du nord à travers la Chaabat-al-Lham, en français la « Gorge de la viande » à cause des brigandages et des nombreux morts qui faisaient partie de la routine du voyage il y a encore vingt ans. Les Français ne sont venus dans cette région qu'en 1932. Aujourd'hui, la zone est pacifiée, mais la route au nord d'Erfoud est souvent ensablée par des dunes d'un mètre de haut.

Une rafraîchissante baignade s'offre ensuite, à l'est de Ksar-es-Souk, dans la Source Bleue de Meski. Une magnifique piscine solitaire sous les palmiers, aménagée au milieu du désert par les Légionnaires dans les années 1920. L'eau est pure et agréablement fraîche. Je n'ai encore jamais vu personne y nager. Étrange sensation que de nager sous les palmes au milieu du désert et d'avoir une piscine pour soi tout seul.

Il n'en reste pas moins que l'ajout de l'hôpital d'Erfoud dépasse les forces d'un seul médecin. Il y a quelques infirmiers efficaces à l'hôpital. Selon mes consignes, ils traitent les malades pendant une semaine jusqu'à ma prochaine visite. Ils font de leur mieux, mais ce n'est pas une solution durable.

Au coucher du soleil, je vais généralement au Djébel Erfoud, sur l'autre rive de l'Oued Ziz. Là, on a une vue magnifique sur l'oasis et au loin sur le Sahara. Quand je serai vieux, j'aimerais passer mes hivers ici.

Remarque :

Eh bien, jusqu'à aujourd'hui, je n'ai pas passé d'hiver sur le Djébel Erfoud. Toujours attiré par d'autres destinations plus connues. Mais un jour, je le ferai.

– La Gara-Mdouwwar a depuis été découverte par le cinéma. Il y a quelques années, j'ai vu à la télévision allemande : « Le secret du Sahara ». Si vous avez raté le film, vous n'avez pas beaucoup perdu. Un film sentimental sur l'argent, l'amour, les légionnaires étrangers et... les extraterrestres ! Et ces derniers avaient leur quartier général - je n'en croyais pas mes yeux – à la Gara Mdouwwar ! Quand j'y passais en 1957, c'était encore solitaire et désert sous un soleil de plomb. À cette époque, elle n'aurait jamais imaginé qu'un jour elle deviendrait un décor de cinéma. (NdT : le site a été utilisé depuis pour plusieurs « superproductions » américaines, dont le film « La Momie », non sans faire de très importants dégâts au site et aux vestiges, traités sans aucun respect.)

Le seul animal un peu grand que j'ai rencontré là-bas était un mouflon qui s'était perdu dans cette région le jour du Nouvel An de 1956. J'étais en train de dégager des tessons de poterie hors du sable quand il est soudainement apparu devant moi. Je ne sais pas lequel de nous deux a été le plus effrayé. Nous nous sommes tous les deux regardés pendant quelques instants, puis il a fait demi-tour et s'est éloigné tranquillement.

– La Source Bleue de Meski est devenue une attraction touristique ces dernières années. Il m'arrive de lire dans des brochures pour des circuits en bus dans le sud du Maroc : « Court arrêt à la Source Bleue de Meski avec possibilité de baignade ». Ce n'est probablement pas aussi calme que lorsque j'y passais en tant que visiteur solitaire, une fois par semaine, poussiéreux et en sueur.

19 MAI 1957

Loi des séries : un autre dimanche matin et de nouveau appelé à l'hôpital pour un accouchement. Encore un accouchement où des sages-femmes locales ont bricolé en vain pendant quatre jours au ksar.

Nous hissons la femme à moitié consciente sur la table. Les résultats de l'examen sont inhabituels : un enfant mort pend entre les jambes de la femme, en position de siège. Le corps de l'enfant, déjà en décomposition, est enduit de henné, d'ocre jaune et de bouse de vache, apparemment pour amadouer les mauvais esprits qui empêchent la tête de sortir.

En position de Walcher (NdT : sur le dos, jambes pendantes), je délivre la tête qui, coincée dans le bassin, faisait obstacle à la naissance. À peine la tête est-elle sortie, que le placenta, décollé depuis longtemps, surgit, suivi d'un tel jaillissement de liquide putride qu'Ali et moi sommes trempés de haut en bas.

Aussitôt l'enfant mort expulsé, la femme se rétablit sensiblement et ce n'est qu'avec beaucoup de difficulté que je parviens à l'empêcher de retourner immédiatement à son ksar sur l'âne qui l'a amenée à l'hôpital dans cet état pitoyable il y a une heure. Finalement, j'arrive à la persuader de rester à l'hôpital jusqu'au lendemain.

29 MAI 1957

Ohnohr est mort ! Je suis rentré le soir d'Erfoud, où j'avais tenu une consultation à l'hôpital. Nicole m'a dit être inquiète que Ohnohr ne soit pas apparu dans le jardin hier matin comme d'habitude. Ohnohr menait une double vie. La nuit, il rôdait dans l'oasis avec les meutes de chiens sauvages. Pendant la journée, il jouait le chien bien élevé, restant gentiment dans la villa du Toubib, laissant Haddi prendre soin de lui, nous laissant le choyer et étant gentil avec Gfundi, qui l'aimait beaucoup. Dernièrement, il avait pris l'habitude de m'accompagner à l'hôpital. Pendant les consultations, il était sous mon bureau. (Ça non plus, ce ne serait pas tout à fait possible en Europe !) Quand le dernier patient entrait, il se levait et traversait la place en courant jusqu'à notre maison pour annoncer mon arrivée imminente à Nicole.

Ohnohr était un magnifique grand chien noir. Un croisement de berger de l'Atlas et de chien du désert. Il adorait s'asseoir sur nos genoux, ce pour quoi il était trois fois trop gros, bien sûr, mais il s'en fichait. Et nous aussi. Je n'ai jamais vu un chien qui sentait aussi bon que Ohnohr.

Il souffrait de la maladie de Carré (NdT : Maladie nerveuse du chien d'origine virale, non transmissible à l'homme) et quand il avait des crises, il était malade pendant trois jours et pratiquement sans défense. Certaines femmes en ont profité pour l'acculer dans un coin et le lapider à mort. Il avait soi-disant volé un poulet à l'une d'elles. C'est possible. Je l'aurais dédommagée trois fois.

Profonde tristesse dans la maison Pellegrini.

1er JUIN 1957

Le grand jour se rapproche de plus en plus ! La date d'accouchement pour Tassilo - ou sera-ce une Caroline ? - est la mi-juin. Je me sens un peu mal à l'aise quand je pense que notre premier enfant doit venir au monde dans quinze jours à Ksar-es-Souk.

Mais si tout se passe aussi bien que jusqu'à présent, il ne devrait pas y avoir de problème. Nicole a eu une grossesse d'anthologie. Jamais je ne l'ai entendue se plaindre.

Il faut du courage en tant que femme européenne pour mener à terme sa première grossesse dans une oasis du Sahara, avec la première sage-femme à soixante kilomètres, le premier gynécologue à quatre cents kilomètres. Quand bien même votre mari serait médecin. En tant que médecin du bled, il est de toute façon par monts et par vaux lorsque vous avez besoin de lui. Et quand je repense à notre évasion pendant l'affaire d'Addi ou Bihi en janvier... Nicole est plus que courageuse.

J'ai pris des billets d'avion pour l'Europe pour elle et le bébé pour la fin juin. À cause de la chaleur, ils doivent tous deux quitter le Tafilalet le plus rapidement possible. Je suivrai en voiture via l'Espagne.

La sage-femme française de Ksar-es-Souk est sympathique et compétente. On prévoit un accouchement normal. Si le terme est respecté, tout devrait bien se passer

inch Allah...

8 JUIN 1957

Une dame autrichienne me demande s'il y a de la lèpre au Maroc et si elle peut quand même entreprendre un voyage à Rabat et à Casablanca. Bien sûr qu'il y a de la lèpre au Maroc et bien sûr qu'elle peut tout de même « oser » un voyage ici. On a plus de risques d'attraper un rhume dans le tramway en Autriche que la lèpre en Afrique. J'ai eu pas mal affaire avec la lèpre. J'ai étudié la léprologie à Bâle avec Chaussinand, le premier léprologue de France et peut-être du monde entier. J'ai passé mes premiers mois au Maroc avec le Dr Rollier qui dirige le service de la lèpre de l'hôpital Colombani de Casablanca. Quelques milliers de lépreux y sont recensés, de tout le Maroc, qui sont constamment surveillés et traités. Nicole y était assistante médico-technique.

Ici à Goulmima, je vois la lèpre surtout dans la région de Tinejdad. Cas relativement rares et en fait seulement mineurs, qu'on appelle Facies leonidas, le visage de lion, dans lesquels il y a un épaississement de la peau du visage et une expression du visage étrangement gonflée. J'ai vu des cas graves de lèpre mutilante, dans lesquels le nez, les doigts ou les orteils tombent, dans le service à Casablanca, mais jamais ici à Goulmima.

Disons-le clairement, la lèpre vaut mieux que sa réputation !

Surtout, elle est très peu contagieuse et il faudrait être très malchanceux pour attraper la lèpre quelque part dans le monde en tant qu'Européen. Se prendre pour un héros parce que vous avez visité une fois une léproserie et que vous avez serré la main d'un lépreux, c'est jouer à se faire peur et de la vantardise. Il est dix fois plus dangereux pour un médecin de travailler dans un service de tuberculose que dans une léproserie.

À propos de léproseries, on peut être très critique à leur égard. Ces structures sont, pour la plupart, des alibis pour les gouvernements. Les malades sont mis dans la léproserie, non pour les soigner, mais pour leur faire quitter la rue. Les lépreux sont, partout dans le monde, un indicateur des dysfonctionnements sociaux. Ils nuisent à la réputation et au tourisme. C'est pourquoi on les enferme dans la léproserie. Les lépreux ont toujours été « stigmatisés », bannis aux portes de la ville. Déjà dans la Bible. C'était peut-être justifié alors. Il n'y avait aucun remède contre cette maladie. Aujourd'hui, les lépreux devraient être enregistrés et traités, mais laissés dans la société. La « stigmatisation » des malades est pour eux le fardeau psychosocial le plus lourd et, de surcroît, inutile. Chaussinand laisse les enfants lépreux de France aller dans les écoles publiques. Il me l'a dit lui-même.

Et encore une chose, très choquante : les dépenses de dix minutes d'armement mondial suffiraient à faire disparaître la lèpre partout dans le monde. L'argent est là pour les armes, mais malheureusement pas pour les lépreux. Néanmoins, je suis personnellement confiant. L'agent pathogène de la lèpre, le bacille de Hansen, est très similaire à celui de la tuberculose. Je crois qu'il y a de grandes chances que soient développés des remèdes efficaces et que l'huile de Chaulmoogra actuellement utilisée pourra bientôt être remplacée par quelque chose de plus efficace. Dans dix ou vingt ans, la lèpre devrait être guérissable puis, espérons-le, bientôt éradiquée.

Remarque :

Quand j'ai écrit ceci, j'avais raison et tort à la fois.

De nos jours, on guérit de la lèpre : un traitement coûte quelques dizaines d'euros. Même ainsi, il y a plus de dix millions de lépreux dans le monde. Plus d'argent que jamais est dépensé pour les armes plutôt que pour la santé. La critique de la léproserie que j'ai exprimée à l'époque ne s'applique pas, bien entendu, au personnel qui travaille dans ces établissements dans les conditions les plus difficiles et aux nombreuses associations, souvent caritatives, qui tentent de soulager les souffrances des malades avec des actions bénévoles. Ma critique continue de s'appliquer aux dirigeants de ce monde, qui préfèrent mettre l'argent de leurs peuples dans les armes plutôt que d'aider les lépreux. Et si, au lieu de déclarer la guerre à nos voisins, on déclarait la guerre à la lèpre, pour changer ? Cette idée est-elle vraiment si absurde ?

14 JUIN 1957

Caroline est là ! Derrière moi - non, derrière nous ! - il y a des heures exaltantes. Hier soir encore, nous étions assis sur la terrasse. Il faisait agréablement chaud. Nicole avec un verre de jus de fruits, moi de Gris-de-Boulaouane, et pas la moindre trace d'annonce du grand événement. Si le petit ne se dépêche pas, tout notre programme est chamboulé. On est à la veille des vacances. Tout le monde veut s'envoler pour l'Europe en ce moment. Les billets d'avion sont difficiles à trouver. Alors, cher Tassilo ou chère Caroline, dépêchez-vous !

À onze heures, nous allons au lit. À une heure du matin, Nicole me réveille : « Je crois que ça y est. » Ponctuelle, comme toujours.

Ce trajet à travers le désert jusqu'à Ksar-es-Souk, je ne l'oublierai jamais de ma vie. Tous les deux seuls dans la voiture. Au-dessus de nous les étoiles du Sahara, et devant nous, dans la lumière des phares, les yeux des gazelles qui ne cessaient de traverser la route. Tension extrême dans la voiture. Les premières contractions s'annonçaient.

Le lit de Nicole était prêt, la sage-femme était là. Deux heures plus tard, je suis retourné à Goulmima. Consultation à l'hôpital le matin. Mais j'avais la tête ailleurs.

Peu après midi, la sage-femme de Ksar-es-Souk m'a appelé :

« Docteur, vous êtes le Papa d'une petite fille ! » Tassilo est une fille et son nom est Caroline ! Je suis l'homme le plus heureux du monde ! Je dois aller à Ksar-es-Souk tout de suite. Haddi apporte des fleurs du jardin. Le trajet vers Ksar-es-Souk dure une éternité. En fin de compte - docteur ou pas - je me trouve aussi embarrassé que tous les pères du monde devant elles. La mère et l'enfant vont bien : Nicole en pleine forme, Caroline, pas du tout ridée comme le sont les nouveau-nés, la plus belle fille du monde.

Claro hombre !

En fin d'après-midi, séance photo dans le jardin de la villa du médecin-chef de Ksar-es-Souk. Toutes les deux passeront la première nuit dans la chambre d'hôtes de la villa.

Au revoir, pour la première fois, à vous deux. Il faut tout apprendre dans la vie. En qualité de M. Papa, je rentre tranquillement à Goulmima dans la soirée. Notre petite Caroline est arrivée exactement à l'heure. Tout simplement génial. On pourra compter sur elle. Tout comme sur sa maman...

17 JUIN 1957

À Tilouine. Trois « enfants endormis », une vingtaine de malades ophtalmo, dont la moitié aveugles, deux douzaines de bébés diarrhéiques, deux abcès (dont un sur une vache !), deux mangeuses de terre et quelques rhumatisants, voilà le bilan de la consultation. Tout cela par 38 degrés à l'ombre.

Pour finir, on m'amène un cas très intéressant d'un ksar près de Tilouine : une fistule, apparemment purulente depuis des semaines, sous l'arc costal droit chez un homme d'une quarantaine d'années, gravement amaigri. Peut-être un abcès amibien ? En tout cas, je vais emmener l'homme avec moi à l'hôpital de Goulmima.

18 JUIN 1957

Mon hypothèse était correcte : l'homme de Tilouine souffre d'un abcès hépatique rompu suite à une dysenterie amibienne chronique. La dysenterie amibienne est courante dans le pays et de nombreux Européens vivant ici en sont également affectés. La dysenterie amibienne évolue de façon moins dramatique que son homonyme, la dysenterie bacillaire. Celle-ci conduit souvent à la mort en quelques heures en provoquant des diarrhées très sévères avec des selles liquides. Ce n'est pas le cas de la dysenterie amibienne. Elle commence également par des crampes abdominales et de la diarrhée, mais celles-ci sont moins inquiétantes et disparaissent après un certain temps avec un traitement. Le mucus excrété avec les selles est typique. Il provient des ulcères intestinaux et regorge d'agents pathogènes. Au fil des mois, la maladie passe à un stade chronique. La diarrhée aiguë et les douleurs disparaissent. Reste la « sensibilité intestinale », avec une tendance à la rechute en cas d'erreurs de régime alimentaire ou de changements de climat, notamment par temps froid. De nombreux Européens qui ont vécu sous les tropiques en souffrent. Mais il y a des complications. L'une d'elles est l'abcès du foie, qui peut atteindre la taille d'un poing. Cela conduit souvent à la mort. Pour mon type de Tilouine, la nature a tenté de guérir spontanément en drainant l'abcès à travers la peau. Je mets un drain et rince avec du Stovarsol.

L'agent pathogène à l'origine de la dysenterie amibienne, Entamœba histolyca, est excrété dans les selles, comme déjà mentionné, et transmis quand les conditions d'hygiène sont mauvaises. Attention donc aux salades, fruits et plats crus !

Je connais un Américain qui, lors d'un voyage en Europe, a fait une escale d'une journée au Maroc dans l'un des meilleurs hôtels de Fès et est rentré chez lui avec une amibiase le lendemain. D'autres vivent parmi les Marocains pendant des années et restent en bonne santé. Une question de défenses immunitaires personnelles.

23 JUIN 1957

Notre petite Caroline a parfaitement traversé les huit premiers jours de sa vie dans une oasis. Une seule fois, il y eut soudain des larmes et des cris. Un bain dans l'eau chaude a fait passer la colique et avec elle le problème. Je peux bien comprendre la peur et l'inquiétude de Nicole. Le climat du Sahara est mortel pour les bébés à cette période de l'année. Maintenant, il faut partir, et vite.

Nous quittons Goulmima à trois heures du matin. Je veux profiter de la fraîcheur du matin pour le long voyage. À travers le désert jusqu'à Ksar-es-Souk, les gorges de l'Oued Ziz, le col du Talghemt dans le Haut Atlas, puis à Midelt une courte pause tétée dans la voiture, ensuite le Moyen Atlas jusqu'à Meknès - il commence à faire vraiment très chaud - enfin Rabat. On quitte la ville dès que possible à cause de la canicule.

Vite à la plage au sud de Rabat. Caroline prend - pour se rafraîchir - son premier bain de mer. Un bain complet dans l'Atlantique, jusqu'au cou dans l'eau salée. Elle semble aimer et est de bonne humeur. Si ce n'est pas une fille courageuse, ça !

Après 750 kilomètres en voiture à travers le désert et les montagnes, peu après midi, par 32 degrés à l'aéroport d'Anfa de Casablanca, décolle le Superconstellation pour Paris. À bord : une mère inquiète, mais radieuse et son bébé de 9 jours.

Remarque :

La liaison Casablanca-Paris était effectuée par des avions à hélices quadrimoteurs. Le vol durait cinq heures. L'ancien aéroport d'Anfa était au milieu de la ville. Il est abandonné depuis longtemps. Casablanca dispose désormais d'un magnifique aéroport à Nouaceur.

28 SEPTEMBRE 1957

Un dimanche paisible. Toute la matinée, je farfouille dans mes trouvailles archéologiques, triant les pointes de flèches et les coquilles d'œufs d'autruche.

Dans l'après-midi, on me réclame à l'hôpital pour examiner une petite fille à qui « quelque chose est arrivé », selon les termes d'Ali ou Assou au téléphone. Sur la table d'examen, je trouve une enfant d'à peine cinq ans. Son père l'a portée dans ses bras pendant une bonne heure du ksar à l'hôpital. La fillette a clairement été victime d'un viol. Je suis sur le point de commencer à enquêter sur le monstre qui a abusé de l'enfant lorsque je découvre qu'il est bien connu : c'est un garçon de sept ans qui vit dans le même ksar !

La grippe asiatique sévit dans ma région depuis des jours. Surtout dans les montagnes. Les Aït Hadiddou sont très vulnérables. Nous distribuons des litres de sirop contre la toux et des kilos d'aspirine.

2 OCTOBRE 1957

J'ai rapporté un tourne-disque et quelques disques d'Europe. Depuis, je m'assois sur la terrasse le soir et j'écoute Tchaïkovski, Bizet ou Richard Strauss.

Amis de l'opéra, écoutez un jour l'air final de *Salomé* (NdT : Opéra de Richard Strauss) sous de vrais palmiers, confortablement assis dans un fauteuil en rotin, les yeux mi-clos. Quel plaisir ! Comme cette musique séduisante s'inscrit bien dans ce paysage ! Ce n'est que lorsqu'un vrai scorpion arrive soudain en courant entre les vrais palmiers que là, oui, vous préféreriez de nouveau être assis à l'opéra de Vienne.

Pour moi, l'absence de vie culturelle européenne représente la plus grande - peut-être la seule - véritable privation : pas d'opéra, pas de théâtre, pas d'exposition, pas de bon film - rien.

Je n'ai que trois disques dans mon oasis : le *Salomé* dont je viens de parler, la *Sixième* de Tchaïkovski *et Les Pêcheurs de perles* de Bizet. J'ai une relation très particulière avec la *Sixième* de Tchaïkovski, la « Symphonie Pathétique ». Chaque fois que je roule de Goulmima vers l'ouest, en direction du Haut Atlas, et que les silhouettes de ses sommets au-dessus de la plaine se rapprochent de moi, la Sixième Symphonie retentit dans mon oreille. Paysage transformé en musique ? Ou musique transformée en pierre ?

Tchaïkovski n'a jamais vu le Haut Atlas. Cent ans après lui, la scène et la mélodie, le paysage et sa musique se mélangent dans mon âme. Je n'ai jamais rien ressenti de tel en Europe.

14 OCTOBRE 1957

Quand on va à Ksar-es-Souk pour acheter de la nourriture pour bébé, des légumes frais ou autres produits qui ne sont pas disponibles à Goulmima, on laisse bien sûr Caroline à la maison. Haddi s'occupe d'elle et prend son travail très au sérieux. Nous sommes généralement de retour à huit heures du soir. L'autre jour, comme il était huit heures et demie, il nous a reçus avec un visage manifestement réprobateur. « Macaroline n'a plus besoin de manger, ou quoi ? » fut la première et la seule chose qu'il dit en guise de salutation. Il appelle toujours Caroline « Macaroline » parce qu'il entend Nicole dire toujours « ma Caroline ».

Alors que nous revenions de Ksar-es-Souk à Goulmima l'autre jour, j'ai dit à Nicole : « Tu te rends compte que notre fille est la seule Européenne de l'oasis depuis des heures, parmi 50 000 Berbères ? Je pense qu'en Europe l'Assistance Publique interviendrait dans un cas comme ça. »

Les Français quittent le Maroc en masse. Ils ne voient plus d'avenir pour eux-mêmes et repartent le cœur lourd. Beaucoup d'entre eux sont nés ici. Le Maroc était leur pays. Ils ne connaissent la France que par ouï-dire.

L'élite intellectuelle de Rabat, qui dirige aujourd'hui le pays avec le roi à sa tête, a d'ailleurs fréquenté les écoles françaises. Presque tous ont étudié en France et sont influencés par le mode de vie français. Des perspectives d'avenir favorables.

25 OCTOBRE 1957

L'homme de Tadighoust est assis par terre en face de moi et me regarde de ses yeux bienveillants. Il porte pour tout vêtement une vieille djellaba trouée, qui a dû être blanche un jour. À présent, sa couleur est indéfinissable, un gris brun qui change avec la lumière, comme les couleurs de ce pays. Cet homme se fond dans le décor, comme les blocs de pierre éparpillés autour de lui sur le sol nu, comme les murs des ksour, qui semblent avoir surgi du sol. Il ne fait plus qu'un avec sa terre, avec le Tafilalet.

- As-tu mangé quelque chose aujourd'hui ? lui ai-je demandé.

– Oui, Sidi, des dattes et du pain.

– Et hier ?

– Dattes et pain.

– Et avant-hier ?

– Dattes, Sidi, dattes et pain.

– À quand remonte la dernière fois où tu as mangé de la viande ?

– Il y a longtemps, Sidi. Pour l'Aïd-el-Kébir, je crois.

L'Aïd-el-Kébir, la grande fête des musulmans, c'était il y a longtemps. Depuis, l'homme se nourrit de dattes, de pain et de thé. Pourtant, il n'a pas l'air malheureux. Au contraire. Dans ses yeux bleus et clairs, il y a cette fraîcheur des gens qui ont l'habitude de regarder l'horizon et le ciel. Sa peau est burinée par le soleil et le vent. Sa fière allure est celle d'un chevalier, pas celle d'un mendiant. Je sors un morceau de viande de mouton et du pain du sac à provisions que Nicole m'a préparé pour la route et les tends à l'homme. Il les prend, balbutie un rapide merci et en mord une grosse bouchée. On voit qu'il aime ça. Il sourit de satisfaction en dévorant bouchée sur bouchée. Un morceau de viande de mouton, et c'est jour de fête.

La frugalité de ces gens est étonnante. Beaucoup d'entre eux ne se nourrissent que de dattes, de pain et d'eau ou de thé. Et pourtant ils sont heureux.

La religion joue un rôle important dans la vie de ces gens simples. La foi en Allah et la vénération du Prophète leur apportent réconfort et identité.

C'est une pauvreté heureuse qui en sait peu sur la richesse. Une pauvreté rurale, pas l'extrême misère des grandes villes qui rejette les indigents sur les trottoirs devant les palais. Une pauvreté dans laquelle la frugalité s'est installée comme chez elle.

Notre responsabilité envers ces pauvres est grande. Rien que nos vêtements, notre mode de vie, notre présentation, font qu'ils nous tiennent pour riches comme Crésus. Ne créons-nous pas, en essayant de les aider, des désirs que nous sommes incapables de satisfaire ? Il y a quelque temps il fut question d'ouvrir un cinéma à Goulmima, afin d'offrir à la population la possibilité de s'instruire. Personnellement, j'aurais apprécié de voir un bon film de temps à autre. Malgré cela, j'ai trouvé la chose problématique. Bien que le rôle formateur du film soit incontestable, je ne crois pas que le cinéma doive être le premier vecteur culturel. Surtout si les films projetés sont sélectionnés selon des critères financiers et non pas pédagogiques. Et c'est bien ce qui se serait produit. S'y ajoute une autre raison : sur les 50 000 Berbères de la région de Goulmima, une centaine tout au plus a les moyens de se payer un billet de cinéma. Pour tous les autres, le cinéma resterait un rêve inaccessible. Un besoin qui, aujourd'hui, leur est encore inconnu.

Remarque :
Depuis, la télévision a conquis ces régions-là aussi. L'influence sur les gens est énorme et pas toujours la meilleure.

15 NOVEMBRE 1957

Une journée historique pour l'hôpital de Goulmima. Vers dix heures ce matin, deux techniciens sont venus de Casablanca avec une camionnette et ont installé un appareil à rayons X. Je vais enfin pouvoir radiographier et prendre des clichés simples. Les suspects de tuberculose et les fractures ne manquent pas à Goulmima. Un grand pas en avant...

La plus heureuse, c'est Nicole. Elle était assistante en radiologie à Paris et ne se sent vraiment chez elle que dans une pièce sombre.

Le soir, Nicole et moi nous asseyons sur la terrasse et bavardons jusque tard dans la nuit. Il fait agréablement chaud et le vin marocain est excellent. Nous « arrosons » notre appareil à rayons X et trinquons à la santé du ministre de la Santé...

Je pratique à Goulmima depuis plus de deux ans. Je n'aurais jamais pu imaginer faire de la médecine sans radiographie pendant deux ans dans ma vie. Ce serait impossible en Europe et je vois déjà mes collègues autrichiens secouer la tête.

C'est différent ici. Avec un seul médecin pour 50 000 personnes sur 15 000 kilomètres carrés, l'hygiène générale et la médecine préventive sont plus importantes que la médecine de soins. En particulier à cause du niveau d'instruction de la population locale. En fait, ici, on fait de la médecine pour la prochaine génération. L'éducation sanitaire et l'épidémiologie sont plus importantes que de faire des kilomètres pour courir après des cas individuels où l'on arrive généralement trop tard.

À cela s'ajoutent d'autres facteurs, d'ordre purement local. Les deux principaux problèmes de santé dans ma région sont la diarrhée infantile due au manque de soins et aux conditions climatiques et les maladies oculaires, en particulier le trachome, qui est transmis par les mouches et la saleté. Je pourrais me passer de radiographies pour les deux.

Dans les maladies tropicales, la détection des agents pathogènes au microscope joue un rôle essentiel. Là aussi les rayons X sont superflus. Je dispose d'un simple labo qui m'a toujours permis jusqu'à présent d'établir des diagnostics.

Mais maintenant je ne vais pas critiquer ; je suis naturellement très soulagé et ravi d'avoir cette machine quand je pense aux nombreux refroidissements, aux nombreux rhumatismes, aux troubles digestifs peu clairs, aux cas suspects de tuberculose et surtout aux nombreuses blessures et fractures douteuses.

Vive le nouvel appareil ! Et bravo au ministre qui envoie ses machines jusque dans le désert !

Il y a quelques jours, on entendait parler allemand dans la maison du Toubib. Un jeune couple a habité chez nous, des étudiants à l'Académie des beaux-arts de Munich. Des gens sympas et ouverts d'esprit. Ils ont fait du stop à travers l'Espagne jusqu'à Goulmima à la recherche d'impressions africaines. Je les ai trouvés au souk.

Un soir, je les ai emmenés tous les deux pour un accouchement dans un ksar du Djébel Ougnate. J'ai accouché une jeune Aït Atta sur le toit en terrasse d'une humble maison. Tout s'est bien passé et un peu plus tard, la mère tenait un garçon en bonne santé dans ses bras.

Ce fut une soirée merveilleuse, douce et romantique. Dans les sombres cimes des palmiers s'accrochait une lune d'argent. De la porte ouverte de l'écurie, le « hi-han » allongé de l'âne retentissait.

« Ça devait être comme ça à Bethléem », dit pensivement le jeune peintre en retournant vers la voiture. « Je comprends maintenant, docteur, que vous aimiez ce pays et votre profession par-dessus tout et que vous ne vouliez pas en changer. »

16 NOVEMBRE 1957

Nous avons engagé une nounou pour Caroline. Elle s'appelle Fatima et c'est une très jolie jeune fille noire de dix-sept ans. La petite s'est immédiatement liée d'amitié avec elle et fait un grand sourire lorsque le visage brun foncé de Fatima apparaît au-dessus de son petit lit à barreaux. Aujourd'hui, quand je suis rentré de l'hôpital, j'ai trouvé Caroline par terre sur une natte de paille tressée de couleurs vives, comme celles que les Berbères utilisent dans le ksar pour s'isoler du froid du sol en terre battue en hiver. Fatima était agenouillée par terre à côté d'elle, en train de lui donner sa bouillie. Elle se débrouille très bien.

Je me demande bien comment Caroline pourrait apprendre à parler... Nicole lui parle français, moi allemand, Fatima arabe et notre Haddi berbère. Mais jusqu'à présent, notre fillette ne semble pas s'en soucier beaucoup et a le même sourire amical pour tous ceux qui lui veulent du bien – ce qui est le cas de tout le monde !

19 NOVEMBRE 1957

Dans la maison du Caïd à Assoul. Le Caïd me salue aimablement et me présente même sa jeune épouse, d'ailleurs très jolie. Nous bavardons tous les trois un moment, la femme parlant aussi quelques mots de français.

Puis j'entends une porte s'ouvrir derrière moi. Au même moment, le Caïd pousse la jeune femme derrière son dos, d'où elle continue de nous parler sans être vue. Assou était venu me demander quelque chose et a disparu dans la voiture aussi vite qu'il le pouvait.

La jeune femme réapparaît aux côtés de son mari et la conversation continue comme si de rien n'était. « Tu as vu ça ? » ai-je demandé plus tard à Assou dans la voiture.

« Bien sûr, il m'a caché sa femme. »

« Mais il me l'a présentée et m'a laissé lui parler. Pourquoi ? »

Assou a la réponse : « C'est simple. Parce que tu es un médecin, pas un homme ! »

30 NOVEMBRE 1957

Dans l'après-midi, on m'amène du ksar Aït Mouch, une femme noire d'environ 25 ans dans un état pitoyable.

La jeune femme est paralysée depuis quatre années, qu'elle a passées allongée sur une natte de paille dans un coin sombre de la cahute en terre de son mari. Elle est enceinte de sept mois et - me dit son mari, un haratine - elle est malade depuis trois mois, peut à peine parler, n'a pas d'appétit et a une diarrhée sanglante. À première vue, elle est mourante. Le visage est très gonflé si bien que les yeux sont à peine visibles, et les bras et les jambes sont également enflés et boudinés. On ne sent pas de pouls et un léger râle sort de la bouche aux lèvres collées. Des dommages manifestement graves aux reins.

Quand je reproche au mari d'avoir amené sa femme chez le médecin si tard, il me regarde d'un air absent. Finalement, comme excuse, il dit qu'elle était paralysée et qu'il n'a jamais trouvé le temps de l'attacher sur un âne et de l'emmener à l'hôpital. Aït Mouch est à peine à un quart d'heure de Goulmima et, en plus, il aurait suffi d'un mot pour que j'envoie Assou au ksar avec l'ambulance pour ramener la malade. Je fais immédiatement transférer la femme à Ksar-es-Souk.

Le soir, j'ai été appelé de Ksar-es-Souk. La femme est décédée peu de temps après son admission à l'hôpital.

Ces cas sont humainement tristes et décourageants. Ils sont importants pour le médecin du bled. Ils le mettent en garde contre de fausses illusions. Quand on consacre toute son énergie à un travail pendant des années, on est trop tenté de le considérer comme une réussite. On aime croire en son propre succès. Même moi. Parfois, je pense avoir gagné. Le nombre de malades augmente constamment. Je crois superviser ma région, contrôler l'état de santé. De tels cas sont alors salutaires. Ils me font redescendre sur terre, à la réalité.

10 DÉCEMBRE 1957

À midi, je suis appelé à Tilouine. Mon infirmier, Sidi Moha, est en difficulté. Je le trouve assis en silence sur une natte. Il fixe le sol devant lui, ne bouge pas, ne répond à aucune de mes questions. Dans un coin, femme et enfants pleurent. Je l'emmène à Goulmima avec moi. Dans la Jeep, il essaie sans cesse d'attraper des poulets qui n'existent pas et qui l'embêtent visiblement beaucoup. Il veut sauter plusieurs fois de la voiture en marche. Nous devons lui attacher les mains et les pieds.

Probablement un état de confusion aigu dû à une intoxication chronique aux stupéfiants. Il fumait beaucoup de kif, le stimulant local. J'avais remarqué qu'il faisait son travail de plus en plus négligemment ces derniers temps. Je l'envoie en psychiatrie à Meknès.

27 DÉCEMBRE 1957

Un voyage dans les montagnes hivernales de l'Atlas. Un vent froid et humide balaie des lambeaux de nuages gris au-dessus des plateaux dénudés. Ici et là, de la fumée monte d'une grotte : des bergers se réchauffent, accroupis autour d'un feu. Assou, mon chauffeur, conduit prudemment la Land Rover sur la piste bordée de précipices, dans la gadoue de neige fondue. Accroupi sous un abri sous roche au bord de la piste, un homme nous arrête. Au village, sur l'autre rive du ruisseau, sa jeune femme donne naissance à son premier enfant. Les sages-femmes du village sont dépassées.

Nous descendons le talus. Le ruisseau est devenu un petit torrent. Nous sautons de pierre en pierre, pataugeons jusqu'aux genoux dans l'eau glacée pendant les derniers mètres, escaladons un chemin caillouteux jusqu'au village de terre, collé à flanc de montagne entre les rochers. L'eau ruisselle des toits plats faits de poutres, de terre et d'herbe. Des hommes transis sont accroupis par terre, enveloppés dans d'épaisses couvertures. Des enfants pieds nus courent vers nous et nous accompagnent jusqu'à la porte basse d'une maison de terre.

Dans un coin de la pièce, sous un enchevêtrement de chiffons et de couvertures, la femme en couches, presque une enfant elle-même. Dans un visage étroit et tordu de douleur, deux grands yeux noirs effrayés. Des bras pâles et fins dépassent du tissu bleu foncé des vêtements grossièrement tissés. Une demi-douzaine de femmes autour d'elle : les sages-femmes du village. Elles ne sont pas très satisfaites de mon arrivée. Leur réputation est en jeu.

Une grosse vieille femme est assise par terre derrière la femme qui accouche et la tient sous les bras. Les autres, devant elle, s'escriment de toutes leurs forces et tirent sous les couvertures quelque chose que je ne vois pas. À tout prix, elles veulent terminer l'accouchement rapidement avant que le médecin européen n'intervienne. Donc, elles ne me laissent même pas approcher la parturiente.

« Assou, fais-moi sortir ces femmes. »

Facile à dire. Elles résistent des mains et des pieds, s'accrochent à la femme qui accouche et refusent de battre en retraite. Ça tourne à la bagarre. Une par une, on les éloigne de l'accouchée et on les fait sortir par la porte. Là, elles hurlent de toutes leurs forces et martèlent furieusement avec leurs poings le bois fragile qui menace de céder à tout instant. Le jeune mari monte la garde et s'appuie de l'intérieur contre la porte.

Nous sommes enfin seuls. Je peux examiner la femme. Elle n'a pas encore 15 ans, très frêle, à bout de forces. À moitié inconsciente de douleur et d'épuisement, elle gémit faiblement. Le diagnostic est vite fait : position en siège. Le corps est sorti, la tête coincée dans le bassin. Depuis deux jours, les femmes tiraient en vain sur le cadavre de l'enfant qui n'a presque plus de peau.

Je fais rouler deux grosses pierres du foyer sous le trou de fumée dans le plafond, je mets une planche dessus : ma table d'accouchement est prête. Assou m'aide. Nous posons la jeune femme sur la planche. Il manque encore un morceau de tissu pas trop sale : le turban de l'homme. J'en enveloppe l'enfant mort et tire avec un léger mouvement de levier : la tête sort, dix secondes plus tard la délivrance est terminée. Un faible soupir de soulagement. La jeune femme ferme les yeux, épuisée. Une gorgée d'eau dans un bol en bois. Pénicilline. Rami, mon infirmier, viendra d'Assoul demain et lui fera une autre injection. La nature fera le reste.

Soudain, on n'entend plus les vieilles derrière la porte. La vitesse à laquelle les choses ont pris une tournure favorable leur a cloué le bec.

Je me lave les mains dans une auge en bois et je sors. Des hommes, des femmes et des enfants viennent vers moi avec gratitude, implorent, les mains en l'air, les bénédictions d'Allah sur moi, touchent mes vêtements et m'embrassent les mains encore et encore.

Quelques pas plus loin, les regards venimeux des femmes offensées me transpercent. Une vieille femme laide aux cheveux longs et sales me siffle quelque chose d'une bouche édentée. Je me tourne en souriant vers Assou : « Qu'est-ce qu'elle aboie, cette sorcière ? » Il rit : « Elle dit, Toubib, tu es de mèche avec le diable. »

31 DÉCEMBRE 1957

Le réveillon du Nouvel An dans l'oasis se passe dans la plus stricte intimité. Nicole, Caroline et moi sommes les seuls Européens à Goulmima. Les musulmans ne fêtent pas la Saint-Sylvestre. À onze heures précises, comme tous les jours, la lumière est coupée à Goulmima. Nous avons ici une heure de moins que l'Europe centrale. Il est minuit là-bas maintenant.

Maintenant, en Autriche, on porte un toast au Nouvel An, on se prend dans les bras et on s'embrasse. Maintenant les cloches sonnent, les fusées éclatent, maintenant les sirènes des navires hurlent dans tous les ports du monde. À Vienne, on danse la valse du *Beau Danube bleu*.

Nous nous embrassons aussi, sortons Caroline de son petit lit, l'embrassons et lui souhaitons une bonne année. Nicole et moi nous asseyons tous deux à la lumière de la lampe à pétrole et vidons une bouteille de vin dans l'intimité. Elle était comment, cette année qui touche à sa fin ? Ça a été une bonne année. Au début, on a failli y laisser notre peau à cause d'Addi ou Bihi.

Pourtant, ce fut une bonne année. Elle nous a apporté Caroline. À minuit, Sa Majesté le Sultan implore la bénédiction de Dieu sur son peuple. Un bombardement espagnol sur des villages marocains aurait fait 200 morts. Beaucoup d'enfants parmi eux. Pas une bonne année pour eux...

Je sors dans le jardin. C'est une nuit chaude et calme. Pas la moindre brise. La lune est suspendue dans les palmiers. On entend le hurlement des chiens sauvages, loin dans le désert. Sinon, tout est calme. Fin d'année dans l'oasis...

1er JANVIER 1958

Le matin, mon personnel arrive au grand complet pour nous souhaiter une bonne année. C'est une coutume qui remonte à l'époque des Français. Un acte de courtoisie envers l'Européen. Pour le musulman, la nouvelle année ne commence que le premier jour du mois de Moharrem ; pour 1958, ce sera le 18 juillet.

Nous sommes assis sur la terrasse sous un palmier. Haddi sert des gâteaux et du thé. Ça me fait du bien, après le vin d'hier soir. Je n'ai plus l'habitude du vin. Selon la coutume autrichienne, nous devrions en fait manger du museau de porc aujourd'hui. Ma mère tenait toujours beaucoup à ce que nous, les enfants, mangions au moins quelques bouchées de museau pour la nouvelle année. « Pour que les choses avancent ! » disait-elle.

Mais les Marocains ne mangent pas de porc. Où diable pourrais-je trouver du museau de porc à Goulmima ? Pas étonnant que « rien n'avance ».

3 JANVIER 1958

Drame dans la maison Pellegrini. Caroline ne veut pas manger sa bouillie. Elle crie et pleure, se débat, donne des coups de pied et serre ses lèvres l'une contre l'autre. Elle fait probablement ses premières dents. Nicole est effondrée et sur le point de pleurer.

Je lui promets d'en parler à Freud. Mais la plaisanterie tombe à plat, et me vaut la lourde accusation d'être un mauvais père, de ne rien connaître à la médecine et de n'avoir jamais vu un bébé malade de ma vie. Ce dernier point me paraît excessif.

Un produit analgésique pour les gencives de bébés qui - Dieu sait comment - s'est perdu dans l'armoire à pharmacie de l'hôpital de Goulmima, résout le problème. Caroline est calme et endormie depuis deux heures. Nicole a retrouvé son équilibre mental et ma réputation professionnelle repart à la hausse.

4 JANVIER 1958

Tout Goulmima débat de la question du mariage. Il y a une nouvelle loi sur le mariage depuis quatre jours. Une révolution dans les statuts familiaux. Pour la première fois dans l'histoire, le Maroc a une loi unique et générale sur le mariage. Jusqu'à présent, le mariage et le divorce étaient soumis aux coutumes tribales. Celles-ci pouvaient varier quasiment d'une oasis à l'autre.

L'homme pouvait divorcer facilement. Une simple demande de divorce, sans donner de motif, suffisait. Coût environ trois schillings (NdT : 20 cts d'euro). La femme quittait la maison sans aucun droit. Pour les enfants issus du mariage, l'homme devait payer une somme minime jusqu'à l'âge de deux ans. À l'âge de deux ans, les enfants lui revenaient automatiquement. La nouvelle épouse prenait soin d'eux.

La nouvelle loi rend le divorce plus difficile. Il faut un motif de divorce et la femme a maintenant la possibilité de se défendre devant le tribunal. Une vraie révolution.

La nouvelle loi fixe l'âge minimum à 18 ans pour le mari et 15 ans pour la femme. Si la date de naissance n'est pas officiellement enregistrée - comme par exemple à Goulmima - un examen médical décidera. Depuis, je recommence à voir des filles à chaque consultation pour certifier qu'elles sont aptes au mariage.

Les vieilles coutumes, telles qu'elles étaient pratiquées dans le Tafilalet il y a quelques années à peine, étaient d'une bizarre sauvagerie orientale. Ainsi, un mari trompé pouvait tout simplement tuer sa femme adultère et son amant s'il les surprenait en flagrant délit dans sa maison, sans avoir à craindre de punition. Ou bien, la femme adultère et son amant étaient attachés nus sur un âne, dos à dos, chassés à travers l'oasis et lapidés par la foule.

Le dernier cas de ce genre se serait produit quelques années seulement avant mon arrivée à Goulmima. Quand on sait que la jeune mariée n'avait pas son mot à dire sur le choix du fiancé et que les jeunes filles étaient souvent mariées aux vieillards les plus improbables sans les avoir jamais vus avant, c'est une punition d'une sévérité inhumaine.

L'âne aussi me fait de la peine, lui qui ne savait vraiment pas comment il s'est retrouvé là !

5 JANVIER 1958

Je suis également le médecin scolaire de Goulmima. Dans une note, le ministre nous recommande particulièrement la médecine scolaire. Il a raison. Les écoliers sont l'avenir du Maroc. Malheureusement, j'ai bien trop peu de temps pour les écoles. Lors de mes déplacements, si je peux, je jette un œil dans les salles de classe après la consultation.

Le système scolaire n'en est qu'à ses débuts ici dans le Sud. Des écoles se construisent partout. Il est émouvant de voir comment les villageois construisent parfois eux-mêmes des salles de classe pour leurs enfants. Le problème du Maroc, ce sont les enseignants. Il n'y en a presque pas.

Depuis quelques mois maintenant, je donne des conférences aux instituteurs sur l'hygiène et la prévention tous les vendredis. Sur 25 enseignants vendredi dernier, seuls trois connaissaient un thermomètre médical. Il reste encore beaucoup à faire.

L'école pourrait devenir le bras armé du médecin en matière d'hygiène. Il y règne une ambiance dynamique et un esprit d'ouverture aux nouveautés. Les élèves pourraient apporter des points de vue modernes dans les familles que le médecin n'atteindrait jamais autrement. Cette pensée me fascine.

La fréquentation scolaire n'est pas obligatoire, mais encouragée. Il y a environ 70 salles de classe dans ma région, réparties sur

15 000 kilomètres carrés. Pas tout à fait 4 000 élèves. Mais seulement quatre toilettes. La création de toilettes dans les écoles est une mission hygiénique urgente. Ça fait vraiment bizarre de parler d'hygiène devant une classe et de voir des élèves, garçons et filles, des professeurs et, finalement, le docteur disparaître derrière le palmier le plus proche.

Remarque :

La campagne « Toilettes scolaires » a été lancée à mon instigation. Chaque école a reçu des latrines rudimentaires.

Par voie de conséquence, l'école devait jouer un rôle décisif dans la lutte contre les maladies oculaires. Sous le patronage de l'Organisation mondiale de la Santé, des tubes de pommade à l'auréomycine ont été régulièrement distribués aux enfants dans les écoles. Ceux-ci ont soigné leurs plus jeunes frères et sœurs à la maison. Ce fut un grand pas en avant dans la lutte contre le trachome.

Les élèves, en tant que vecteurs de connaissances médicales modernes dans la famille, voilà un aspect très important de la médecine locale.

16 JANVIER 1958

On m'amène de Boutenfite, un ksar dans le bas de l'oasis, une femme en piteux état. Elle a environ trente-cinq ans, squelettique. Des mèches de cheveux noirs négligés pendent autour du visage jadis sûrement joli, aujourd'hui marqué par la souffrance. Les deux mains sont estropiées et les deux jambes paralysées. Ça fait sept ans que la pauvre fille ne peut pas bouger et passe sa vie les jambes repliées dans un coin sombre de sa maison, recroquevillée sur une natte. Cela n'a pas empêché son mari de la mettre enceinte presque chaque année. Elle a également donné naissance à quatre enfants au cours des cinq dernières années, une fois même jumeaux, dont l'un est décédé.

Son mari vit avec une deuxième femme à la maison, et comme la paralysée a fini par lui taper sur les nerfs à la longue, il l'a amenée à l'hôpital aujourd'hui, histoire de s'en débarrasser pour quelque temps.

Elle me dit qu'elle n'a presque jamais rien à manger – ça saute aux yeux ! – et qu'elle doit regarder impuissante depuis son coin son mari et sa deuxième femme en bonne santé vivre dans l'opulence. Elle ne porte que quelques lambeaux de vêtements, bien que son mari soit aisé et possède un bon nombre de palmiers et d'oliviers dans l'oasis.

Ému par le sort de cette femme paralysée, je décide de parler d'elle au Caïd. Je pense qu'en vertu de la nouvelle loi sur le mariage, il y a la possibilité de divorcer d'un tel mariage et d'envoyer la femme dans un hospice moyennant des paiements mensuels du mari. Encore faudrait-il dans ce cas lui enlever les enfants. Est-ce une solution...?

19 JANVIER 1958

On n'arrête plus le progrès dans l'oasis ! Aujourd'hui, la population ébahie de Goulmima a vu le premier match de volleyball de l'histoire du Tafilalet.

À côté de l'Oued Ghéris, il y a des restes d'un court de tennis de l'époque des Français. Avec l'aide du Caïd et de quelques jeunes hommes de l'administration, le terrain a été un peu arrangé, on a acheté un filet et le premier match a eu lieu ce matin. Mes cinq infirmières puéricultrices étaient ravies, car elles sont habituées au sport depuis l'école de Meknès. Elles cinq, Mohamed ben Laïd de l'hôpital, Larbi, qui s'occupe du générateur qui produit l'électricité pour l'oasis, et trois jeunes de l'administration et de l'école ont formé les équipes.

Quand Nicole et moi sommes arrivés sur la place, les Caïds de Goulmima et de Tinejdad étaient déjà là, tout comme le directeur de l'école, les *mokhaznis* et même le surveillant de la prison ; en un mot tout le gratin. Bien sûr, il y avait aussi beaucoup de gens du peuple : des hommes de l'oasis et des femmes avec des enfants sur le dos et un foulard devant leurs visages. Lorsque les notables applaudissaient, elles éclataient en youyous enthousiastes.

Mais, pour les Goulmimiens, le sensationnel n'était pas le volleyball, mais bien autre chose : Amina portait un pantalon long rouge pour jouer au volley ! Il était très chic, d'ailleurs, et allait très bien avec ses longs cheveux noirs. L'intérêt et la curiosité des femmes (et des hommes) ne connaissaient pas de limites. Imaginez un peu : dans une oasis où les femmes se couvrent le visage quand un inconnu s'approche, une jeune Marocaine en pantalon moulant ! Et rouge en plus !

Une vraie révolution. Pourvu que tout ça se termine bien...

20 JANVIER 1958

Ça s'est mal terminé ! Dans l'après-midi, Aïcha Faridi, la femme d'un agent administratif, est venue à mon bureau. Rien d'inhabituel en soi, car depuis des mois elle me tape sur le système au moins trois fois par semaine avec toutes sortes de bobos : tentatives infructueuses pour perdre du poids, boutons sur le front, maux de gorge sans cause, douleur dans son petit doigt gauche quand elle porte un verre à sa bouche, elle a déjà tout eu, mais pas de vraie maladie. Elle vient de Rabat, parle bien le français, n'est pas inculte, mais porte le voile.

Aujourd'hui, elle semblait particulièrement inquiète et nerveuse. Je l'invite à s'asseoir.

« Qu'y a-t-il, Madame ? » Je lui donne toujours du « Madame ».

Ça lui plaît. (C'est peut-être pour ça qu'elle vient si souvent ?)

Elle tripote son voile, embarrassée, cherchant visiblement par où commencer.

« En fait, je ne suis pas vraiment concernée, docteur, c'est-à-dire que, euh... si, ça me concerne..., peut-être que ça vous concerne aussi... »

« Je suis tout ouïe, Madame. »

« Vous savez, je viens pour... Amina. Cette pétasse est en train de tourner la tête de mon mari. »

« Ah boooon ! » dis-je lentement, en hochant la tête.

Je l'avais prévu. Le pantalon rouge. Cela devait arriver tôt ou tard. À Goulmima, on ne porte pas de vêtements européens impunément quand on est une jeune fille et qu'on saute – surtout en pantalon rouge ! – devant les mâles du secteur, comme si de rien n'était !

« Et avez-vous des raisons, » demandé-je, « de donner à Amina un nom si honteux ? »

Bien sûr qu'elle en avait, des raisons !!! De son flux de paroles j'ai retenu ceci :

Elle était chez sa famille à Rabat depuis deux semaines. Pendant son absence, son mari a invité Amina dans son logement. Amina est venue, mais accompagnée des quatre autres puéricultrices.

« Jusqu'à présent, je ne trouve rien de mal à ça ! » tentai-je de dire.

« Attenndeeez !!! Deux jours plus tard, mon mari a de nouveau invité Amina. Elle est encore venue, cette fois seulement accompagnée de deux de ses collègues. »

« Alors, dites à votre mari de ne plus inviter Amina si ça ne vous plaît pas. Qu'est-ce que j'ai à voir avec tout ça ? Ni votre mari ni Amina n'ont de comptes à me rendre ! »

« Attendez, Docteur, attendez ! » crie-t-elle d'une voix aiguë, « Vous ne savez pas la meilleure ! Mercredi dernier, Amina est venue chez moi pour la troisième fois. Cette fois, Mohamed ben Laid, votre infirmier, était là aussi. Tous les trois ont bu une caisse entière de vin, dix ou douze bouteilles. Ils ont dansé et crié toute la nuit et ont même déplacé les meubles parce qu'ils avaient besoin d'espace. »

Sa voix se brise : « Ils ont poussé mon lit dans un coin, vous vous rendez compte, mon lit !!! »

Elle se lève, jette les bras au ciel et s'écrie : « Cette poufiasse doit dégager de Goulmima ! Nous ne voulons plus la voir ! »

« Qui ça, "nous" ? » demandai-je calmement.

« Nous toutes ! Les femmes de Goulmima, les femmes mariées, les femmes honnêtes ! La femme du Caïd m'a dit qu'elle allait l'étrangler, Amina, et moi... moi... je... je ne vais pas seulement l'étrangler si je l'attrape, je l'étrangle d'abord, puis je la rôtis comme un poulet et je la mange avec la peau et les cheveux. » Toute cette soif de meurtre m'a mis mal à l'aise.

J'ai essayé de la calmer : « Voyons Madame, ce que vous dites n'a aucun sens ». Sans succès. Elle s'est mise à arpenter la pièce dans tous les sens comme une furie et a hurlé : « Je vous demande, docteur, de renvoyer Amina immédiatement ! Cette salope doit quitter l'oasis aujourd'hui même. Oui, dès aujourd'hui ! Vous serez responsable, docteur, si... si... quelque chose... arrive ! »

Il était temps de prendre une position bien claire.

« Premièrement, lui dis-je, Amina est une employée du ministère de la Santé à Rabat et ne peut en aucun cas être licenciée par moi personnellement.

Deuxièmement, vos problèmes de couple ne me concernent pas et vous devez surveiller votre mari vous-même.

Troisièmement, Amina est une excellente puéricultrice dont nous avons un besoin urgent à Goulmima. Le licenciement est hors de question. Quant à la beuverie dans votre appartement, je vais me renseigner. »

Une demi-heure plus tard, je savais que toute l'histoire était inventée de A à Z. Mohamed ben Laid était à Ksar-es-Souk le soir en question, Amina était tranquillement chez elle en train de coudre des rideaux pour le Centre infantile. Il y avait des témoins pour les deux.

Le Caïd a dit : « Je vais faire taire cette sorcière » et pour le moment, l'affaire semblait réglée.

La réaction des femmes de Goulmima à l'apparition des cinq femmes marocaines évoluées du nord du pays était inévitable. Les femmes de l'oasis se battent pour un monde appelé à disparaître. Même si ce monde était un monde de non-droit, c'était leur monde.

Une maison s'est effondrée à Touroug cet après-midi. Une femme m'a été amenée avec une blessure béante à la tête, une contusion inquiétante à la poitrine et de graves brûlures aux deux avant-bras. Au moment de l'effondrement, elle faisait du pain et a été ensevelie avec les braises du four sous les ruines des murs effondrés. En raison de la forte suspicion de lésions internes, je l'ai envoyée en chirurgie à Ksar-es-Souk après lui avoir donné les premiers soins.

24 JANVIER 1958

Je décide de transférer la femme paralysée de Boutenfite à l'hôpital de Ksar-es-Souk, où des possibilités de traitement plus étendues sont disponibles. Apparemment, il s'agit d'une forme très progressive de rhumatisme aigu. Mes possibilités thérapeutiques à Goulmima sont trop limitées pour ça.

La solution de l'hospice ne fonctionne pas non plus. Du moins, c'est ce que m'a dit le Caïd. Peut-être que quelque chose pourra être fait pour elle à Ksar-es-Souk. Elle accepte à contrecœur le transfert et ne demande qu'à être autorisée à emmener son petit, un garçon de huit mois, qu'elle allaite encore, avec elle. Bien sûr, je suis d'accord. Comme cette malheureuse créature a dû souffrir physiquement et mentalement depuis des années !

30 JANVIER 1958

Moulay Larbi ben Mohamed est un gentil garçon. Je le connais depuis deux ans. À l'époque, il est venu à mon cabinet à cause d'un œil malade. Il a environ douze ans, il est travailleur et poli. Il prend soin de ses vêtements et est l'un des meilleurs de sa classe. Ali, son jeune frère, est moins sage. Je l'ai traité il y a un an parce qu'il continuait à manger de la terre. À l'école - il a un an de retard sur son frère - il a des difficultés. Aujourd'hui, ils sont tous les deux revenus à ma consultation. Moulay tire de force son jeune frère par le bras vers la porte pour le faire entrer.

« Toubib, » m'a-t-il dit, « Mets-lui une raclée ! C'est plus possible avec lui. » Il bloque Ali, qui lutte de toutes ses forces, contre le mur du cabinet de consultation pour qu'il ne puisse pas s'échapper.

« Est-ce qu'il mange encore de la terre ? » demandé-je d'un ton sévère.

« Non. Maintenant il mange même du papier ! »

« Quoi ? »

« Hier, il a mangé ma grammaire française avec la couverture et tout. Et un beau buvard avec l'image de Sa Majesté le Sultan dessus ! »

« Oh, Ali, tu exagères ! » – je réprimai un sourire – « pourquoi tu fais ça ? »

Ali, sa voix s'étranglant de larmes : « Parce que j'ai cru que ça rentrerait plus facilement dans ma tête ! »

Que faire contre tant de soif d'éducation ?

2 FÉVRIER 1958

Caroline dit « Papa » depuis hier ! Aujourd'hui, pour la première fois, elle a pu mettre la petite robe d'été avec le col brodé. Elle en était visiblement fière et ne ressemblait plus à un bébé, mais à une vraie petite fille.

Dans l'après-midi, excursion archéologique dans la région de Tarda, à mi-chemin de Ksar-es-Souk. La zone « sent » la préhistoire. Malheureusement, l'obscurité m'a rattrapé avant que j'atteigne ma destination réelle, la pointe sud-est de la hamada. Néanmoins, le butin est impressionnant : huit gros outils taillés et dix-sept plus petits, dont de belles pointes de flèches de l'âge de pierre.

4 FÉVRIER 1958

Dans l'après-midi, j'extrais une épine de palmier chez un garçon de deux ans. L'enfant a eu de la chance. Il est tombé du dos d'un âne directement dans un tas de branches de palmier. Une épine d'environ trois centimètres de long a pénétré dans la zone de la tempe gauche juste à côté de l'œil et s'est enfoncée sous la peau jusqu'à la joue, sans blesser l'œil ou des vaisseaux importants.

L'extraction a été relativement simple. L'enfant reste à l'hôpital avec son père pendant deux jours.

Le soir, Nicole et moi sommes invités à dîner par le colonel Ben Larbi, le gouverneur du Tafilalet, dans sa villa de Ksar-es-Souk. Le gouverneur est colonel dans l'armée marocaine et successeur d'Addi ou Bihi. Pas un mot n'est dit à ce sujet. Nous mangeons assis à une table. Il y a de la soupe aux tomates et du mouton rôti. Après, des fruits. Le tout arrosé à l'eau minérale. Il y a trois serviteurs. Pas d'épouse en vue. Nous sommes les seuls hôtes. Mais c'est quand même très agréable. Le gouverneur est un hôte parfait, parle un français impeccable, a beaucoup d'humour et aime rire de bon cœur.

À table, il me dit : « Que vous arriviez à tenir le coup dans votre boulot, docteur, c'est un mystère pour moi. J'ai récemment assisté à une consultation à Ksar-es-Souk. J'ai failli vomir. Je ne pourrais pas tenir trois jours comme médecin ! » « Et moi trois jours comme colonel ! » répondis-je.

Il rit bruyamment et demande : « Vous avez sûrement servi dans l'armée allemande pendant la guerre ? »

« En effet. »

« Officier supérieur ? »

« J'étais caporal. »

Mon grade modeste l'amuse, il se tord de rire et ajoute : « Vous auriez eu besoin d'une guerre de Trente Ans pour votre carrière militaire ! »

« C'est exactement ça, mon colonel, alors j'aurais peut-être pu devenir sergent-chef. »

Il est bien plus de minuit quand il nous raccompagne enfin jusqu'au portail du jardin. Entre les sentinelles présentant les armes, Nicole et moi marchons vers la voiture.

5 FÉVRIER 1958

De Waqa, un ksar de l'oasis, on m'amène un garçon âgé de sept jours. Du pus épais coule du nombril. L'enfant tremble constamment avec de graves convulsions. À chaque instant, il se cambre complètement, tout son corps devient bleu et raide, il tend les bras et les jambes et cesse de respirer. Le diagnostic est simple : « Tétanos par infection ombilicale ». Fréquent dans cette région. Mort au bout d'une heure.

La mère, enveloppée de haillons, est assise par terre, indifférente, comme si ça ne la concernait pas. Est-ce que l'on devient comme ça quand on met au monde douze enfants et que sept d'entre eux meurent ?

7 FÉVRIER 1958

Le matin, je vais à Tilouine pour la consultation. C'est presque l'été, les amandiers sont en pleine floraison et un air agréable et doux baigne l'oasis. Des nuages immaculés flottent dans un ciel d'azur. C'est maintenant la meilleure période au Tafilalet.

Devant le ksar, les paysans sont en train de préparer le fumier à même le sol argileux. Dans de grands couffins tressés, les ânes portent sur leur dos cet engrais précieux vers les petits champs verts sous les palmiers. La *séguia* est pleine d'eau et tout sent le printemps et la fertilité.

Une brève illusion de paradis. Dans quelques semaines la chaleur et la sécheresse transformeront cette terre en steppe poussiéreuse, les couronnes des palmiers seront cachées par les trombes de vent de sable et un soleil implacable étouffera toute vie. C'est comme ça tous les ans. Pendant quatre semaines, le Berbère vit dans l'illusion de devenir un homme riche ; le reste de l'année, il cohabite avec la pauvreté.

Je trouve mon bureau à Tilouine agréablement changé. Il y a environ un mois, j'ai récupéré l'infirmier Jeraoui Miloud d'Aghbalou et je l'ai transféré ici pour remplacer l'infirmier écarté Sidi Moha. Sidi Moha est toujours en psychiatrie à Meknès pour sevrage. Il ne pourra plus travailler. Miloud est arabe, jeune et évolué. Je l'ai choisi, car il y a beaucoup d'Arabes dans cette région. Il essaie de remettre en marche le dispensaire négligé. Tout le bazar de vieux médicaments que Sidi Moha gardait comme un trésor a disparu, les murs et les tables sont blancs et propres, et l'armoire à instruments est parfaitement rangée.

Chez les nourrissons, le trachome se développe au début de l'été. Les paupières sont enflées en bourrelets, les bords enflammés. Du pus épais suinte entre les paupières. Nous lavons soigneusement les yeux des enfants avec du sérum physiologique et les traitons avec du nitrate d'argent. Les mères des enfants malades sont convoquées pour l'après-midi. Miloud leur mettra une pommade à l'auréomycine pour la nuit. Avec un traitement intensif, on peut souvent obtenir une amélioration même au stade le plus aigu en quelques jours. Ceux qui s'abstiennent de suivre des soins réguliers se retrouvent en prison et y sont soumis à un suivi.

Ce lien étroit entre médecine et prison peut étonner certains collègues européens. J'ai dû aussi moi-même m'y habituer. Une telle chose aurait été impossible à l'époque des Français. On aurait - à tort ou à raison - conspué les « colonialistes ». C'est différent aujourd'hui. Le Maroc est dirigé par des Marocains. Il va de soi que l'on fasse appel à l'autorité administrative à des fins médicales. Je n'ai jamais eu de problèmes avec les Caïds des différentes oasis à cet égard.

Il faut souvent beaucoup de patience et de persuasion pour convaincre les gens de la nécessité d'un traitement. La patience est certainement une vertu du médecin du bled. Mais la patience a aussi ses limites. Elle ne sert à rien lorsque le patient refuse de comprendre. J'ai beaucoup appris à ce sujet.

Le médecin peut être patient, le malade peut aussi prendre tout son temps, par ignorance, mais la maladie, elle, ne perd pas de temps. Elle conduit impitoyablement à la cécité. Alors, il appartient au médecin de penser et d'agir à la place du malade et, si nécessaire, d'agir avec sévérité. Il est de mon devoir de protéger la vue menacée d'un enfant dont la mère est trop négligente pour l'amener régulièrement se faire soigner. Si une telle mère va en prison pendant deux ou trois semaines et que le traitement de son enfant y est poursuivi, cela se justifie.

J'ai également eu de bonnes expériences avec de la rigueur en matière d'hygiène chez les bébés. Les mères dont les enfants arrivent négligés et sales lors des consultations sont prévenues et doivent se présenter à moi ou à un infirmier chaque semaine, dans les cas graves même quotidiennement, et présenter l'enfant lavé. Si cela ne marche pas ou si elles restent à l'écart, elles vont en prison et y apprennent comment s'occuper d'un enfant.

Il y a aussi un côté psychologique à la question. Le Berbère est prédisposé à reconnaître les forts et à leur obéir. Peut-être que les anciennes traditions jouent un rôle, une sorte de discipline tribale à écouter le plus fort. Les Berbères, hommes ou femmes, que j'avais fait emprisonner pour des raisons sanitaires, ne m'en ont jamais voulu par la suite. Ils faisaient comme si de rien n'était, ou se montraient, au contraire, plus ouverts qu'avant. Ils ont ensuite suivi mes conseils et m'ont souvent dit que j'avais bien fait de les traiter sévèrement. Bref, ils ont reconnu mon autorité.

C'est très important pour un médecin en Afrique.

9 FÉVRIER 1958

Avoir dans l'oasis des visiteurs venant d'Europe n'est pas toujours une sinécure. Nicole et moi pourrions vous en raconter de belles : un jour à midi - j'ai oublié la date exacte - alors que je voulais rentrer chez moi après la consultation, j'ai vu une Opel immatriculée en Allemagne garée sous un tamaris devant l'hôpital. C'était vraiment inédit ! Une voiture allemande à Goulmima !

Alors que je m'approchais, un homme grand et mince en costume tropical et une femme plutôt rondelette sont descendus de la voiture.

« Monsieur, pouvez-vous... »

« Vous pouvez me parler allemand. »

Visiblement soulagé, il s'est approché de moi en disant : « Connaissez-vous la région ? »

J'ai fait oui de la tête.

« Génial ! Je m'appelle Dieter Volkers et voici Olga, mon assistante. »

Une assistante en plein Sahara ? Pour quoi faire ? me dis-je, et je me suis présenté moi aussi.

« Ah, » s'exclama-t-il joyeusement, « alors vous êtes le médecin du coin ? »

« Exactement. »

« Excellent ! Dites donc, où est-ce qu'il y a des choses à voir par ici ? »

« Tout dépend de ce que vous voulez. »

« Je veux dire des danses, des fantasias, etc. Vous comprenez. Parce que je tourne un film. »

« Ah, O.K., vous êtes cinéaste ? » Maintenant je comprenais la raison de la présence de l'assistante.

« J'ai suivi un cours de cinéma à Nuremberg. »

Je hochais la tête.

« Oui, et maintenant je tourne un film sur le Sud marocain. Un bon sujet, n'est-ce pas ? »

« Certainement. »

« C'est pour ça que j'ai besoin d'action, de folklore, de traditions, de danses, ce genre de truc. »

« C'est que les danses et les fantasias, c'est pas si évident ici », ai-je objecté, « il n'y a encore quasiment pas de tourisme dans le sud du Maroc, donc pas non plus ce genre de manifestations. Dans les oasis, les hommes jouent et dansent quand ils ont une occasion pour ça. Un mariage, une circoncision, ou autre fête. On peut difficilement prévoir. »

Ça ne faisait pas du tout son affaire. Il réfléchit un moment, puis dit : « Vous ne pourriez pas m'arranger ça pour que les gars dansent devant ma caméra ? Je n'ai pas beaucoup de temps et je dois mettre mon film dans la boîte, vous comprenez ? »

« Je vous comprends parfaitement. Mais je ne peux pas imaginer les Berbères danser sur commande pour vous. En plus, s'il faut faire vite. »

« Oui, si tout ça ne peut pas être programmé dans les délais... sans même un engagement ferme... Je n'ai pas le temps d'attendre. Il vaut mieux repartir. Olga, monte dans la voiture. »

C'est à ce moment-là que la dame a commencé à chanceler, s'est agrippée au bras de son compagnon en murmurant : « Dieter, tiens-moi, je vais m'évanouir ! »

Ensemble, nous l'avons emmenée à l'hôpital, et je l'ai fait s'allonger. Sa tension était basse et je lui ai donné quelques gouttes.

Herr Volkers a dit avec regret : « Mon assistante est malheureusement un peu fragile côté circulation. » Mais, s'adressant à elle, il a continué sur un ton beaucoup plus brutal : « Voyons, Olga, tu ne peux tomber dans les pommes toutes les cinq minutes ! Ressaisis-toi un peu ! Pense à notre film ! »

Olga n'était pas en état de penser, et je leur ai proposé de venir chez moi, vu la chaleur. Olga pourrait s'allonger un peu, et ensuite on verrait.

Dans le jardin de ma maison, Volkers a regardé autour de lui et s'est exclamé avec admiration : « Mais c'est une vraie palmeraie ! C'est exactement comme ça que j'ai toujours imaginé une oasis ! Si ça c'est pas un décor de cinéma ! Olga, qu'est-ce que tu en dis ? »

Olga n'a rien dit, mais a laissé Nicole la coucher sur le lit. Haddi a apporté du thé à la menthe, puis elle a fermé les yeux et s'est endormie.

Pendant ce temps, Herr Volkers a accepté mon invitation à partager notre déjeuner.

« Au fait, y a-t-il des hôtels ici ? » demanda-t-il.

« Il n'y a pas d'hôtel. Il y avait une maison d'hôtes à l'époque des Français. Autant que je sache, elle est fermée depuis longtemps. Il n'y a pas non plus de touristes dans cette région. »

« Pensez-vous qu'Olga puisse rentrer à Meknès avec moi aujourd'hui ? » demanda-t-il inquiet.

« J'en doute. C'est quand même à quatre cents kilomètres. »

Mais, si ça vous va, je peux vous offrir, à vous et votre accompagnatrice, notre chambre d'amis jusqu'à demain. »

Herr Volkers nous a fait la grâce d'accepter et est resté trois semaines entières chez nous avec son assistante.

Le premier soir, tout s'est bien passé. Volkers a décidé de complètement changer de sujet pour son film et ce nouveau sujet, c'était moi :

« La vie d'un médecin, en plus un médecin autrichien, parmi les Berbères du Sahara ! » Il était enthousiasmé par son idée et par lui-même.

« Eh bien, n'est-ce pas une super idée ! » tonitrua-t-il.

« Olga, qu'est-ce que tu en dis ? » Olga, maintenant un peu rétablie, ne dit toujours rien, mais hocha la tête.

« Je m'en fous des danses et de tout ce bazar ! Tout le monde filme ça aujourd'hui ! C'est de l'histoire ancienne qui n'intéresse plus personne ! Mais un vrai médecin, en direct de son travail ! Olga, as-tu déjà vu ça quelque part ? »

Olga a secouait la tête docilement.

« J'vous l'avais bien dit ». Il se sentait conforté.

« Bien sûr, on peut introduire des danses et tout le tralala, si ça se présente. »

C'est incroyable de voir à quelle vitesse les danses et les coutumes perdent leur importance, pensai-je.

« Mais un vrai médecin ! Putain, vous savez quoi ? Je vais faire de vous une star : le Docteur Schweitzer du Sahara ! »

« Mais Herr Volkers, dis-je avec un geste de la main, gardez les pieds sur terre. Schweitzer est un humaniste et un philosophe ! Il se trouve que nous avons le même métier. Et voilà la différence : il est responsable devant sa conscience et moi devant le ministre de la Santé à Rabat. »

« O.K., on s'en fiche. C'était juste une idée comme ça », admit-il en faisant le geste de chercher mes cigarettes.

Par souci d'honnêteté, il convient de mentionner que la chose ne me dérangeait pas tant que ça. La perspective d'être filmé pendant que je faisais mon travail flattait un peu ma vanité, mais ça ne s'est pas passé comme ça du tout.

Le lendemain matin, Volkers a commencé à filmer. L'hôpital, extérieur et intérieur, l'oasis, ma maison de tous les côtés, mon jardin, les palmiers et bien sûr Zoé, la gazelle mangeuse de cigarettes. Le deuxième soir, tout allait encore bien.

Le troisième soir, cependant, l'ambiance s'assombrit. La raison en fut la Sixième Symphonie de Tchaïkovski, la *Pathétique*. Je l'aime énormément et me la suis jouée dans l'oasis, quand il y avait du courant, d'innombrables fois. Certes, mon disque n'était ni le plus récent ni le meilleur, mais il n'était pas si mal non plus.

Donc, après le dîner, j'ai mis la sixième de Tchaïkovski. Très vite, il est devenu évident que Herr Volkers n'aimait pas mon disque.

Il faisait une moue méprisante, secouait la tête d'un air désapprobateur et il n'a pas fallu longtemps avant qu'il ne puisse plus retenir son jugement sur ma prestation : « Affreux ! Horriblement joué ! Aucune musicalité ! Pauvre Tchaïkovski. Ouais, vaudrait carrément mieux être sourd ! »

J'essayais d'ignorer son manque de tact, mais n'y arrivais pas.

« Olga, tu as déjà entendu une telle merde ? Mais, dites-moi, cher Docteur, c'est qui la bande de nazes qui joue ça ? »

« Le Konzertgebow d'Amsterdam », dis-je sèchement.

Il ne semblait pas remarquer à quel point il me tapait sur les nerfs.

« Bon Dieu, que font ces incapables du merveilleux second mouvement ? On peut à peine le reconnaître ! C'est un crime ! Un massacre, pas de la musique, un pur massacre ! »

Le mec m'énervait. C'était mon disque préféré.

J'ai observé Nicole en silence. Nos yeux se sont croisés, un regard qui en disait long. Mais notre invité ne s'arrêtait plus : « Vous avez entendu ? Ce qu'ils font du merveilleux adagio ? Oui, pour l'amour de Dieu, docteur, ça ne vous fait rien d'entendre ça ? Mais quel genre d'oreilles avez-vous ? »

« Des oreilles de cochon », dis-je irrité en arrêtant le disque. Je regrette, Herr Volkers, de ne pas pouvoir vous offrir de meilleur plaisir artistique en plein milieu de l'Afrique. Bonne nuit. »

« Je ne vous ai pas froissé hier soir, au moins ? » dit Volkers le lendemain au petit-déjeuner.

« C'est bon, » dis-je d'un ton agacé, mais il ne le remarqua pas.

Il filmait pendant la consultation, Assou transportant les patients de l'ambulance à l'hôpital et de l'hôpital à l'ambulance. Volkers n'arrêtait pas de tourner. Il filmait des mères donnant le sein, mes soignants au travail, Ali ou Assou mettant des pansements, distribuant des comprimés, arrachant les dents et faisant des injections.

Olga peinait à suivre pour changer et étiqueter les bobines ; en plus, dans la précipitation, elle a fait tomber deux fois la caméra dans le sable – une superbe Bolex 16 mm payée d'ailleurs par elle – et là on est passé à un doigt d'un meurtre.

Quelques jours plus tard, ça a failli être le clash. Encore une fois, nous prenions le thé après le dîner. Par précaution, je n'avais pas mis de disque. Nous avons parlé de découvertes archéologiques et j'ai montré à mon invité certains de mes trésors.

Herr Volkers avait ses théories strictement personnelles sur beaucoup de choses de la vie. Ainsi était-il convaincu que la Terre était autrefois habitée par des demi-dieux et que l'humanité actuelle n'était que le triste vestige d'une culture autrefois hautement développée qui a presque tout perdu en vitalité, en connaissance, en créativité et en stature spirituelle au cours des millénaires.

Pas question pour moi d'être d'accord avec cette ânerie. Il a ignoré mon objection qu'au cours de l'histoire les grandes civilisations se sont développées à différents endroits du globe.

« Et la cause de cette dégénérescence fatale ? » demandé-je.

« La Lune, mon cher docteur, la Lune bien sûr ! » s'écria Volkers en pointant le bras tendu par la fenêtre vers le ciel, là où une merveilleuse lune argentée se levait entre les palmiers du jardin. « Comment, vous ne savez pas ! »

« Non. Je ne sais pas. Qu'est-ce que la Lune a à voir avec notre déclin culturel ? »

« La Lune nous perdra ! Elle est la mort de notre Terre ! » s'est-il exclamé avec un regard prophétique.

Herr Volkers a développé une théorie selon laquelle la Lune, actuellement encore nue et éteinte, tire un courant d'énergie de la terre sans interruption depuis des milliers d'années. Ce flux de magma conduira à la mort, lente, mais certaine de notre planète, tandis que sur la Lune, avec une augmentation d'énergie suffisante, une culture florissante naîtra un jour.

« Quoi ? Vous ne le savez pas, cher docteur ? » dit-il avec condescendance.

« C'est la première fois que j'entends ça. »

« Incroyable ! Ça se dit intello et ça ne connaît pas les choses les plus simples ! Où donc êtes-vous allé à l'école, cher docteur ? »

« À Vienne, Bâle et Paris », dis-je, blessé, « au cas où l'une de ces villes vous dirait quelque chose... »

« C'est bien notre enseignement scolaire, ça. On bourre le cerveau avec tout un tas de trucs et l'essentiel reste dans l'ombre. Des gens comme vous, on les lâche dans la nature alors qu'ils ne savent rien, et en plus, ils ont des œillères !

Qu'est-ce que tu en dis, Olga ? »

Olga, visiblement dotée de plus de tact que son compagnon, se préparait timidement à m'aider, mais fut aussitôt rappelée à l'ordre : « La ferme ! Tu n'y comprends rien. »

Olga s'est tue et Volkers avait l'air terriblement consterné par l'ignorance crasse qui régnait autour de lui.

« Ce dont vous avez besoin, cher docteur » - (ce « cher docteur » me donnait toujours de l'urticaire) - « Ce dont vous avez besoin, cher docteur, c'est d'un bon professeur qui, au lieu de connaissances mortes, vous ouvre enfin les yeux sur une vue d'ensemble de la vie. »

Ras-le-bol !

« Ce dont j'ai surtout besoin, c'est de quelques heures de sommeil avant que la Lune et vous-même ne me priviez de mes dernières forces », dis-je en me levant.

J'étais déterminé à mettre fin le plus rapidement possible au cinéma et au séjour de Volkers dans ma maison.

Quelques jours plus tard, c'était le « clap » de fin.

Nous étions à table pour le déjeuner, Volkers, Olga, Nicole et moi. Haddi apportait justement un grand plat de couscous délicieusement odorant lorsque Volkers a repoussé son assiette et a dit avec colère : « Je ne peux plus manger ce truc ! »

Tout le monde s'est regardé. Nicole choquée. Silence de glace autour de la table.

Et lui d'ajouter : « Depuis le début, j'observe votre façon de manger. Je ne comprends pas comment un médecin peut manger un truc comme ça. Vous n'avez jamais entendu parler de diététique, pas vrai ? De la viande et encore de la viande, tous les jours de la viande, des conserves, du pain blanc, pas de légumes frais ! Des boîtes et encore des boîtes ! J'attends des légumes frais depuis des jours ! »

« Herr Volkers », l'interrompis-je avec colère, « eh oui, c'est comme ça, nous devons nous passer d'un certain nombre de choses ici. Comme des légumes frais. Ainsi que d'une bonne musique et de conceptions philosophiques. Ceux qui ne peuvent pas accepter cela ne sont pas faits pour vivre dans une oasis. Vous comprenez ça ? »

J'étais exaspéré.

Nicole a appelé Haddi pour qu'il débarrasse l'assiette de Volkers et la ramène à la cuisine, ce que ce dernier a observé avec un sourire méprisant.

J'en avais plus qu'assez.

« Monsieur Volkers, ai-je dit, vous êtes assis à ma table matin, midi et soir depuis trois semaines. Je pense que ça suffit. Je ne veux plus vous empêcher de manger correctement. Faites vos valises demain matin ! Compris ? »

Il s'est levé, profondément vexé, et a dit : « Olga, on s'en va. »

Mais pas du tout. Ils sont juste allés se promener et sont revenus deux heures plus tard.

Volkers s'est excusé et m'a demandé de lui accorder un jour de plus. Il voulait absolument tourner une autre scène que je lui avais promise il y a quelques jours. Je me suis laissé attendrir et finalement ce fut l'occasion d'un moment de franche rigolade.

Le lendemain après-midi, nous sommes partis et avons roulé vers Merzouga en passant par Erfoud. Olga et Nicole étaient également là. Après deux bonnes heures, nous avons atteint les dunes de l'Erg Chebbi.

Volkers avait une idée précise de la scène qu'il voulait tourner avec moi : je devrais marcher le long de la crête d'une dune vierge complètement intacte, puis descendre en diagonale sur la pente de la dune vers la caméra. Le tout avec une lumière oblique, juste au moment où le soleil se poserait sur le bord de la dune et disparaîtrait.

Parfait. Des heures à tout préparer, mesurer l'exposition, changer constamment d'endroit, réfléchir, remesurer l'exposition, changer d'angle, attendre le coucher de soleil.

Entre-temps, Volkers était devenu un vrai professionnel, par conséquent avec le stress qui va avec.

« On ne peut pas répéter la scène ! » criait-il.

« Il faut que la première prise soit la bonne ! » C'était évident, car d'une part la dune devait être vierge et ne présenter aucune trace, d'autre part le soleil ne se couche qu'une fois par jour et ils devaient partir le lendemain matin.

Volkers se tenait près de la caméra, dans le sable jusqu'aux chevilles, l'œil sur le viseur, Nicole tenait le photomètre dans la direction indiquée et Olga manœuvrait un énorme réflecteur argenté pour m'éclairer au moment crucial où je m'approcherais de la caméra. J'attendais derrière la dune. Tout le monde était très concentré. Dans quelques secondes, le soleil devrait toucher la crête de la dune.

« Moteur ! Action ! » c'était la voix de Volkers.

J'ai fait - comme prévu - huit pas le long de la crête de la dune, puis en diagonale le long de la pente vierge et intacte dans le sable profond, vers la caméra.

Et c'est à ce moment-là que c'est arrivé !

Avec un hurlement strident, Olga, comme mordue par une vipère, a jeté le réflecteur au loin, couru en plein dans le champ et s'est cramponnée anxieusement à moi, qui étais juste en train de descendre la dune.

Qu'était-il arrivé ?

Une petite gerbille, inoffensive souris saharienne, qui a sauté devant Olga à cet instant précis, a littéralement anéanti tous nos préparatifs.

La scène était foutue, le soleil se couchait, la dune n'était plus vierge, Volkers furieux et Olga sur le point de s'évanouir à nouveau.

Le lendemain matin, l'Opel avec sa plaque d'immatriculation allemande a quitté notre jardin pour toujours.

Je n'ai plus jamais entendu parler de Herr Volkers, de son film et de son assistante Olga.

11 FÉVRIER 1958

Le dernier plaisir de Caroline est de laisser Fatima la porter sur son dos « à la manière africaine ». Elle se sent clairement à l'aise dans cette nouvelle position, jette des regards ravis et satisfaits attachée dans le foulard et pas le moindre détail ne lui échappe : une branche de figuier, la coiffe cliquetante d'une Aït Morghad ou l'âne qui passe en trottinant tranquillement. Son petit morceau à elle de la grande Afrique.

Fatima elle-même rêve d'avoir un enfant et est folle de joie de pouvoir porter la petite sur son dos.

Hier matin, elle se promenait à nouveau dans le jardin avec Caroline sur le dos. C'est là qu'elle s'approcha du tas de compost.

Haddi était en train d'y enterrer les plumes et les entrailles d'un poulet.

Nicole, qui brodait sur la terrasse, a été témoin de la conversation suivante entre les deux :

« Ne viens pas par ici avec Macaroline ! C'est pas bon pour elle. »

« Et pourquoi le tas d'ordures n'est pas bon pour Caroline ? »

« À cause des microbes. »

« C'est quoi, ça, les microbes ? »

Haddi, d'abord méprisant face à l'ignorance de Fatima, dit finalement d'un ton paternel : « C'est ce qui rend malade. »

L'ancienne et la nouvelle Afrique. Ignorance fataliste et ce qu'on pourrait appeler humbles débuts de connaissances biologiques. Et tout cela dans mon jardin. Avec Caroline dans le foulard.

12 FÉVRIER 1958

La première morsure de serpent de l'année. De toute évidence, c'est dû à la chaleur inhabituelle. Les morsures de serpent sont encore rares ici en février.

La victime est une enfant nomade de 7 ans de Taddart n'Oumirra, qui s'appelle Itto Bassou. J'envoie Assou avec l'ambulance à une quarantaine de kilomètres dans la minuscule oasis sur la piste d'Aghbalou-n-Kerdous pour récupérer la petite. À dix heures du soir, elle arrive enfin à l'hôpital. Son père me dit que la petite Itto ramassait du bois dans les montagnes. Elle a voulu prendre une branche tordue quand celle-ci s'est révélée être une vipère. Le serpent a mordu l'enfant à l'index gauche. Itto a réussi à se débarrasser du serpent – qui restait accroché au doigt - en secouant la main et à le tuer à coups de pierre ; un sang-froid remarquable pour une fillette de sept ans !

Puis le père, qui était à quelques centaines de mètres, arracha un morceau de tissu de son turban et en fit un garrot qu'il serra autour du bras de l'enfant. On ne peut être qu'être admiratif en voyant comment ces gens simples savent se débrouiller. C'était à quatre heures de l'après-midi ; six heures se sont écoulées depuis. Malheureusement, ils n'ont pas rapporté le serpent mort avec eux. D'après la description, il s'agissait d'une vipère à cornes, dont la morsure est souvent mortelle.

Le père hisse la petite Itto sur la table d'examen. La main gauche est très enflée et bleuâtre. Pourtant, l'enfant ne se plaint pas. Itto n'est pas seulement une enfant extrêmement jolie et sympathique, mais aussi incroyablement courageuse. Pendant que je lui fais quatre injections de novocaïne dans le dos de la main, elle ne fait pas la grimace, mais m'observe attentivement dans mon travail. Ensuite, je fais des incisions en étoile sur le dos de la petite main et le sang coule sur ses doigts. Quand je lui demande si ça fait mal, elle murmure « chouia » - un peu.

Nous baignons la main dans une solution de permanganate chaude et mettons un pansement alcoolisé jusqu'au coude ; j'injecte encore du sérum antivenimeux et de la pénicilline, des médicaments pour la circulation et du Gardenal pour assurer à l'enfant une nuit tranquille.

En tout cas, Itto a conquis mon cœur en un rien de temps et j'espère la tirer d'affaire.

13 FÉVRIER 1958

La petite Itto va étonnamment bien. Elle n'a plus de fièvre, la main est en train de dégonfler.

Aujourd'hui, je lui ai apporté un morceau de chocolat pour la consoler de sa mésaventure avec le serpent. Elle n'en avait jamais vu et au début elle ne savait pas quoi en faire. Je lui ai parlé et finalement elle l'a prudemment mis dans sa bouche et a goûté. Quel plaisir de voir comme elle aimait ça ! Le premier chocolat de sa vie et probablement aussi le dernier !

14 FÉVRIER 1958

Une fois de plus, j'ai vécu une de ces expériences qui nous laissent si souvent stupéfaits dans ce pays :

Je suis allé à Ksar-es-Souk avec Nicole pour faire des courses. Caroline avait besoin de couches et de talc pour bébé. J'avais à faire à l'hôpital et j'ai décidé de passer voir ma patiente paralysée de Boutenfite. Elle était, comme toujours, accroupie dans son lit, les jambes repliées. La thérapie semble fonctionner. Elle a l'air d'aller mieux. Il y a des signes de mobilité dans le genou gauche et peut-être aussi dans le bras droit. Elle-même est ravie de cette légère amélioration. Tout son visage rayonne et elle tente avec difficulté de me serrer la main. Je reste quelques minutes près de son lit, évalue ses progrès avec un étonnement évident, lui dis qu'elle a déjà l'air beaucoup plus jolie et j'admire son enfant, qui fait toute sa fierté.

Son bonheur fait vraiment plaisir à voir. Même si tout le traitement ne servait à rien d'autre que d'offrir quelques belles journées à cet être si peu gâté par le destin, alors c'était déjà ça.

Plongé dans mes pensées sur la relativité du bonheur, je quitte la chambre et marche lentement dans le couloir. Là, je croise Hammou Tadot, un jeune Berbère de Goulmima qui travaille à l'hôpital de Ksar-es-Souk.

Hammou est un garçon, comme on dit, « dans le vent ». Il a terminé ses études primaires, il fait donc déjà partie des intellectuels du Tafilalet. Sa formation, c'est-à-dire le fait de savoir lire et écrire, lui a permis d'obtenir un emploi à l'hôpital de Ksar-es-Souk.

Il s'occupe des repas et, d'après ce que je sais, fait bien son travail. Hammou gagne correctement sa vie, parle bien le français, porte une cravate et une veste en velours côtelé marron et, lors d'occasions spéciales, un appareil photo en bandoulière. Rien de tout cela ne l'a empêché d'épouser, il y a quelques semaines, une fille de Goulmima complètement analphabète. Mais ceci est une autre histoire, car parmi les Marocains l'opinion est répandue selon laquelle le progrès est une affaire purement masculine, en plus du fait qu'une femme sans instruction est plus facile à dominer que quelqu'un qui sait écrire et lire. En tout cas, Hammou est européanisé : il est ce qu'on appelle souvent ici « l'avenir du Maroc », la jeune génération qui a tourné la page du passé, qui veut vivre mieux, de façon plus saine et plus moderne que ses ancêtres. Hammou fait partie de ceux « qui ont pigé le truc » et se sent donc complètement à la hauteur.

J'échange quelques mots avec lui et c'est là que j'apprends cette chose stupéfiante qui est la raison pour laquelle j'écris cette histoire avec autant de détails : Hammou Tadot est le frère biologique de la femme paralysée de Boutenfite !

Hammou, qui n'est vraiment pas un mauvais bougre, a assisté à la souffrance de sa sœur pendant sept années sans jamais faire la moindre tentative pour l'aider, sans jamais l'emmener dans un hôpital, ni même demander conseil à un médecin. Et cela, alors qu'il évolue dans le milieu médical et qu'il a eu l'occasion de me parler des dizaines de fois. Hammou n'est absolument pas brouillé avec sa sœur, non ; il est juste trop indifférent à sa souffrance pour trouver que cela vaille la peine de faire la moindre chose pour elle. Il voyait et savait que, pendant des années, sa sœur paralysée, accroupie dans son coin, devait assister aux ébats les plus intimes de son mari avec sa deuxième femme et qu'elle souffrait de la faim pendant qu'eux étaient assis autour d'un plat bien garni, devant elle. Hammou était au courant de toutes les douleurs que sa sœur paralysée avait dû endurer pendant ses grossesses et ses accouchements - mais il n'a jamais levé le petit doigt pour lui procurer de l'aide.

Aujourd'hui au Maroc, le mot d'ordre, c'est le progrès. Progrès dans tous les domaines. Progrès technologique, dans le mode de vie, l'habillement, les idées. Progrès à tout prix. Et si on faisait des progrès en amour pour autrui ? Ou sommes-nous les seuls à avoir été ainsi formatés par le christianisme ?

19 FÉVRIER 1958

Une fracture ouverte du tibia chez un jeune homme tombé dans un puits m'empêche de tenir ma consultation à Tinejdad.

Assou rafistole du mieux qu'il peut les pneus arrière de sa Jeep. Les mauvaises pistes sont mortelles pour les pneus. Nous devons en changer tous les quelques milliers de kilomètres. Il n'y a aucune partie de la vieille Jeep qui ne soit bringuebalante, cassée ou à remplacer. Je me demande souvent comment fait Assou pour toujours remettre en état de marche cette vieille caisse. La nouvelle voiture promise par le ministère est censée arriver d'un jour à l'autre. Espérons-le...

Dans l'après-midi, on m'appelle de Tinejdad : une femme en couches a des douleurs depuis quatre jours sans accoucher. Assou va chercher la femme. Un cas complètement désespéré. Position transversale. Il y a quatre jours, comme me le raconte la mère de la parturiente, un bras est sorti. Mais une vieille sage-femme, qui a « dirigé » l'accouchement dans le ksar pendant quatre jours sans résultat, l'a repoussé dans le ventre. Le travail s'est arrêté. L'examen révèle un enfant mort en état de putréfaction chez une jeune femme en phase terminale de choc septique. Immédiatement, une intense odeur de charogne envahit la salle d'examen. Nous chargeons la femme dans la Jeep et Assou l'emmène à Ksar-es-Souk. Il est convenu qu'il m'appellera de là-bas dès son arrivée.

Comme je n'ai toujours pas de nouvelles de lui à sept heures du soir, j'appelle Ksar-es-Souk. On me dit qu'Assou est tombé en panne à mi-chemin, près de Tarda. Les deux pneus arrière ont de nouveau éclaté. Une colonne d'engins avec des pulvérisateurs antiacridiens travaillant par hasard à proximité a déjà dépanné Assou en pneus de rechange ; il devrait être à l'hôpital d'un moment à l'autre.

Le chirurgien de Ksar-es-Souk m'appelle à dix heures du soir. La femme Tinejdad est décédée lors de l'extraction de l'enfant mort. Il y a quatre jours, retourner l'enfant n'aurait probablement pas posé de difficulté !

À onze heures du soir, nouveau coup de fil de Tinejdad : un garçon de sept ans est gravement malade après avoir ingéré une plante vénéneuse. Il a perdu la vue depuis quelques heures, est très agité, dit n'importe quoi et ne reconnaît plus ses propres parents. Il a encore été aperçu dans l'oasis ce soir-là, mais il s'est enfui et depuis il a disparu.

Hasnaoui, mon infirmier me dit que la plante vénéneuse est ce qu'on appelle *chdoq ejjmel*, « museau de chameau » à cause de la forme de son fruit. Elle pousse comme de mauvaises herbes dans le Tafilalet. Je ne connais pas la plante et ses effets toxiques. (NdT : il s'agit de Datura stramonium, plante à fleurs blanches très communes dans les lits d'oueds.)

Mais le pire, c'est que je n'ai pas de voiture. La Jeep est en panne à Ksar-es-Souk. Assou peut, au mieux, être ici demain midi. Tinejdad se trouve sur la rive sud de l'Oued Ferkla, qu'on ne peut actuellement traverser qu'en Jeep. Avec mon Opel, je m'enfoncerais certainement dans la boue, surtout la nuit.

Je donne des instructions pour rechercher en priorité le garçon empoisonné et l'amener à Hasnaoui au dispensaire. Certes, l'oasis de Tinejdad fait quatorze kilomètres de long sur cinq de large, mais si le garçon est réellement aveugle, il n'a pas dû s'éloigner beaucoup de sa maison.

Hasnaoui m'appelle à minuit : le garçon a été retrouvé et se trouve au dispensaire avec ses parents. Il est effectivement aveugle, se débat violemment et se comporte comme s'il était devenu fou. D'ailleurs, c'est déjà le deuxième cas d'empoisonnement dans ce ksar en trois jours. L'autre cas, il y a deux jours, s'est bien terminé. En tout cas, il ne s'agit pas de belladone mortelle. Hasnaoui la connaît. Il ne peut pas me donner plus d'éléments cliniques.

Ma prescription par téléphone est purement symptomatique : si possible, un lavage gastrique, sinon, un vomitif, de l'huile de ricin pour une élimination rapide, un cardiotonique et du Gardenal.

Hasnaoui doit m'appeler demain pour me dire comment va l'enfant.

20 FÉVRIER 1958

Mon traitement semble avoir fonctionné. Hasnaoui me dit au téléphone que le garçon a passé une bonne nuit. Il va beaucoup mieux aujourd'hui. Il est même capable de voir un peu et reconnaît déjà ses parents.

Je pense que le garçon a eu de la veine et n'a avalé que très peu de substance toxique.

21 FÉVRIER 1958

Itto peut quitter l'hôpital aujourd'hui. Sa main est presque guérie. Je suis très heureux. L'enfant a eu beaucoup de chance. À cette époque de l'année, les morsures de serpent sont encore relativement inoffensives. Plus tard, avec la grande chaleur, elles sont plus dangereuses, car le venin est plus concentré dans les glandes du serpent. Mais peut-être que par un heureux hasard Itto a été mordue par un serpent dont les glandes étaient assez vides du fait d'une morsure précédente. Après une morsure, le serpent a besoin d'un certain temps pour remplir à nouveau les glandes de poison.

L'état psychologique de la victime joue également un rôle dans l'issue de sa maladie. Les patients anxieux sont plus susceptibles d'être sujets à des délires dangereux et des crises cardiaques qui conduisent si souvent à la mort.

Les patients calmes et courageux ont de meilleures chances de guérison. Un proverbe africain dit : seuls ceux qui ont peur des serpents mourront de leur morsure.

Évènement à Goulmima : ma nouvelle ambulance est arrivée ! Elle est blanche comme neige avec un croissant de lune rouge vif, symbole du Croissant-Rouge arabe, sur tous les côtés. Elle a, en plus d'un klaxon deux tons strident, un gyrophare rouge et une vraie sirène. Bref, tout ce qu'il faut pour inspirer à mon pauvre Berbère peur et respect. Assou est enthousiasmé par son nouveau véhicule et s'empresse de tout tester, le son de la sirène réglé à fond.

La voiture a un puissant moteur Jeep, quatre roues motrices, des suspensions très hautes et convient au tout-terrain. À l'avenir, je pourrai transporter des personnes gravement malades ou les femmes en couches sur de longues distances, en terrains difficiles, de manière décente, allongées sur une civière, dans une voiture fermée.

Ma vieille Jeep restera bien entendu à mon service. Quand je suis arrivé dans l'oasis il y a deux ans et demi, c'était mon seul véhicule. Aujourd'hui, l'hôpital en compte trois : la nouvelle ambulance moderne, la Jeep, et la Citroën des puéricultrices.

La nouvelle voiture reste pour le moment dans la partie plaine de mon secteur. Pour le Haut Atlas, ce sera la vieille Jeep.

24 MARS 1958

Caroline a de la fièvre depuis quatre jours. À part ça, pas de symptôme particulier. Elle a de l'appétit, les selles sont normales. Pas de toux. Pas de maux de ventre. Pourtant, le soir, elle a presque 39. Ce sont probablement les incisives supérieures qui sortent.

Dans l'après-midi, Amina arrive dans mon bureau très énervée. Elle était allée nager dans la piscine en plein air avec les autres filles de son groupe. Cette piscine, qui date du temps des Français, a été récemment rénovée. Un jeune Berbère qui passait par là les a insultées et leur a jeté des pierres, disant que c'était honteux de se promener à moitié nues, en plus, pendant le mois sacré. Qu'il était inévitable que de l'eau rentre dans le nez ou même dans la gorge en nageant, ce qui est explicitement interdit.

« Nous, les filles, nous n'avons pas le droit d'aller nager ? » me demande-t-elle.

« À Meknès, les femmes et les filles vont nager. Nous avons appris à nager à l'école. »

Je vais en parler au Caïd. Meknès est à 400 kilomètres au nord. Si c'est possible là-bas, c'est loin d'être le cas à Goulmima. Ce serait dommage que mon Centre Maternel échoue à cause de la fracture nord-sud. Ces filles rendent de précieux services ici dans le sud.

26 MARS 1958

C'en est fini du rêve d'un Centre Maternel à Goulmima. J'ai parlé au Caïd. Il ne peut plus garantir la sécurité des filles dans l'oasis. Les menaces viennent de toutes parts. Pour les femmes d'ici, ces jeunes filles sont une concurrence dont elles ne veulent pas. Et les hommes craignent que ces filles évoluées n'aient une mauvaise influence sur leurs épouses. Goulmima n'est pas encore prête à recevoir un Centre Maternel.

Dans ces circonstances, je ne peux pas les retenir plus longtemps dans l'oasis. Je sais combien il a été difficile d'obtenir de leurs familles à Meknès la permission de les envoyer dans le sud. Je ne peux pas prendre la responsabilité qu'il arrive quelque chose à l'une d'elles ici. J'ai téléphoné au ministère aujourd'hui. Les filles retournent à Meknès cette semaine.

Le soir, nous les invitons à prendre le thé et des gâteaux. Amina dit qu'elle était heureuse de travailler à Goulmima, mais qu'elles ont peur et ont hâte de revoir leurs familles à Meknès. Je peux les comprendre. Une fois de plus, l'Afrique aura été plus forte.

Dommage...

8 AVRIL 1958

La consultation à Mellab est noire de monde. Comme chaque année en début d'été, les Aït Atta sont la première tribu à connaître une flambée de maladies ophtalmiques et de diarrhées.

Je constate avec plaisir que les enfants sont plus propres et un peu plus soignés qu'avant. Peut-être ai-je fini par trouver comment me faire comprendre par les mères de Mellab. Pendant le Ramadan, ce sont surtout des enfants qui viennent à la consultation. Les adultes évitent au maximum les médicaments pendant le mois sacré.

Je ramène un jeune Berbère atteint de jaunisse sévère à l'hôpital de Goulmima.

Je lis dans le Figaro - Mohamed ben Laid m'a rapporté le journal de Meknès - que la solitude devient un problème pour les gens en Europe.

Pendant la guerre, la misère généralisée avait rapproché les gens. Ils prenaient soin les uns des autres et partageaient le peu qu'ils avaient. Maintenant, ils s'éloignent. De nouveaux concepts dominent le quotidien des gens : rythme effréné, stress, consommation, manque de temps, réussite, argent. Un peu d'aisance matérielle suffit à fermer leurs cœurs. D'où cette solitude.

De tout cela, nous ne ressentons rien ici. Pourtant, nous aurions de bonnes raisons de nous plaindre de la solitude. Peut-être est-ce la nature de notre activité qui nous empêche de prendre conscience que nous sommes seuls. Ici, chaque jour est un voyage à l'intérieur de soi-même.

9 AVRIL 1958

Pour la première fois, j'intègre Tizougarine, « la rouge », dans mon planning de consultations régulières. Elle tire son nom de la terre rouge utilisée pour sa construction. Ce douar, qui se trouve à une vingtaine de kilomètres au sud de Goulmima, est si mal situé qu'il n'est desservi par aucune des pistes principales. Quand je me rends à Mellab le mardi, je laisse Tizougarine sur ma droite, une zone de sable d'une dizaine de kilomètres de large nous séparant. Quand je vais à la consultation à Tinejdad le mercredi, le douar est à une bonne dizaine de kilomètres sur la gauche de ma piste, à mi-chemin. Le dispensaire le plus proche est à plus de vingt kilomètres de Tizougarine. Il y a quelques jours, le Cheikh est venu me voir et m'a demandé si je ne pourrais pas venir régulièrement à Tizougarine pour des consultations. Après tout, près de deux mille personnes y vivent.

Mais mon programme hebdomadaire est tellement chargé avec les déplacements dans les postes extérieurs qu'il ne me reste pratiquement que le lundi pour l'hôpital de Goulmima. C'est un minimum. J'ai donc proposé la solution suivante, qui a été accueillie avec enthousiasme par le Cheikh : en allant à Tinejdad le mercredi matin, je ferai un crochet par Tizougarine et y déposerai un infirmier avec des médicaments. Pendant que je serai à Tinejdad, il pourra traiter les cas les plus légers et je viendrai le chercher en rentrant à Goulmima. J'aurai alors la possibilité de voir les cas les plus graves ou de les emmener à l'hôpital.

Pour moi, cela représente un détour de quarante kilomètres en tout, mais me permet d'inclure les habitants de Tizougarine dans le programme régulier des visites. Vu les innombrables kilomètres de pistes que je parcours chaque semaine, ces quelques kilomètres supplémentaires ne sont pas la mer à boire.

Si ce système fonctionne, je le mettrai également en pratique le samedi pour l'oasis d'Ifegh, qui se trouve à mi-chemin vers Aghbalou-n-Kerdous, en bordure des montagnes. Pendant que je continuerai vers Aghbalou, l'infirmier que j'aurai déposé pourra soigner la population d'Ifegh et me présenter les cas graves à mon retour. Ifegh compte environ huit cents habitants.

Malgré des années passées sur les pistes pour atteindre les tribus les plus reculées, il reste encore des zones où je ne suis quasiment jamais allé. Plus on travaille depuis longtemps avec les gens d'ici, plus on devient humble dans l'évaluation de ses propres résultats. Au début, on a tendance à croire que l'on a le pays et ses habitants « sous contrôle ». Des années après, on se rend compte que ce n'est absolument pas le cas. Même avec la meilleure volonté du monde, quand il n'y a qu'un seul médecin pour 50 000 habitants, il ne peut pas être partout en même temps, en particulier lorsqu'il s'agit d'habitants d'oasis qui vivent éparpillés sur des milliers de kilomètres carrés.

Sans parler des nomades qui, du fait de leur vie instable, ne font que de courtes apparitions et ne sont qu'occasionnellement touchés par mon travail lorsque nos chemins se croisent par hasard.

La médecine du bled n'est pas le domaine des succès spectaculaires. Cette médecine est un travail de fourmi. Seules les personnes qui supportent cela sont faites pour ce job.

Un autre point important est de savoir improviser. En Afrique, si le médecin devait à chaque fois attendre que toutes les conditions médicales soient réunies, il ne lèverait jamais le petit doigt. Dans ce métier, il est important d'être capable d'improviser dans la limite de ce qui est acceptable.

11 AVRIL 1958

À Tinejdad, devant le bureau du Caïd, je rencontre Ahmed ben Ahmed, le nouveau secrétaire. Il a débarqué ici depuis le nord il y a quelques jours. Un homme dans la trentaine, de corpulence trapue ; un énorme crâne sombre aux cheveux noirs lisses et graisseux sur un cou court et gras.

« Moi venir de Rabat », m'explique-t-il fièrement. « Moi pas de Tinejdad. Toi connaître Rabat ? »

« Bien sûr que je connais Rabat », dis-je. « Une belle ville. »

« Rabat bon. Rabat très bon », s'enthousiasme-t-il. « Mais Tinejdad pas bon. Sahara pas bon. »

Eh bien, me dis-je, ce n'est pas le plus malin qu'ils nous ont envoyé de Rabat. Les Arabes originaires des villes du nord dépriment complètement ici dans le bled, au sud. Pour eux, le Sahara est une terre d'exil et ils font tout ce qu'ils peuvent pour être mutés au nord.

« Pas bon ici », répète-t-il, agacé.

« Je trouve ce pays magnifique », dis-je aimablement et tente de changer de sujet.

« J'ai vu une quantité d'oiseaux ce matin sur la route de Tinejdad. Je ne sais pas comment ils s'appellent. »

« Peut-être des cigognes », dit-il d'un air indifférent.

« Non, je connais les cigognes. Ce n'étaient pas des cigognes. »

« Mais si, c'étaient des cigognes ! » répète-t-il sur un ton d'évidence.

Cette tête de mule qui croit tout savoir commence à m'irriter : « Puisque je te dis que ce n'étaient pas des cigognes ! Je connais les cigognes. Elles sont plus grosses et volent différemment. En plus, il n'y a pas tant de cigognes que ça par ici. C'était une vraie colonie d'oiseaux. »

Il dresse l'oreille. Apparemment j'ai touché un point sensible. Il fronce les sourcils d'un air sévère, son regard s'assombrit.

« Maroc pas colonie », dit-il doctement. « Maroc pays libre. Pas colonie. »

« Je n'ai jamais dit ça... »

« Toi dire colonie » m'interrompt-il. « Maroc pas colonie. Attention ! Avant, Maroc colonie. Maintenant, Français partis. Maintenant fini colonie. »

« Mais voyons, je parle d'oiseaux ! » essayé-je de le calmer. En vain.

« Pas colonie d'oiseaux ! » rugit-il, « pas colonie de gens ! Maroc fini colonie ! Toi pas ami du Maroc. Toi colonialiste ! » Il reprend son souffle : « Colonialiste et capitaliste. »

Bon, ben voilà ! Dans ce pays, on peut en prendre pour son grade en moins de deux. Ce type parle à peine le français, mais il maîtrise déjà l'essentiel du vocabulaire politique. Il est tellement énervé qu'on ne peut plus l'arrêter :

« Toi dire oiseaux, mais toi parler des Marocains, toi dire ami des Marocains, mais toi pas ami des Marocains ! »

« Mais enfin, arrête ! » hurlé-je énervé moi aussi, « on s'en fiche de quel genre d'oiseaux c'était. »

« Pas s'en fiche ! » crie-t-il encore plus fort, « Pas s'en fiche de colonie et Maroc libre ! Pas s'en fiche. Toi colonialiste ! » Il me montre du doigt avec son index.

Rien à faire. Il ne changera plus d'avis sur moi. Et tout ça à cause d'un vol d'oiseaux dont je voulais connaître le nom.

L'ambiance se détériore à vue d'œil et menace de basculer à tout moment. Le genre de situation qui peut devenir dangereuse en l'espace de quelques secondes. Ceci dit, je connais suffisamment bien l'Afrique pour savoir que dans ces cas-là il faut des mots clairs !

« Écoute ! » crié-je, « fiche-moi la paix maintenant avec tes histoires de colonialistes. Je ne sais pas quel genre d'oiseaux c'était, mais ce qui est sûr, c'est que tu es un âne. »

Sur ce, je le plante là et marche vers le dispensaire.

Un peu plus tard, le Caïd en personne vient à mon bureau. « Toubib, on m'a dit que vous aviez eu des problèmes avec mon nouveau secrétaire ? Est-ce qu'il vous a offensé ? »

« Il ne peut pas m'offenser. »

« Je suis désolé, Toubib. Cela fait des jours que je cherche comment me débarrasser de ce type. Ils m'ont envoyé le gars le plus stupide de tout Rabat. Le ministère de l'Intérieur manque cruellement de personnel qualifié. Alors pour nous ici dans le sud il ne reste plus rien. C'est vraiment le plus grand âne que je connaisse. »

« C'est ce que j'ai remarqué, Caïd. Pas grave. »

Et l'affaire est réglée.

12 AVRIL 1958

Trois jours dans le Haut Atlas. Ma Jeep est remplie de malades. Deux jeunes bergers d'une dizaine d'années, tous deux gravement blessés à la tête. L'un a été attaqué par un taureau, l'autre est tombé dans une crevasse alors qu'il faisait paître son troupeau. Plus un nomade d'âge moyen aux yeux sombres et perçants et à la barbe noire. Il ressemble à Raspoutine. Il a une tuberculose pulmonaire sévère, tousse sans arrêt et crache continuellement du sang. Quand je lui demande de se couvrir la bouche quand il tousse et de ne pas cracher par terre dans la voiture, ça l'agace. Il doit se dire que c'est compliqué avec les Européens. À peine êtes-vous entre leurs mains qu'ils vous obligent à faire tout un tas de choses, que d'autres sont interdites et que vous ne maîtrisez même plus vos besoins les plus simples. Jusque-là, le monde, aussi loin que son regard portait, lui appartenait, et il pouvait tousser et cracher où il voulait, comme il voulait, et autant qu'il voulait.

Malgré toute ma compréhension pour la situation psychologique de mon Raspoutine, je voudrais juste épargner une infection pulmonaire à mes bergers aux crânes ouverts. Ils sont recroquevillés sur le sol de la Jeep, dans un tout petit espace à côté de Raspoutine qui tousse et qui crache. Voilà comment nous traversons les plateaux dénudés du Haut Atlas, en passant devant les misérables habitations en pisé.

Il fait encore très froid ici. Des volutes de nuages gris s'accrochent aux rochers nus. De temps en temps seulement, un rayon de soleil tombe sur le paysage désolé. Alors les grandes pentes herbeuses s'illuminent de violet et de jaune, commencent à scintiller et disparaissent au loin dans un mélange irréel de lumière et de brume.

Parfois, l'un des garçons gémit quand la voiture passe sur une pierre. Comme souvent, je suis seul avec mes pensées et avec mes patients qui viennent d'un monde qui n'est pas le mien.

Là-bas dans le sud, dans l'oasis ensoleillée aux palmiers toujours verts, Nicole et Caroline m'attendent. Peut-être que ses dents seront sorties à mon retour. Cela fait des jours qu'elles percent. Peut-être qu'elle saura tenir debout toute seule. La vie là en bas continue pendant que je suis seul ici.

J'ai hâte d'être auprès d'elles.

14 AVRIL 1958

À Tadighoust, on me montre un enfant de trois ans aveugle. Un garçon, aveugle de naissance. Le père aussi est aveugle. Il mendie près de l'entrée du ksar, assis par terre, avec le garçon aveugle sur ses genoux. Il n'y a pas de mère. Elle est morte de la tuberculose il y a deux ans.

Le garçon est dans un état inquiétant, il a du mal à respirer, tousse et a une forte fièvre. C'est touchant de voir l'amour de ce père aveugle pour son enfant malade. Il le caresse et l'embrasse, en essuyant ses larmes avec les manches de sa djellaba. « Aide-le, Toubib ! Aide le gosse ! Il est ma seule joie. »

Je les emmène tous les deux à l'hôpital de Goulmima. Le garçon a 39,6 de fièvre. À la radio, on voit clairement une tache sur le poumon droit. Le diagnostic ne laisse pas de doute : pneumonie.

Que faire ? Laisser faire la nature ? Sans traitement, le garçon mourra. Qu'est-ce qui l'attend dans la vie ? La misérable existence d'un mendiant. D'un mendiant aveugle, comme son père. Une vie dans la nuit éternelle. Dans un monde où il n'y a pas de place pour les aveugles. Dans lequel seuls les plus forts survivent.

Certes, mon devoir, c'est d'aider. Mais rend-on toujours service aux gens en les aidant ? Que je le veuille ou non, j'allais devoir décider du sort de cet enfant. De cet enfant que je ne connais pas, qui ne me connaît pas. Maintenant, surtout pas réfléchir. Agir.

Le cœur lourd, je donne de la pénicilline, de l'aspirine et du sirop contre la toux.

Ai-je eu raison ? Ai-je vraiment aidé ? Ou ai-je juste cherché à me donner bonne conscience ? Le destin aura-t-il la bonté de laisser mourir l'enfant ?

Remarque :

L'enfant a survécu. Le petit Mohamed aveugle est vite devenu le chouchou de tout le monde. De jour en jour il allait mieux et deux semaines plus tard, Assou a pu les ramener à Tadíghoust, avec des vêtements neufs et de la nourriture pour une semaine entière. Le père aveugle était fou de bonheur, il embrassait tour à tour son garçon, mes mains et toutes les personnes présentes.

Assou m'a dit plus tard que lorsqu'il a ramené l'aveugle avec son enfant à l'endroit où il avait l'habitude de mendier, un autre homme, sans jambes, était déjà assis à sa place.

15 AVRIL 1958

Pour devenir médecin du bled, il vous faut :

La santé d'un cheval, la force d'un buffle et l'opiniâtreté d'un âne.

Et ceci encore : avoir pour épouse un ange, prête à partager cette vie.

Si l'une ou l'autre chose venait à manquer, alors il vaudrait mieux rester en Europe.

17 AVRIL 1958

Entretien au ministère de la Santé à Rabat. Je décris au ministre les incidents impliquant mes puéricultrices de Goulmima. Il sourit, hoche la tête avec compréhension et dit : « C'était une bonne idée, cher confrère. Mais c'est prématuré. Dans dix ans, Goulmima aussi aura son Centre Maternel. »

Puis il ajoute : « Au fait, j'ai des projets pour vous, cher ami. »

« Une mutation ? »

Il opine. « Vous avez déjà refusé deux de mes propositions. Cette fois-ci, vous ne direz pas non. »

« Et ce serait où ? » demandé-je avec hésitation en me disant que j'aimerais rester dans le sud et que je ne suis pas curieux de connaître les hôpitaux de ville à Casablanca ou Rabat, si prisés par mes confrères.

« Je voudrais faire de vous le médecin-chef de la province de Ouarzazate. D'accord ? »

J'en reste bouche bée. Je ne m'attendais pas à ça. Je ne suis au Maroc que depuis trois ans. On devient médecin-chef de province au bout de dix ou quinze ans. Si seulement on le devient.

« D'accord ! »

« Je savais que vous ne refuseriez pas cette fois-ci. Pouvez-vous être prêt à partir en juillet ? Vous aurez passé trois années à Goulmima. Je pense que le moment est venu de vous confier des tâches plus importantes. »

« J'accepte. » Je serai donc médecin en chef d'une province. C'est aussi simple que ça, en Afrique. Alors je ne peux vraiment pas me permettre de refuser.

La province de Ouarzazate couvre la moitié de la partie sud du Maroc. Elle est aussi grande que la Belgique et la Suisse réunies et s'étend des cols du Haut Atlas jusqu'aux confins du Sahara. Un demi-million de personnes y vivent. De grandes tâches m'attendent. L'hôpital provincial d'une capacité de 120 lits doit être doublé. Zagora et Tineghir obtiennent de nouveaux hôpitaux. Quarante dispensaires doivent s'ouvrir ; pour cela j'ai besoin de cinquante nouvelles infirmières et d'un centre de formation régional. Il y a actuellement neuf médecins dans la province, dont un chirurgien et un ophtalmologiste.

L'éducation sanitaire, la lutte contre les épidémies et la création d'une infrastructure médicale seront mes missions prioritaires. La vallée de l'Oued Drâa, longue de plus d'une centaine de kilomètres, est une zone d'essai pour lutter contre le paludisme. En plus de toute la paperasserie administrative... Le médecin-chef d'une province, c'est la bonne à tout faire !

Quand, je me le demande, aurai-je encore le temps de soigner un malade ? Mais aider un pays jeune et indépendant dans ses premiers pas, parfois difficiles, cette tâche m'attire.

Adieu, Goulmima. Je suis quand même un peu triste. Que dira Nicole ?

Remarque :

Nicole a réagi comme moi. Elle aussi s'est réjouie d'avoir une vie avec de nouvelles tâches et dans un cadre plus large, mais elle aussi a quitté Goulmima le cœur lourd.

25 AVRIL 1958

Pendant la consultation à Tinejdad, je vois une jeune femme blessée. Elle a un énorme œil au beurre noir, des hématomes sur tout le haut du corps et sur les deux bras ; mais surtout des marques de strangulation très nettes sur le cou avec des abrasions cutanées étendues. Un peu plus et cela aurait pu mal tourner.

Historique : La femme avait reçu cent francs marocains de son frère, qui est soldat dans l'armée, pour s'acheter quelque chose. Avec cet argent, elle s'est acheté du lait pour trente francs, et l'a bu sans en parler à son mari.

Mais son propre fils - un garçon de cinq ans ! – l'a vue et a tout raconté à son père. Et celui-ci a failli la tuer pour cela.

26 AVRIL 1958

Il n'y a plus de juifs à Goulmima. Ils ont tous émigré en Israël. Ils n'ont jamais été très nombreux. Pas assez pour un vrai « Mellah », un quartier juif. Mais je crois qu'ils avaient une petite synagogue dans l'oasis.

Les Juifs représentaient un élément précieux parmi la population. Je n'ai jamais entendu parler de difficultés avec les Berbères.

C'est un tailleur juif qui a cousu mon premier costume tropical à Goulmima. Ainsi que mes premiers *sarouels*, ces pantalons bouffants typiques avec un entrejambe très bas, presque à mi-cuisse, qui sont si merveilleusement confortables par grande chaleur.

Il y avait aussi un commerçant juif quand je suis arrivé dans l'oasis. J'ai beaucoup acheté chez lui, pour l'hôpital et aussi en privé. Son magasin était encore ouvert à onze heures du soir. Sauf le jour du sabbat, bien sûr. La plupart du temps, on trouvait ce qu'on cherchait. Sinon, il le faisait venir comme par magie en deux jours du nord du pays.

Parfois, c'est son fils, un garçon de douze ans, qui tenait la boutique. Il était agile et poli, connaissait son métier et calculait plus vite dans sa tête que moi sur papier. (Nicole prétend que ce n'est pas un exploit...)

4 MAI 1958

Je visite quelques villages de l'Atlas qui sortent de mon itinéraire habituel. Je dois dire que les responsables soutiennent mon travail du mieux qu'ils peuvent et me facilitent l'accès aux habitations les plus reculées dans la mesure du possible.

Je constate une différence énorme entre l'état de santé des populations vivant à proximité des structures médicales, par exemple à Goulmima même, ou près des dispensaires que je visite régulièrement, et celui de ces franges éloignées de la population qui, de leur vie entière, n'ont jamais vu de médecin ni même d'infirmier de près.

Les pathologies sont les mêmes que dans le reste de la région : maladies oculaires, diarrhée, rhumatismes, refroidissements, anciennes blessures mal soignées, infestations parasitaires et manque d'hygiène. Les nourrissons sont généralement dans un état misérable. Je remarque particulièrement une fillette d'une dizaine de mois. Elle est littéralement dévorée vivante par la gale et en danger de mort. La mère ne sait pas quoi faire. J'emmène toute la famille, père, mère et deux enfants à l'hôpital de Goulmima. Ils en feront une tête, les autres villageois, quand, dans deux ou trois semaines, ils rentreront tous les quatre chez eux, lavés, brossés et habillés de neuf, tout beaux tout propres.

Je ne peux pas imaginer des Européens dans un tel état d'infestation et de négligence.

Remarque :

C'est ce que je pensais. Je dois rectifier. Dix ans plus tard, à la fin des années 60, j'ai dû examiner un jeune Allemand à Casablanca pour évaluer s'il était apte à voyager vers l'Europe.

Le jeune homme venait d'une famille de médecins de la région de la Ruhr. Il avait fui, comme c'était la mode à l'époque, l'autorité paternelle et la prospérité en Europe et vivait une vie de hippie en Afrique du Nord pendant quelques mois. Il était devenu si sale, infesté de poux et négligé qu'il ne semblait plus médicalement apte au transport.

Tout son corps était couvert de pustules purulentes, mais surtout il avait des ganglions tellement enflés à l'aine qu'il ne pouvait plus marcher. En raison d'un gonflement important des ganglions des aisselles, il ne pouvait pas utiliser de béquilles non plus. Pour l'examen, il est arrivé sur une civière portée par quatre hommes.

Diagnostic : inaptitude au transport aérien en raison d'une infestation massive par la gale, les poux de tête et du pubis, ainsi qu'une infection secondaire et un gonflement des ganglions.

Les infirmiers marocains de l'hôpital Averroès de Casablanca, où je l'ai envoyé pour épouillage, se tordaient de rire lorsqu'ils ont commencé à couper les mèches (jadis) blondes du jeune Allemand, à le raser partout et à le mettre dans la baignoire.

10 MAI 1958

Un confrère viennois me demande si nous n'avons jamais eu peur pour nos vies.

Au début, oui. Quand nous sommes arrivés à Goulmima, le Maroc se battait pour l'indépendance. La vie d'un homme blanc avait peu de valeur. Nicole et moi avons dormi pendant des semaines avec nos armes déverrouillées, prêts à défendre nos vies à tout moment. À cette époque, le docteur Fischbacher, un Alsacien, a été tué par des Berbères à Oued-Zem. Il avait exercé comme Toubib à Goulmima quelques années avant moi.

Avec le retour d'exil du sultan en novembre 1955, beaucoup de choses se sont améliorées. Mais il y avait encore la soi-disant « Armée de Libération ». C'est ainsi qu'elle se faisait appeler. Mais seuls certains d'entre eux poursuivaient réellement des objectifs nationaux. Les autres étaient des mercenaires, des aventuriers et des brigands. Ils étaient dangereux et ne reculaient devant rien. J'ai eu affaire à eux une fois. Une embuscade en voiture dans les montagnes, loin de tout. Mon chauffeur Assou m'a sauvé la vie à l'époque. Ce n'est qu'une fois que les bons éléments ont été intégrés dans l'armée royale et les mauvais désarmés, que le Maroc est devenu calme et sûr.

Il peut toujours y avoir des incidents. Voir la rébellion d'Addi ou Bihi en janvier 1957.

De manière générale, on est plus en sécurité à la campagne qu'en ville. Tout le monde dans l'oasis nous connaît. La grande ville est anonyme et donc plus dangereuse. C'est ce qui a causé la perte de mon prédécesseur, M. Ehret, dans la voiture duquel je suis arrivé à Goulmima il y a près de trois ans. Il a été sauvagement assassiné en pleine rue à Meknès.

Moins il y a d'Européens, plus nous nous sentons en sécurité. On n'est alors responsable que de son propre comportement et on ne paye pas pour les erreurs des autres.

Remarque :

Tout cela appartient au passé. Le Maroc est désormais une destination touristique plus sûre que Rome ou New York.

14 MAI 1958

De retour des villages dans les montagnes de l'Atlas, au nord de Tadighoust. Devant nous sur la piste, un vieil homme marche avec difficulté ; il boite, appuyé sur un bâton. Environ soixante-dix ans, beau visage mince, barbe blanche.

Je fais arrêter Assou et lui demande ce qu'il a.

C'est un berger, il est de la région. Cela fait huit jours qu'il a mal à un pied. Il s'est enfoncé une épine. Maintenant elle sort lentement avec du pus.

Il ne veut pas aller à l'hôpital. Il ne peut pas. Il doit rester avec son troupeau.

Ce sera donc une intervention avec les instruments de secours, ici, en plein champ, à côté du troupeau.

L'épine se trouve, faiblement palpable à travers la peau, derrière le coussinet du gros orteil gauche. Le métatarse est très infecté. Le gonflement s'étend jusqu'au genou.

Assou m'aide. On pose le vieil homme par terre, on pousse une pierre sous la jambe malade, je fais une incision en croix, enlève l'épine qui sort presque toute seule, draine le pus, du mercurochrome pour la désinfection, un pansement alcoolisé. Sans anesthésie, sans pleurnicheries. C'est aussi simple que ça, au nord de Tadighoust !

Mon patient se révèle être un homme du monde. Après l'intervention, il nous invite à prendre le thé. Bientôt un feu brûle entre trois pierres, la théière est posée dessus, peu après, le thé bouillonne.

« D'où est-ce que tu viens ? » me demande le vieil homme.

« Je viens de loin. »

Assou lui explique que je viens d'Autriche. Il ne sait pas où se trouve l'Autriche et n'a jamais entendu parler de ce pays non plus, mais c'est sûrement loin, dit-il.

« Le monde est grand... »

Il m'explique fièrement que lui aussi a déjà pas mal bourlingué. Il est même allé une fois à Ksar-es-Souk ! Ksar-es-Souk se trouve à moins de 30 kilomètres à l'est. Tout est si relatif ! Mais de Ksar-es-Souk jusqu'en Autriche, ce doit encore être assez loin, dit-il et je suis d'accord avec lui.

Au deuxième verre de thé, je lui demande combien de moutons il a dans son troupeau et remarque immédiatement que j'ai commis une maladresse. On ne demande pas à un berger la taille de son troupeau. C'est toute sa richesse. En Europe non plus vous ne demandez pas à un étranger, au bout de deux minutes, combien il a sur son compte bancaire !

Le berger, visiblement choqué par ma question, me recadre aussitôt avec la contre-question : « Tu veux peut-être aussi savoir combien j'ai de poils dans ma barbe ? »

Joliment dit !

Il me jette un regard en coin plein de mépris et dans ses yeux je peux lire ce qu'il pense probablement de moi : le Toubib, il vient peut-être de loin, et comme médecin il se débrouille pas mal, mais les bonnes manières... non, ça, il n'en a pas !

20 MAI 1958

Les mangeurs de terre ont un nom scientifique. En médecine, on les appelle géophages.

Depuis que je suis à Goulmima, j'ai été frappé par le nombre d'enfants venant à la consultation et qui ont cet étrange teint gris cendré. Leurs lèvres pâles et leur palais presque blanc sont le signe d'une anémie sévère. La plupart du temps, ils consultent pour des problèmes digestifs et à chaque fois on apprend que ces enfants ont la mauvaise habitude de manger de la terre.

Cela entraîne une perte d'appétit, des coliques abdominales et, finalement, une anémie sévère et une infestation par les vers.

Les enfants européens aussi passent par une phase orale où ils portent à la bouche tout ce qui leur tombe sous la main. Cela n'a rien à voir avec la géophagie.

Chez les Berbères, vous trouvez déjà de vrais mangeurs de terre parmi les enfants en bas âge. J'ai observé des petits de deux ans qui, livrés à eux-mêmes, jouaient sur le sol et avalaient de la poussière et de la terre par poignées. En général, quand l'enfant grandit, le mal s'aggrave. D'après mon expérience, les petits garçons sont plus enclins à manger de la terre que les petites filles. À partir de la puberté, ce sont les jeunes filles qui semblent prédominer. Chez les adultes, ce sont presque uniquement les femmes qui mangent de la terre. J'ai rarement vu des hommes.

Le fait que les enfants mangent de la terre lorsqu'ils ne se sentent pas observés et qu'ils essaient de le nier lorsqu'on les questionne indique que l'enfant est bien conscient du caractère anormal de ce qu'il fait. Les adultes non plus n'aiment pas reconnaître la vérité. Parmi les mangeurs de terre, il y a ceux qui dévorent sans discernement tout ce qui est à portée de main.

Mais il y a aussi de vrais gourmets qui, par exemple, ne mangent que de la terre rouge ou jaune. D'autres encore forment des boulettes de la taille d'une noix et se préparent de véritables repas à partir de différentes variétés de terre et de charbon de bois, qu'ils dégustent lentement et avec plaisir. Les quantités qu'ils ingèrent quotidiennement sont importantes. Je connais un garçon berbère qui doit avaler un demi-kilo de terre par jour.

Si cette habitude persiste après la puberté, elle peut se transformer en véritable passion. Une femme de la tribu des Aït Morghad m'a avoué qu'elle ne pouvait s'empêcher de consommer de la terre. Elle admettait que cela nuisait à sa santé et qu'elle souffrait de maux d'estomac depuis sa jeunesse. Elle ne mange pas n'importe quelle terre et elle en varie la qualité, parfois plus argileuse, puis plus sablonneuse, ou encore mélangée à du charbon de bois. Elle savait qu'elle aurait des nausées après chacun de ses étranges repas, mais c'était justement à cause de ces nausées, qui lui procuraient une sorte de plaisir, qu'elle recommençait toujours à manger de la terre. Chaque matin, elle était pleine de bonnes résolutions, mais rechutait tous les jours. Depuis sa jeunesse, elle ne se souvenait pas d'un jour où elle n'était pas sortie au moins une fois en cachette de la maison pour satisfaire ce besoin irrépressible. Une véritable addiction, donc.

En médecine, les opinions divergent sur la géophagie. Certains y voient une véritable addiction, d'autres une tentative inadaptée pour pallier les carences en calcium et en minéraux d'une alimentation insuffisante. D'autres encore la tiennent pour une forme primitive de purification de l'intestin.

5 JUIN 1958

Dans la soirée, on m'amène du ksar Aït Mouch, une femme gravement blessée, couverte de sang ; importants hématomes sur tout le corps, plaie ouverte de huit centimètres de long sur la tête saignant abondamment, suspicion de multiples fractures des côtes, blessures par morsure aux deux oreilles, graves blessures par morsure aux deux cuisses, marques de strangulation sur le cou et enfin écorchures aux deux poignets qu'on lui avait attachés. En guise d'historique, j'apprends ceci :

Le mari de ma patiente souffre d'une légère bronchite depuis trois jours. Il a deux femmes chez lui qui se détestent. Quand il est rentré aujourd'hui des champs, ma patiente a omis de le questionner à propos de sa toux et d'éventuels symptômes. C'était apporter de l'eau au moulin de sa rivale. Elle a chuchoté à celui qui était leur mari à toutes les deux que le fait de ne même pas poser de questions sur sa toux quand il rentre du travail était la preuve d'un manque d'amour. Il ne méritait pas ça. Ça a fait tilt ! Il a été pris de colère et il a battu sa femme avec une bûche. Elle était bonne pour l'hôpital.

Comme si cela ne suffisait pas, les deux ont ligoté la pauvre fille avec une corde et ont déchiré ses vêtements. L'homme l'a étranglée, la femme lui a mordu les oreilles et les cuisses. Les sévices ont duré une heure entière. La victime a appelé à l'aide, en vain. Le couple avait verrouillé la porte de l'intérieur pour ne pas être dérangé au milieu de la « punition » par l'arrivée des voisins.

Soins des plaies, bandage adhésif sur la poitrine gauche, analgésiques, pénicilline, sérum antitétanique et hospitalisation. Ensuite, j'informe le Caïd de ce cas de coups et blessures graves. Il n'a pas vraiment envie d'intervenir. « Des histoires de bonnes femmes », dit-il avec mépris, « c'est le genre de choses qui peut arriver dans tout mariage ! »

16 JUIN 1958

Djilali ben Hammou, mon infirmier dans l'oasis de Tadighoust, au nord de Goulmima, est un grand Noir adorable, fort comme un bœuf et plutôt mesuré en paroles et en gestes. Il ne s'encombre pas trop de connaissances médicales, mais il est serviable, honnête, bon et travailleur. Il garde le cabinet de consultation bien rangé, les instruments propres ; il a même un petit talent pour les diagnostics, est apprécié dans l'oasis, père de sept enfants et connaît bien son secteur.

Il y a trois semaines, une chose a fait sensation à Tadighoust : Djilali s'était acheté une voiture ! Un petit malin du nord du pays lui avait, Dieu sait comment, refilé une épave antédiluvienne et remorqué la voiture, qui n'était plus en état de marche, à l'aide d'une corde jusque devant chez lui. C'est là qu'elle est maintenant et qu'elle ne bouge plus. Avant la consultation, Djilali m'attrape par le bras, m'entraîne dehors et me montre fièrement sa nouvelle acquisition.

Effectivement, la voilà : une ancienne Ford d'âge improbable, noire, trois pneus dégonflés, l'avant un peu enfoncé, mais sinon en bon état de carrosserie. La corde du vendeur est encore accrochée à l'essieu avant. Par discrétion, je ne demande pas le prix. Djilali est suspendu à mes lèvres.

« Elle te plaît, Toubib ? »

« Oui, » dis-je avec hésitation, « elle est belle, c'est sûr, mais... est-ce qu'elle roule aussi ? »

La question ne le met pas dans l'embarras.

« Pas pour le moment. Mais Assou va la réparer. »

« Hum. - Mais, Djilali, est-ce que tu sais conduire une voiture, d'abord ? »

La joie disparaît de ses yeux. Il réfléchit.

« Je sais monter à cheval, Toubib. »

« Ça, je sais bien, mais monter à cheval et conduire sont deux choses différentes. »

Il réfléchit à nouveau, puis il dit :

« Assou m'apprendra à conduire. »

Il en aura des choses à faire, Assou, dans les semaines à venir, me dis-je in petto...

« Alors tout va bien. »

« Jette un œil à l'intérieur, Toubib, elle est vraiment impeccable », dit Djilali.

Il ouvre et ferme une portière après l'autre et apprécie visiblement le claquement sec des portières qu'on ferme.

« Elle est vraiment belle ! », dis-je en jetant des coups d'œil à l'intérieur de la voiture. Le siège du conducteur est un peu usé, le compteur kilométrique démonté, mais la banquette arrière est en assez bon état. De toute évidence, l'ancien propriétaire n'avait pas d'enfants.

Mais le plus beau c'est que la femme de Djilali a fixé un petit vase en verre sur le tableau de bord, avec de l'eau et quelques fleurs jaunes à l'intérieur, un luxe inimaginable pour Tadighoust. Comme c'est touchant, cette horrible carcasse qui fait leur joie !

Pendant que j'inspecte encore l'intérieur, cinq des sept enfants de Djilali prennent d'assaut la voiture. Ils grimpent rapidement sur les sièges et en un clin d'œil, cinq joyeux petits visages noirs aux immenses yeux blancs et brillants me regardent depuis la voiture. Mohammed, six ans, tourne - « Vroum vroum » - le volant, son frère Ali ouvre et ferme constamment la boîte à gants et les trois petites sœurs sautent à qui mieux mieux sur la banquette arrière et regardent par la fenêtre en riant de leurs immenses yeux ronds. Last but not least, Fatima, la femme de Djilali, de nouveau enceinte de cinq mois, se glisse elle aussi dans la voiture avec les petits.

« Ça fait plaisir aux enfants », dit le père avec une fierté pleine de tendresse, et je suis d'accord avec lui. Tout au long de leur vie, ils raconteront que leur père, Djilali ben Hammou, infirmier à Tadighoust, possédait déjà une vraie voiture il y a de nombreuses années. La vieille Ford boiteuse aurait-elle imaginé un seul jour qu'au lieu de se retrouver à la casse, elle procurerait encore une telle joie à tant de gens ? Qu'elle finirait sa vie dans une oasis du Sahara avec des pneus dégonflés, mais en contrepartie un vase de fleurs sur le tableau de bord ? Je vais dire à Assou de jeter un coup d'œil à la voiture. Peut-être qu'elle peut être réparée.

Ça, c'était il y a trois semaines. Ce matin j'étais de retour à Tadighoust. La vieille Ford est toujours garée devant la porte. De plus, la quatrième roue aussi repose, complètement dégonflée, sur la jante dans le sable. Après une brève inspection, Assou a déclaré la voiture irréparable.

Au bout du troisième doigt coincé dans la portière, Djilali a interdit à sa progéniture de monter dans la voiture. Elle a été démontée. Les sièges sont par terre dans la modeste demeure de Djilali et font office de banquettes. Le vase à fleurs a également disparu. La carrosserie vide sert de... poulailler !

1er JUILLET 1958

Dans la soirée, on me fait venir à l'hôpital pour un accouchement. Une jeune femme de Tadighoust. Soi-disant plus de contractions depuis ce matin.

L'examen n'a rien révélé d'anormal et – était-ce dû au voyage à dos d'âne ? – peu après, les contractions recommencent. Accouchement normal, résultat : un petit Berbère costaud. La mère et l'enfant vont bien.

Alors que je m'apprête à vérifier l'intégrité du placenta, voilà qu'il est introuvable. Personne ne l'a vu. « C'est absurde, je l'ai encore vu moi-même il y a quelques instants. » Ali et Mohamed sont là, l'air gêné... Dans la famille aussi on prend un air innocent.

Alors je me fâche. « Personne ne quitte l'hôpital tant que le placenta n'est pas là ! » hurlé-je et j'envoie Mouloud monter la garde au portail. Peu après, le placenta réapparaît. Une amie de la jeune maman l'avait vite dissimulé dans les plis de sa robe pour l'emmener en cachette.

Mohamed m'explique plus tard : les femmes mettent secrètement un peu de placenta dans la nourriture du père de l'enfant pour - pensent-elles - « garder la main sur lui ».

3 JUILLET 1958

Être marié à plusieurs femmes, cela pose des problèmes. Ali ben Mohamed a des soucis à ce sujet. Il vient à la consultation avec l'une de ses deux épouses.

L'examen révèle de fortes douleurs d'estomac depuis deux jours, pas de fièvre, de légères nausées, une perte d'appétit, des selles normales, aucune douleur à l'abdomen à la pression. Un état, du moins pour le moment, pas inquiétant. Je lui donne une banale poudre pour l'estomac, prescris deux jours de tisane et des biscottes qu'on trouve depuis peu à Goulmima, et crois l'affaire réglée. C'est là que je remarque, entre le mari et mon infirmier Miloud, de mystérieux chuchotements auxquels l'insignifiance du cas ne donnait pas lieu d'être.

« Que veut-il d'autre ? » demandé-je à Miloud.

« Il soupçonne que sa femme a des ongles dans l'estomac. »

« ... des ongles ? »

« Oui, de sa deuxième femme. »

« Explique-moi ça plus en détail, » dis-je et j'apprends le fait suivant qui ne manque pas d'intérêt : quand il y a des désaccords ou des jalousies entre les épouses d'un même homme et que l'une veut se venger de l'autre, elle mélange dans sa nourriture des ongles coupés qu'elle a ramassés, ce qui entraîne à la longue des problèmes digestifs sérieux.

Avec les griffes noires qu'il m'arrive de voir au bout des doigts par ici, je veux bien le croire.

5 JUILLET 1958

Consultation à Tinejdad. Une femme d'environ 30 ans, pâle, transpirante et très affaiblie, présente - après une fausse couche il y a cinq mois - un état inflammatoire avec des saignements, une légère fièvre et un ventre gonflé et douloureux. Lors de l'examen, elle me montre de petits os embryonnaires dans un morceau de papier, qu'elle perd de temps en temps avec son sang. Je propose hospitalisation, antibiotiques et bien sûr curetage.

Sur ce dernier point, je me heurte à la résistance résolue du mari qui avait jusque-là assisté à la scène avec indifférence.

Au début, je prends cela pour de la fausse pudeur ou un malentendu, comme c'est souvent le cas, jusqu'à ce que l'infirmier m'explique la raison de son refus : il a déjà sept enfants de cette femme. Pour éviter d'autres naissances, il utilise la maladie de sa femme comme moyen de contraception, car il se dit à juste titre que tant qu'elle est malade et saigne, elle ne peut pas avoir d'enfant. C'est pourquoi, jusqu'à présent, il ne lui faisait faire une injection de pénicilline que lorsque la fièvre augmentait de façon menaçante, mais il refusait de traiter la maladie sous-jacente qui lui aurait permis d'avoir des rapports sexuels sereins.

Après un gros travail de persuasion, il accepte à contrecœur que la femme soit traitée efficacement.

All you need is love!

10 JUILLET 1958

Nicole est en Europe avec Caroline. La petite n'aurait pas survécu à la chaleur ici. Avec le climat ici en été, les enfants de moins de quatre ans sont en danger de mort.

J'ai passé les trois dernières semaines à faire mes adieux. La même scène dans tous mes dispensaires : des visages tristes, souvent des larmes. Un dernier verre de thé, une dernière poignée de main. Quand, dans ma vie, suis-je censé revenir à Tamtatouchte ? À Aït Hani ? Ou à Aghbalou-n-Kerdous ? Des adieux pour toujours...

De nouvelles et belles tâches m'attendent. En tant que médecin-chef de province, je disposerai de moyens beaucoup plus importants. Mon objectif est de construire une infrastructure médicale jusque dans les confins du Sahara.

J'ai hâte. Mais Goulmima me manquera...

Je pars à six heures du matin. Mon Opel est pleine à craquer. Je vais devoir conduire lentement. La piste vers Ouarzazate est longue, chaude et très mauvaise. Je n'arriverai pas avant le soir. Une dernière visite à Zoé, la gazelle apprivoisée dans le jardin.

Haddi me serre dans ses bras comme un vieil ami. Il a protégé ma maison les bons jours comme les mauvais.

Assou, mon fidèle compagnon de route, dont la prudence et les talents de conducteur m'ont sauvé la vie plus d'une fois. Dans quelques semaines, il amènera dans ma nouvelle maison à Ouarzazate ma chienne Gfundi et certaines affaires de la maison qui ne rentrent pas dans ma voiture.

Ce bon Ali ou Assou. Houssein, ce vieux coquin. Mohamed ben Laïd, qui veut me suivre dans mon nouvel hôpital. Mouloud, mon cher Mouloud, pas toujours victorieux dans la lutte pour la propreté, mais un cœur gros comme ça. Thami le cuisinier, ils sont tous là, comme au premier jour, quand je suis arrivé dans l'oasis ; ils sont tous tristes, me souhaitent bonne chance. Si vous saviez comme c'est dur, ces adieux…

« Allez, pas de longs adieux ! Je reviendrai vous voir… » Je sais que ce n'est pas vrai.

J'appuie sur l'accélérateur, tourne à gauche pour contourner l'hôpital, passe devant le souk vers la sortie de l'oasis, et me voilà sur la piste chaude et cahoteuse vers Ouarzazate.

Je regarde en arrière, les larmes aux yeux !

Derrière moi, dans le rétroviseur, l'oasis de Goulmima disparaît dans un gros nuage de poussière…

ÉPILOGUE

Quarante ans se sont écoulés depuis les faits rapportés dans ce journal.

Le monde a changé. Les fondements spirituels, matériels, économiques et politiques de la vie ont changé.

Le Maroc est devenu l'un des pays les plus prospères d'Afrique au cours des dernières décennies. C'était l'un des rares pays à avoir répondu aux espoirs que nous avions alors placés dans une Afrique jeune et indépendante. Et ceci malgré le fait que le Maroc ne comptait que huit millions d'habitants à mon époque. Aujourd'hui (1996), il en compte vingt-cinq millions. Quelle masse de problèmes !

Le temps ne s'est pas arrêté non plus dans le sud du Maroc. Beaucoup de choses, presque tout, ont changé. Là où j'étais secoué autrefois sur des pistes caillouteuses dans une Jeep, les routes modernes traversent maintenant le pays. Même dans la vallée d'Amellago, il n'est pas nécessaire de traverser la rivière dix-neuf fois. L'asphalte et les ponts ont fait disparaître l'horreur des crues. Ksar-es-Souk - qui s'appelle maintenant Er-Rachidia - autrefois un trou paumé et poussiéreux pour les Légionnaires, est maintenant une ville florissante. Espaces verts, collèges, beaucoup de jeunes en jeans et jupes. Mon ancien hôpital de Goulmima n'existe plus. Il a été remplacé par un nouveau. Le typhus, les mouches et les maladies oculaires ont disparu. Malheureusement, les gazelles et les aigles aussi.

Un immense lac artificiel dans la vallée de l'Oued Ziz à l'entrée du Tafilalet au nord-ouest de Ksar-es-Souk a changé le climat de toute la région. La chaleur et le froid ont été atténués. Le désert a fait place à une steppe, il y a même des champs et des prairies fertiles. Si vous considérez que, par ailleurs, le Sahara s'agrandit de jour en jour, c'est une incroyable performance.

Le pays des Berbères a été repéré par le tourisme. Vous pourrez siroter votre boisson fraîche au bord de l'eau bleue de la piscine des hôtels du sud. La piste autrefois infernale du Dadès s'appelle désormais « Route des 1000 Kasbahs » dans le guide de voyage, une destination prisée des autocars modernes, climatisés et aux vitres teintées, évidemment. Dans les hôtels 4 étoiles du sud, vous pouvez entendre toutes les langues et au centre de Ksar-es-Souk un vrai policier règle la circulation. À Marrakech, des filles berbères joliment maquillées dansent au déjeuner devant des touristes venus du monde entier pour un week-end.

La télévision, dont on ne pouvait même pas rêver à l'époque, du moins à Goulmima, ainsi que la motorisation et les télécommunications, ont changé le monde et la vie des gens.

Quand je repense à mon époque de médecin chez les Berbères, beaucoup de choses me semblent avoir été un rêve : le balancement des palmes dans le vent du désert, la vibration de l'air chaud sur les pistes poussiéreuses, la fraîcheur ombragée des oasis, la fragile puissance des ksour de terre brune, le pas des femmes en haïks fluides portant des cruches d'huile, la gratitude dans les yeux d'un pauvre malade dont j'étais la consolation et l'aide.

On ne peut pas revenir en arrière. Étais-je un rêveur alors ? Un incurable romantique ? Je ne pense pas. J'ai un pacte secret avec le Maroc que seuls nous deux connaissons : j'ai donné à ce pays mes meilleures années ; en retour, il m'a offert une vie que l'on ne trouve aujourd'hui presque plus que dans les livres.

www.ingramcontent.com/pod-product-compliance
Lightning Source LLC
LaVergne TN
LVHW050629051026
849532LV00002B/327